颈椎

“筋骨评估”

JINGZHUI JINGU PINGGU

◆ 主编 / 王广东　何天翔　孔令军

CS K 湖南科学技术出版社 · 长沙

前言

自从人类直立行走后，脊柱的受力及活动即区别于一般四肢行走的哺乳动物。随着社会发展，现代繁忙而紧张的现代生活中，我们的颈椎往往承受着非常巨大的压力，且颈椎的结构复杂，故而颈椎病的发病率逐渐升高。作为人体重要的支撑和连接部位，其健康状况直接关系到我们的生活质量。因此，了解颈椎的解剖特性、功能特点十分关键，同时正确掌握评估方法，对于颈椎疾病的临床诊治至关重要。

中医认识人体有“皮肉筋骨脉”五体，“筋”为附着在肌腱或骨头上的韧带，是一种致密的结缔组织，起到收缩肌肉、关节活动和固定的作用。“骨”则主要指骨骼，因而中医认为筋骨是人体运动的基础，具有支撑、保护、运动等功能。因而对肢体关节类疾病的评估，主要从“筋骨”进行评估。而治疗该类疾病，往往需要“评估—诊断—治疗—再评估”的反复评估并调整治疗方案。因此准确评估颈椎问题与治疗方案的选择、临床疗效的提高息息相关。

前言

颈椎病作为临床常见病、多发病，许多临床科室均会接诊此类患者，如骨伤科、针灸科、推拿科、康复科等。不同科室医师专业有所不同，各自想补足自身专业知识，往往四处查找资料，有的专讲解剖结构，有的专说影像学表现，有的则注重体格检查等。本书的编写目的，是为广大读者提供一本系统、实用、易懂的颈椎筋骨评估医学书。我们希望通过本书，让更多人系统了解颈椎的结构、影像表现、功能、相邻神经及血管、徒手触诊检查、功能评估以及临床常用量表等。每一章节都力求做到条理清晰、图文并茂、重点突出，方便读者阅读和理解。从而及时发现颈椎问题，采取有效的治疗措施，避免疾病进一步恶化。

在此，我们要衷心感谢为本书编写付出辛勤努力的各位专家和作者。鉴于水平有限，未尽之精粹，或有舛误之处，望读者在阅读本书的过程中，能够提出宝贵的意见和建议，以便我们不断改进和完善。

目录

CONTENTS

第一章　总论

随着电子产品的广泛使用和工作强度的增加，包括颈椎病在内的颈肩部慢性脊柱伤病呈现高发及低龄化趋势。绝大多数颈部退行性疾病采用保守治疗的方式，而保守治疗获效的前提在于对疾病的精准评估。颈部的评估包括了颈椎的结构评估与功能评估。结构评估包括生理性解剖结构与姿势等的评估。功能评估包括了颈部的关节活动功能、相关神经血管评估等内容。同时针对颈部相关疾病“筋骨失衡”的功能病理，着重对颈部的相关肌肉韧带功能及关节功能进行评估。既往针对颈部疾病的传统诊疗模式为“诊断—治疗—疗效评价”。如颈椎病需要影像及体格检查及病史回顾分析，诊断明确后进行相应治疗，最后根据相关临床症状缓解程度进行疗效评价。这种临床医学诊疗模式注重寻求疾病病因，在细胞、组织、器官和系统水平上做出病理、生理诊断或病理解剖诊断，目的是确定疾病的种类，制订疾病的治疗方案。目前临床上神经科、骨科等专科体格检查方法已成为颈部疾病诊疗的常规内容，各种影像检查技术得到普遍运用，在疾病的诊断方面已达到相当高的水平。但以疾病为中心的诊疗模式，其临床策略以对病理、生理或病理解剖干预为主，而包括脊柱推拿则是在整体观念指导下的充满个性化的徒手干预，治疗方案由多种手法操作技术组成，手法的本质特性决定了其难以量化，即使是同一种手法，其力的强弱、频率的快慢、刺激时间的长短等都与患者身体的功能状态密切相关。临床上，松解手法的选择和组合、手法刺激量的大小需要界定受累软组织的区域、客观描述其功能状态；脊柱调整手法的应用更需要对脊柱结构空间序列、动静力特点和脊柱整体功能状态有一个清晰的判断，才能避免手法操作的随意性、增强手法的可控性、降低脊柱调整手法的风险。显然，传统的诊疗模式在诊断和治疗两个环节之间缺乏一个有效的、能够反映脊柱推拿特色的连接。

同时，传统的疗效评价侧重于临床症状的改善，缺乏长期随访的终点指标。研究表明，大多数脊柱疾患与退行性改变有关，手法在阻断脊柱退行性变化、促使突出椎间盘回纳方面证据不足，但改善患者功能障碍、提高其重返社会能力是脊柱推拿的优势，脊柱推拿的康复效果应从肌肉收缩和维持姿势的能力、关节的主动和被动运动范围、关节的稳定性、脊柱整体功能和日常生活能力（Activity of Daily Living，ADL）改善等方面全面评价，而不能局限于临床症状的痊愈、好转等软指标。

脊柱的筋骨评估可以客观评价与脊柱相关的疼痛性质和强度、肌肉等软组织的张力程度、压痛点的位置与强度、骨关节结构的微小位置变化、脊柱节段运动的功能状态，明确临床症状同脊柱节段的关联性，可为制订有针对性的手法治疗方案提供依据，准确反映脊柱推拿对功能残障的最大限度康复成果。因此，在此基础上，脊柱推拿的临床诊疗模式应是以患者为中心的“诊断—评估—治疗—再评估”，新的诊疗模式重视脊柱评估在手法治疗与诊断、疗效评价之间的有效连接，有助于避免诊治分离、治疗方案千篇一律或过于随意、疗效评价忽略功能状态的局面，对提升脊柱推拿临床诊疗水平，完善脊柱推拿诊疗体系有着重要意义。

颈椎评估的原则和常用方法

评估是康复医学的重要概念，是为准确把握患者问题并专业判断所采用的具体检查测量方法，如对疼痛、肢体功能、平衡功能、ADL等具体障碍特征的定性、定量检查，是制订最佳康复方案的依据。针对脊柱退行性疾病的临床诊疗特点，越来越多的学者认为应在传统的临床诊疗过程中增添评估环节，使诊疗模式更趋完善。颈部的评估与脊柱评估应遵从以下一些基本原则。

1 评估的基本原则 脊柱评估（Spinal Assessment）包括功能形态、能力障碍和社会因素评价三个层面，其中对颈椎及其相关肌肉、结缔组织、神经和脉管系统等组织功能形态的评价是脊柱临床评估的主要内容，临床常采用对具体障碍特征的定性、定量评估方法，评估时应遵循下列原则。

（1）**最优化原则**：在满足评定目的的前提下，选择高信度、高效度、高灵敏度的评定工具，避免使用单靠经验推断的评估方法。如棘突触诊，由于解剖变异的普遍存在，单靠棘突偏歪就做出亚脱位的判断，其可信度存在问题。

（2）**重复原则**：无论是徒手或者仪器检查都存在误差。应当尽量避免因操作不当引起的过失误差和偶然误差。通过重复测量和评估可大大减少系统误差，提高评估的准确度。

（3）**对比原则**：人体结构存在一定的对称性，尤其是脊柱及相关组织，因此对比就显得尤为重要，尤其在影像评估时。而其他评估如触诊等只有和正常组织和功能做出比较才能得到较为客观的评估结果，即所谓“知常达变”。

（4）**具体原则**：根据具体条件选择因地、因时、因人而异的评估方法，盲目追求高新指标并不实际。如肌力的评定，在门诊上，常规可选用徒手肌力检查法；而对住院患者或科研对象，可考虑等速运动肌力评定法。不同的组织、系统和人群的疾病特点不同，应选用适宜的专科评估方法。脊柱评估应重点描述脊柱的运动特性，而对小儿脑瘫的运动功能应重点评估神经反射发育和运动发育。

（5）**适配性原则**：选择与可能进行的治疗方法相匹配的评估方法。不同疗法，如外科手术、药物治疗、物理疗法、麦肯基（McKenzie）疗法、关节松动术（Joint Mobilization）、脊椎按摩疗法（Chiropractic）等疗法的评估原则和方法各不相同，应区别选用。

（6）**可操作性原则**：评估方法应具有较强的可操作性，并且患者易于接受，不适宜地选择复杂的评估方法或高深的评估指标反而会干扰临床诊疗工作。

2 具体评估操作原则

（1）**知情同意原则**：因为评估过程需要触及或暴露患者的身体，而某些检查操作或某些病例中可能引起患者的不适感，因此在实施检查评估前应充分告知患者检查评估的内容及方式方法，对有创检查应签署知情同意书。

（2）**先健侧后患侧**：一般应先做健侧的运动检查，除非需要同时做两侧的运动时。检查者可以通过检查健侧了解患者关节的正常情况，同时还可了解患者对患侧治疗的预期效果，增加患者的信心，减轻患者接受检查时的恐惧心理。

（3）**先主动后被动**：先做关节主动活动检查，后做被动活动检查。通过这种次序，检查者在做完所有检查前可对关节活动具有一个较为完整的印象。如果某些检查会引起患者疼痛不适则应放到最后检查。尽可能避免过度的疼痛症状影响后续检查过程和准确性。

（4）**检查需维持一定的时间**：根据关节的运动模式每一个主动活动、被动活动、等长活动都应反复多次或维持一定时间，同时观察症状的变化，要观察在运动维持过程中是否出现异常模式，是否有疼痛或功能障碍的加重或降低。

（5）**关节或韧带等长收缩功能应在中立位或休息位进行**：一般在关节处于中立位或休息位时评估等长收缩的关节功能，因此时肌肉起止点处的张力最小。这时候出现的所有症状多是由此位置下可收缩肌肉的病变引起的。提高了评估的准确性。

（6）**关节运动评估应包括终末感评估**：在关节或韧带的被动活动范围检查时，不仅要检查被动活动度的大小，还应评估活动的质量（终末感觉）如何。具体而言，在接近或关节被动活动的最大范围点（终末点），评估韧带等软组织对关节活动的限制情况。当关节损伤时由于保护可能产生终末感阻力明显增大，或由于肌肉韧带的长期废用性萎缩或关节活动模式的异常，造成终末感阻力突然减弱或消失。这涉及关节内活动的评估。

（7）**检查应轻柔、重复多次进行**：当进行韧带检查评估时，应按照轻柔、重复多次的原则进行，检查要逐渐增加压力，大小以不引起疼痛为宜，并要重复多次，这样就可以在不引起肌肉痉挛的前提下评估韧带的功能或关节运动的完整性。

（8）**肌力检查**：检查同一神经支配的肌群时，肌力一般会随时间延长而减弱，每个收缩最少维持5 s，以观察肌力是否明显减弱，并作记录与对比。

（9）**特殊性**：如果检查出一些异常的症状和体征，或者检查结果超出自己的专业范围，应建议患者去找相应科室的专家。尤其要注意一些红旗征（Red Flag Sign）。如：①严重的持续性疼痛；②不受关节位置和治疗影响的疼痛；③严重的夜间疼痛；④无明显外伤史的严重疼痛；⑤严重的肌肉痉挛保护；⑥伴有过度的精神压力；⑦检查时伴有明显恐惧逃避。

3 脊柱评估过程 脊柱评估是临床决策的归纳推理和演绎推理，贯穿诊疗的全过程，包括数据采集、解读合成、诊断评估、治疗干预和结局评价五个连续的阶段。

（1）**数据采集**：临床采集的原始数据包括定性和定量、主观和客观资料，反映了与疾病有关的临床内容，是做出诊断评估所必需的基本信息。

原始数据的采集是在医患互动的过程中实现的，不同的采集条件可能会对数据获取产生一定影响。如早晚不同时段，身高存在差异，脊柱矢状曲线也会有暂时的变化；患者的心理状态会对一些数据产生影响，焦虑患者的疼痛程度可能比其实际器质性结构变化程度要严重。

（2）**解读合成**：解读原始数据是明确病因病理导致功能障碍的重要步骤，现有影像技术已能做到 C1 和 C2 在 Y 轴旋转时成像，并且可以观察到腰椎关节突关节的移动，但准确地做出临床所谓的“棘突向上向左移动”或“椎体右侧向后旋转”之类判断还是非常困难的。评估者应在解读原始数据的基础上，进行归纳和演绎推理，形成椎体空间序列、节段运动和相关软组织状态变化的病变节段整体空间虚拟模型，反映在脑海中。这种思维过程对做出相应的临床决策是十分有利的，即传统中医学所谓的“手摸心会”。

（3）**诊断评估**：通过对临床数据的采集与解读，确立医学诊断。

随后，医生必须明确疾病的功能性后果，采用描述性语言，解释疾病的原因、时间、方式和本质，做出临床评估结论并制订合理的手法干预方案。实际工作中，要想做出准确无误并能解释所有临床现象的诊断和评估是非常困难的，最终结论必须基于临床证据，而不是最大可能的猜测。

（4）**手法干预**：手法干预计划应建立在正确诊断和恰当评估的基础上，并根据疾病和治疗的进程加以调整。诊断评估是一个可持续的过程，每次手法干预都是对已做出的诊断评估的检验，并应根据患者的反应不断调整治疗计划，根据个体差异采用个性化的治疗方案符合中医辨证论治原则。

（5）**结局评价**：结局评价应尽可能选用脊柱功能障碍、整体功能能力改变等客观化终点指标，并要和治疗前的评估进行对比，单纯的冠以显效、好转、无效太过粗略。将结局评价纳入医疗实践的不同时间节点有助于治疗方案的及时调整和患者康复效果的提高。

4 脊柱评估的常用方法 脊柱评估需要跨学科的综合性知识，尽管现代影像学技术日新月异，但病史和体格检查在临床的地位仍无法替代。脊柱评估所需的体格检查大多同常规体格检查一致，同时要特别关注脊柱伤病导致的肌肉—骨骼—神经系统异常功能水平，做出脊柱障碍的评估，以及由此产生的对躯体、心智上的影响。临床上，各种评估方法常围绕确定亚脱位的脊柱节段及亚脱位的类型展开，为脊柱调整手法的实施提供依据。评估方法大致可分为以下几类：

（1）**观察法**：凭借感觉器官或其他辅助工具，对患者进行以脊柱及相关组织为核心的、有目的、有计划的考察方法。观察法属定性分析法。

（2）**调查法**：以提出问题的形式收集被检查者有关资料的方法，根据回答问题的形式可分为结构性调查和非结构性调查，前者为闭合式问题，后者为开放式问题。临床具体方法常用问卷法和谈话法。其中问卷法为脊柱评估所常用。

（3）**量表法**：运用标准化的量表对患者的功能进行测定的方法，临床常用等级量表法和总结量表法。量表法的有效性在很大程度上取决于所用量表的可靠性，目前脊柱推拿可靠的评估量表较少。

（4）**触摸法**：通过用手触摸骨性标志、相关软组织等结构评定肌肉—骨骼—神经系统障碍的方法。触诊是脊柱推拿临床最常用的评估方法，《医宗金鉴·正骨心法要旨》将触诊列为“正骨八法”之首，触诊的主要内容包括骨性标志的序列、局部肌紧张、压痛等。

（5）**仪器测量法**：借助仪器设备对被检查者生物或功能性变量进行直接测量而获得实际、客观的量化记录方法，常用于器官或系统损伤引起的功能障碍检查，如关节活动度测量、等速运动肌力测定、步态分析等。

（6）**视觉模拟尺法**：通过使用一条标有刻度的直线定量评定某种障碍或症状的方法，视觉模拟量表法（visual analogue scale，VAS）常用来评估脊柱及相关组织的疼痛程度。

本书结合颈部关节及相应组织的功能特点，将按照以下部分进行阐述。第二章：颈椎解剖评估，主要从临床解剖角度介绍；第三章：颈椎影像学评估，主要从影像角度阐述颈部疾病评估所需要的基本知识、概念和技巧；第四章：颈椎触诊评估，主要涉及颈部软组织和关节的徒手评估即触诊评估内容和方法，包括骨性标志触诊、关节可动性触诊、肌肉触诊等；第五章：颈肩姿势评估，包括颈肩部整体姿势和相关运动功能的评估；第六章：颈部神经系统评估，包括颈部神经系统以及相关疼痛和感觉的评估；第七章：运动功能评估，主要包括颈部关节运动的相关功能评估；第八章：颈部循环系统变化评估，尤其是血管及淋巴系统的评估；第九章：颈椎体格检查，主要介绍颈部的相关体格检查方法。

第二章　颈椎解剖评估

第一节　颈椎概述

一、颈椎的基本特征

颈椎由 7 个椎体及 6 个椎间盘组成，椎体命名为 C1～C7。颈椎的椎体有以下几个特点：①椎体相对较小，但活动灵活。②横突有孔，椎动脉经此进入枕骨大孔。③钩椎关节：颈椎体上缘的两侧后方有脊状突起，称为钩突，与上一椎体下缘侧方的斜坡对合，构成钩椎关节，钩椎关节限制颈椎向侧方移动，增加颈椎的稳定性。④存在 3 个特殊椎体：C1、C2、C7。C1 为寰椎，由一对侧块、一对横突、前后两弓组成，有两个凹陷，寰椎总体呈环状，对比其他椎骨而言，无椎体、无棘突、无关节突，故又称为“三无关节”。C2 椎骨与其他椎骨不同之处在于有一向上的凸起，为齿突，齿突与寰椎的齿突凹相关节。此关节有枢纽作用，故命名 C2 椎骨为“枢椎”，枢椎齿突根部较细，为枢椎的薄弱点，易骨折。C7 命名为隆椎，隆椎的棘突长，末端不分叉，头前屈时高高隆起，易于触及可作为体表定位标志。椎动脉不穿过 C7 的横突孔，仅有椎静脉。

颈椎可做前屈、后伸、侧屈、旋转、环转运动，颈椎运动时，可分为上颈椎（由寰椎和枢椎组成）和下颈椎（由 C3～C7 构成）。上颈椎主要完成颈部旋转运动，主要发生在寰枢关节，单一寰枢关节可产生 47°旋转幅度，几乎占整个颈椎旋转幅度的一半。当颈椎旋转>45°

后，对侧椎动脉血流逐渐减少，甚至会完全阻断。下颈椎完成颈椎的屈伸及侧屈，颈椎前屈时，椎间孔上下径扩大，有利于神经根减压；同时使黄韧带拉长变薄，利于椎管的管径增加。但过度前屈会使已经受压的神经根张力增加，长时间保持颈椎前屈会诱发椎间盘突出，导致颈椎病。颈椎后伸时，椎动脉的行程延长导致椎动脉受压，外周交感神经丛受刺激引起椎动脉平滑肌痉挛，使得椎基底动脉供血不足，出现头晕眼花等缺血缺氧的症状。

颈椎是脊柱的最上方节段，与胸椎相延续。它为头部提供支撑，并构成颈部的骨架。颈椎是整个脊柱中最灵活的节段，但是由于它承受重量较轻的头部，骨结构薄弱，所以也是最易受伤的部位。

颈椎由两个在解剖和功能上不相同的节段区域组成，枕下段由寰椎和枢椎组成，两者复合体又通过一个具有三轴三自由度的关节复合体与枕骨相连；下段由第三到第七颈椎组成。下段颈椎的关节运动方式只有两种，屈伸运动和侧屈-旋转联合运动，没有纯粹意义上的侧屈或旋转运动。颈椎整体联合运动最终能够保证头部完成日常生活和工作中的各项运动。

颈椎的活动范围：全颈椎总的屈伸范围为110°～120°，枕下段的屈伸范围为20°～30°，下段颈椎的屈伸范围为100°～110°；颈部侧屈活动度约为45°；每一侧的旋转范围为80°～90°，其中包括约6°的寰枕关节旋转和约47°的寰枢关节旋转。

二、颈椎的形态学和生理学特点

颈椎支撑头部并允许头部相对于躯干及肢体进行各项运动。第3至第6颈椎为典型颈椎。典型颈椎由椎体、椎弓、椎孔、棘突、一对上关节突、一对下关节突构成（图 2－1）。典型颈椎的椎体相对较小，呈卵圆形，横径最长。椎体的上表面及下表面均为鞍状。椎体上表面的前缘及后缘均向下倾斜，前缘倾斜幅度较后缘倾斜幅度大。C1、C2 及 C7 为不典型颈椎，其中以第 1 颈椎（寰椎）最不典型。寰椎由前弓及后弓、带有上下关节面的一对侧块及一对横突构成。由于椎动脉及其周围静脉丛（枕骨下丛）途经寰椎后弓外侧上面，因而给该区域的手术带来巨大潜在风险。第 2 颈椎，或称枢椎，亦为不典型颈椎。枢椎存在椎体，其上表面有齿突与之融合，枢椎齿突即为胚胎时寰椎的椎

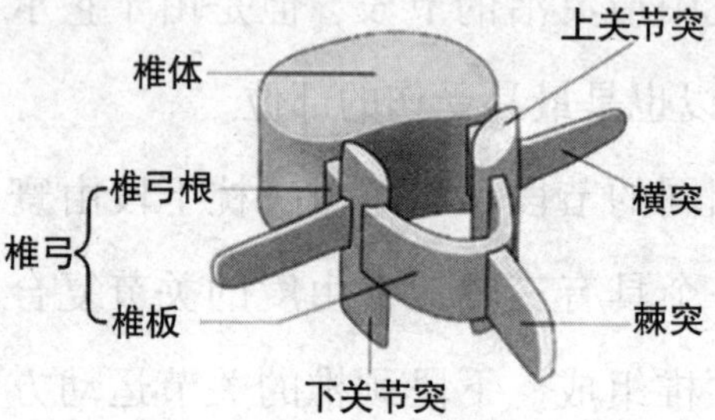

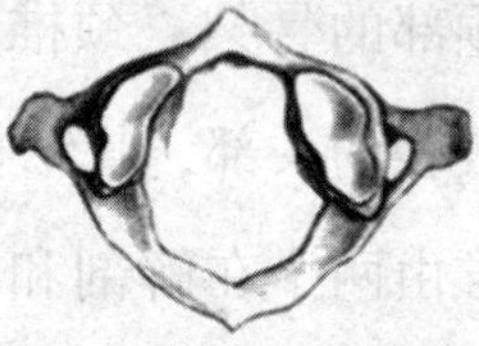

寰椎的结构：前方的前弓；后方的后弓；连接前后弓的侧块；侧块外侧的横突。
（寰椎侧块相当于普通颈椎的椎弓和关节突）

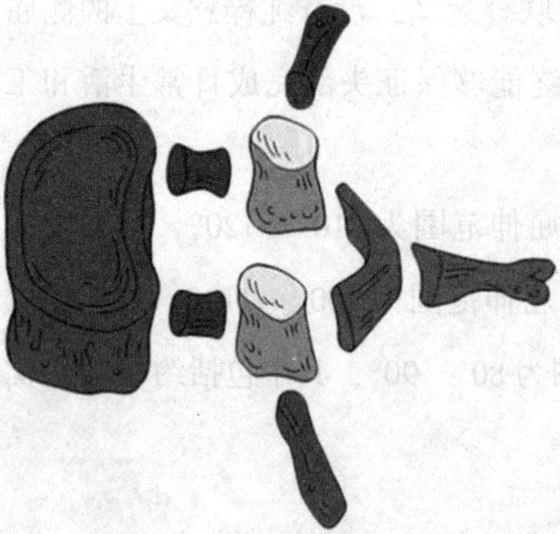

典型椎骨的结构：前方的椎体；后方的椎弓；连接椎弓与椎弓根的关节突；关节突两侧的横突；椎弓后方的棘突。（椎弓由前方的椎弓根和后方的椎板围成）

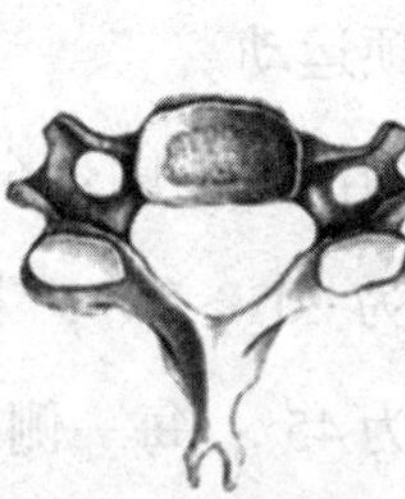

一般颈椎的结构：前方的椎体；外侧的椎弓根、侧块和横突；后方的椎板和棘突。
（颈椎侧块位于颈椎椎体的后外侧，由向头侧突出的上关节突和向尾侧突出的下关节突及中间的峡部组成，左右各一。侧块内侧是椎管，前内侧是椎弓根，后内侧是椎板，正前方是横突。）

图 2－1　椎骨常用解剖名词图解

体。枢椎的下关节突为典型颈椎的下关节突，连接在椎弓根与椎板的结合处。因而，第3颈神经走行在枢椎下关节突及C3上关节突的前方，其余脊神经均走行在关节突的前方。第7颈椎在形态上为颈椎与胸椎移行节段，仍有横突孔，但椎动脉并不穿经该处。第7颈椎棘突较长、水平走形、不分叉，非常明显，因而第7颈椎又被赋名为隆椎。

1 上颈椎（亦称为枕寰枢复合体） 指C2以上部分，包括寰枕关节和寰枢关节。特点包括：①解剖关系特殊，运动幅度较大，尤其是寰椎、枢椎的轴向旋转运动；②位置重要；③邻近解剖关系复杂；④一旦损伤，症状严重、多变、轻重不一。

2 下颈椎 指第3、第4、第5、第6、第7颈椎，每节椎骨均由椎体、椎弓及突起等三大部分组成，C2以下的相邻椎体间有椎间盘。特点包括：①椎体最小、椎孔最大。②典型颈椎关节：Luschka关节（钩椎关节）；椎间关节；关节突关节。③横突孔、横突有前后结节，棘突分叉（除外C7）。

颈部运动受上颈椎和下颈椎之间解剖差异的影响，值得注意的是：在矢状面上颈椎或下颈椎可出现独立活动，例如，可以同时伸展上颈椎和屈曲下颈椎。

第二节 颈椎骨学

一、寰椎（图2-2、图2-3）

1 寰椎组成 无椎体，由前弓、后弓以及两个侧块相互连接成环状。

2 寰椎前弓 前弓大约占寰椎的1/5，向前隆突，中央有小结节，称为前结节，为颈长肌及前纵韧带的附着部；前弓后面凹陷，表面覆盖软骨并与枢椎齿状突形成关节。

③ **寰椎后弓** 后弓较大，占整个寰椎的3/5，其最后方为后结节。

④ **寰椎上关节面** 上关节面呈中心凹陷，为肾形或卵圆形，覆盖

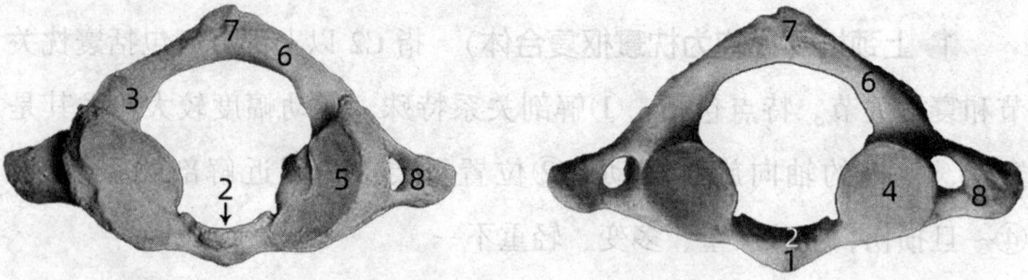

A　　　　　　　　　　　B

1. 前弓和前结节；2. 寰椎齿状突关节面；3. 椎动脉沟；4. 侧块下关节凹；5. 侧块上关节凹；6. 寰椎后弓；7. 后结节；8. 横突和横突孔

图2－2　第一颈椎寰椎

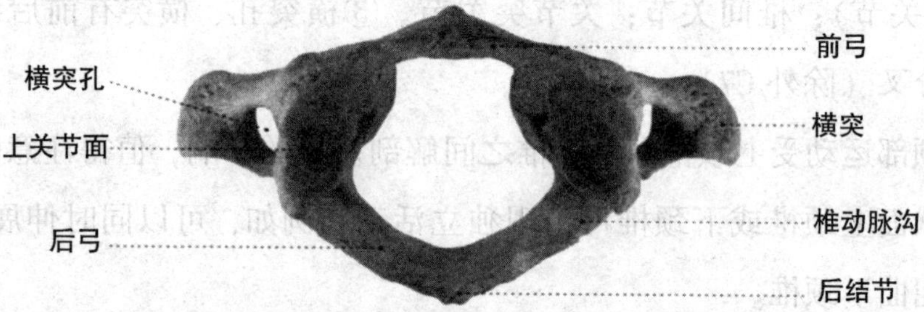

A

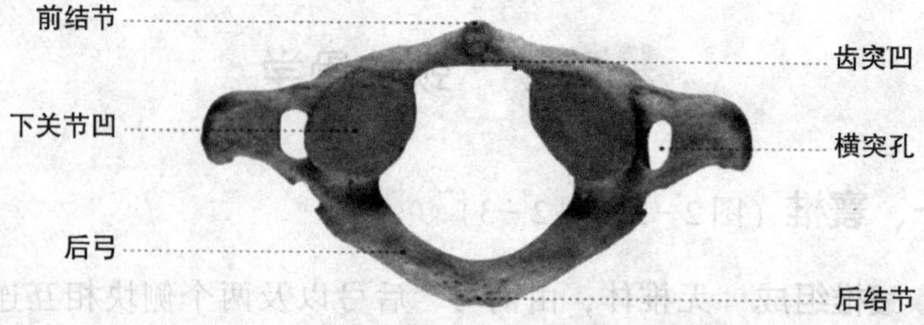

B

寰椎

A. 上面观；B. 下面观

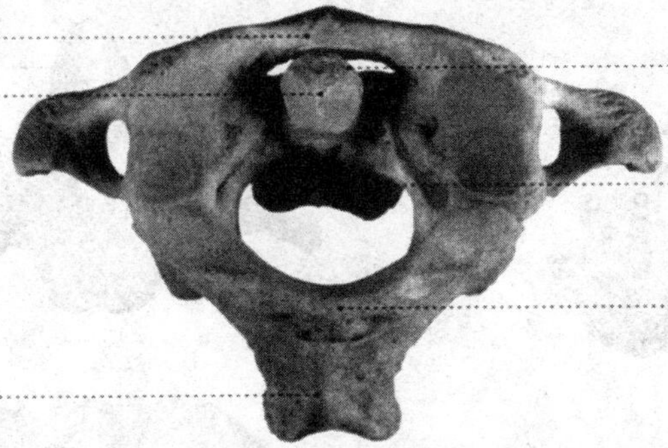

寰枢关节（上面观）

图 2-3　寰椎上面观、下面观

以软骨并与枕骨髁形成寰枕关节。寰椎两个上关节面的长轴在前中央汇合，其上关节窝稍后方有一横沟，称为椎动脉沟，有椎动脉、椎静脉及第 1 颈神经通过；关节突多位于椎动脉沟前方。

5 **寰椎下关节面**　下关节面呈圆形，几乎为平的。椎动脉上方常见完整骨桥存在，双侧者占 7%，单侧者占 14%。后部及外侧骨桥有时呈前后骨刺状，形成不完整骨桥的现象更为常见。

6 **寰椎横突**　长度仅次于 C7，在乳突与下颌支之间可摸到。

二、枢椎（图 2-4 至图 2-6）

1 枢椎为第 2 颈椎，自椎体向上有柱状突起，称为齿状突，齿突由椎体上面向颅侧突出，齿状突末端较尖，称为齿突尖，两侧有翼状韧带附着，后方的横韧带沟被软骨组织覆盖，沟内有横韧带。齿突顶点较尖有齿突尖韧带发出。齿突前方有一个透明关节面与 C1 前弓形成关节，而后方关节面与横韧带形成关节。

2 **枢椎上关节突**　呈卵圆形，平而略凹，起自椎弓根上方，位于椎管的前外侧，与寰椎下关节面构成寰枢外侧关节。该关节面由于负重较大，故面积较大，边缘向外伸出，常常遮蔽横突孔前内侧，使走行

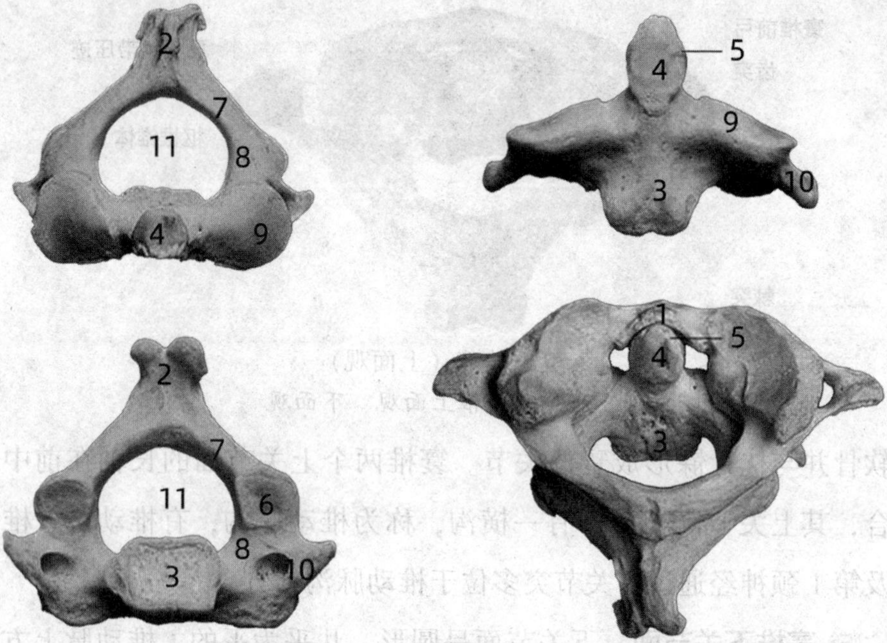

1. 寰椎前弓；2. 分叉的棘突；3. 椎体；4. 侧齿状突；5. 翼状韧带压迹；6. 下关节面；7. 椎板；8. 椎弓根；9. 上关节面；10. 横突和横突孔；11. 椎孔

图 2-4　第二颈椎枢椎

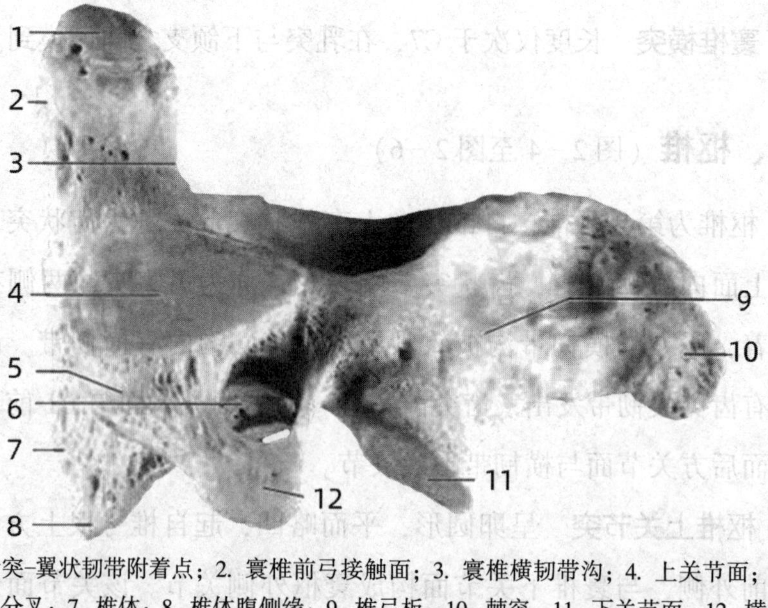

1. 齿突-翼状韧带附着点；2. 寰椎前弓接触面；3. 寰椎横韧带沟；4. 上关节面；5. 侧块；6. 横突孔分叉；7. 椎体；8. 椎体腹侧缘；9. 椎弓板；10. 棘突；11. 下关节面；12. 横突

图 2-5　枢椎侧面

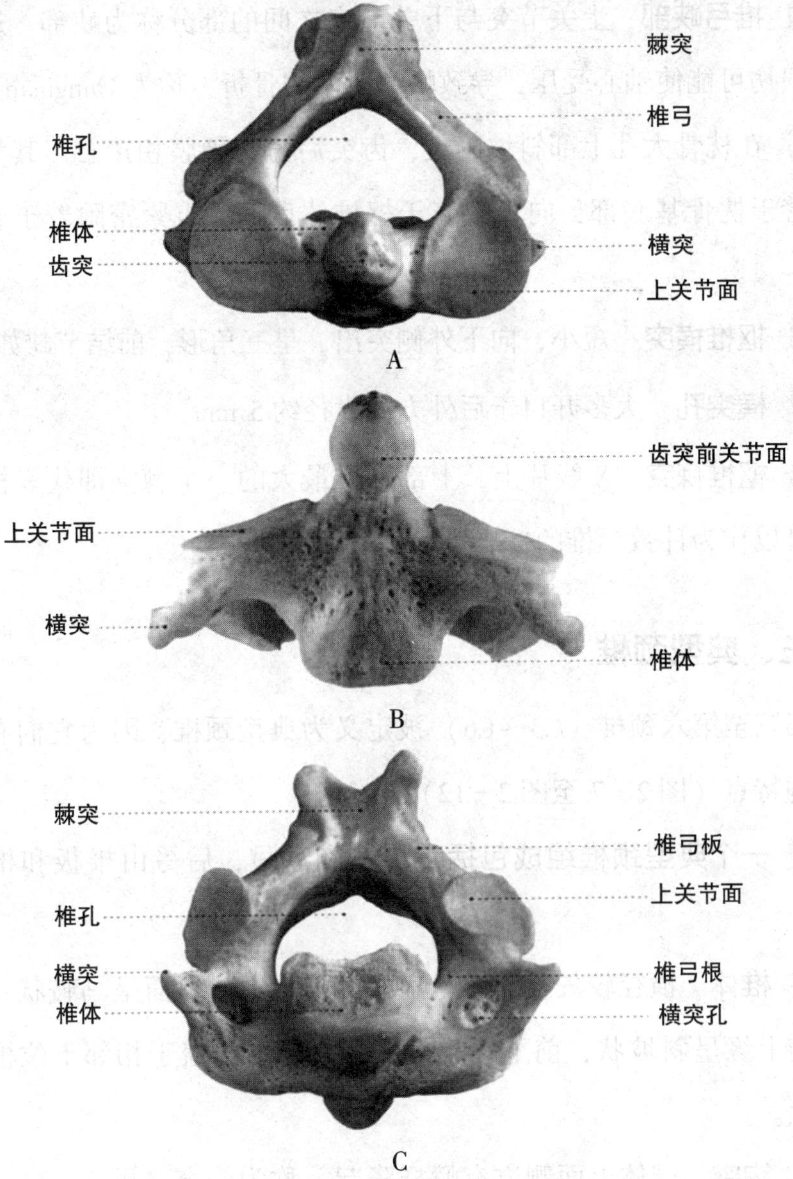

A. 上面观；B. 前面观；C. 下面观

图 2－6 枢椎上面观、前面观、下面观

其中的椎动脉发生扭曲。

3 枢椎下关节突 起自椎板下方，位于椎管的后外侧，关节面平滑呈卵圆形，覆有关节软骨，关节面的方向朝下朝前。

4 椎弓峡部 上关节突与下关节突之间的部分称为峡部。过伸或过曲损伤可能使轴心受压，导致峡部区域的骨折，称为 Hangman 骨折。

5 在枕骨大孔上部斜坡附近，齿突后份与硬膜相接触。其深部向上附着于枕骨基底部，向下附着于枢椎体后面，也紧密附着于寰椎横韧带。

6 枢椎横突 短小，向下外侧突出，呈三角形，前结节缺如。

7 横突孔 大多开口于后外方，横径约 5 mm。

8 枢椎棘突 X 线片上，上部颈椎最大的一个棘突即代表枢椎棘突，可以作为计数颈椎的标志。

三、典型颈椎

第三至第六颈椎（C3～C6）被定义为典型颈椎，因为它们有相同的结构特点（图 2-7 至图 2-12）。

1 一个典型颈椎组成包括 椎体和后弓，后弓由椎板和椎弓根组成。

2 椎体 横径较矢径大，呈扁椭圆形，上、下面呈马鞍状；同一椎体前上缘呈斜坡状，前下缘呈山脊状突起，覆盖于相邻下位椎体的斜坡上。

3 钩突 椎体上面侧方有嵴样隆起，称为钩突（图 2-8）。与上位椎体下面侧方斜坡的相应顿面形成钩椎关节。因最早为德国解剖学家 Luschka（1858 年）发现，故又称 Luschka 关节。

（1）钩突呈矢状位，位于椎体后外侧，其前方为颈长肌，外侧为横突孔，后外侧参与构成椎间孔前壁，内侧为椎间盘。钩突与椎体上面

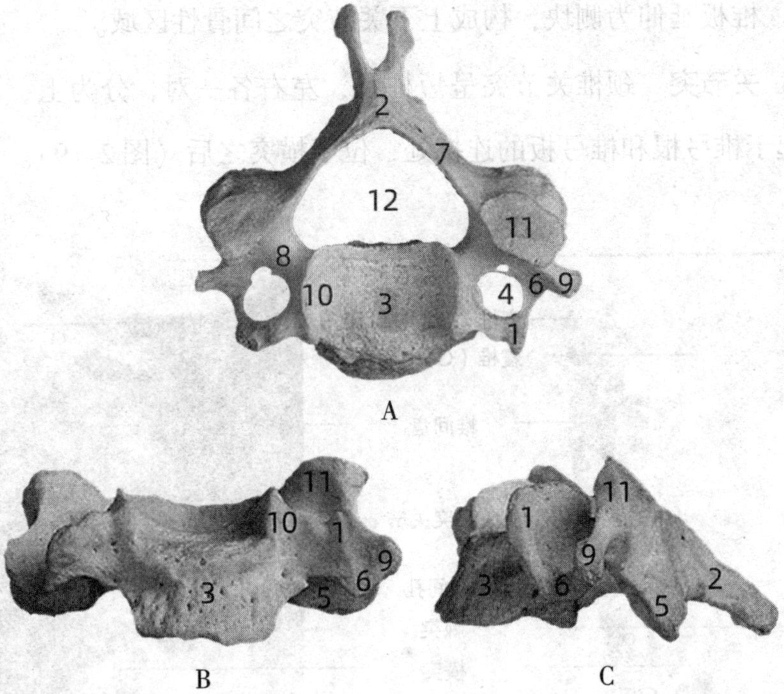

1. 横突前结节；2. 分叉的棘突；3. 椎体；4. 横突孔；5. 下关节突；6. 横突结节间板；7. 椎板；8. 椎弓根；9. 横突后结节；10. 后外侧唇（椎体钩）；11. 上关节突；12. 椎孔

图 2－7　典型颈椎

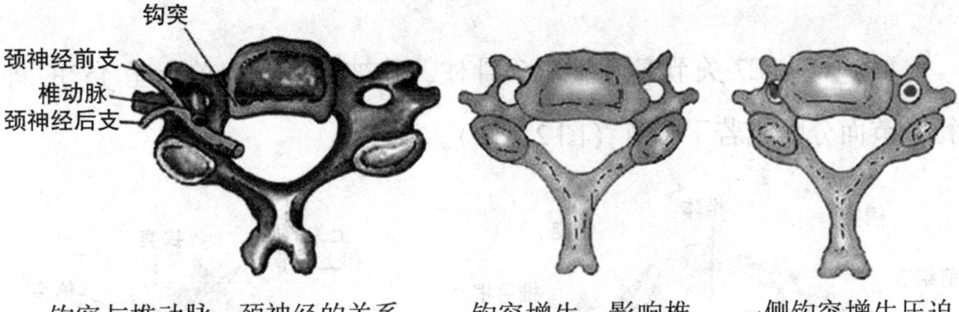

图 2－8　钩突

形成 100°左右的夹角。

（2）C3～C7 钩突高度 5. 9～6. 2 mm，C3 和 C7 钩突较小，C5、C6 钩突最高，故颈椎病好发于此处。

④ 椎板延伸为侧块，构成上下关节突之间骨性区域。

⑤ **关节突** 颈椎关节突呈短柱状，左右各一对，分为上、下关节突，起于椎弓根和椎弓板的连接处，位于横突之后（图2－9）。

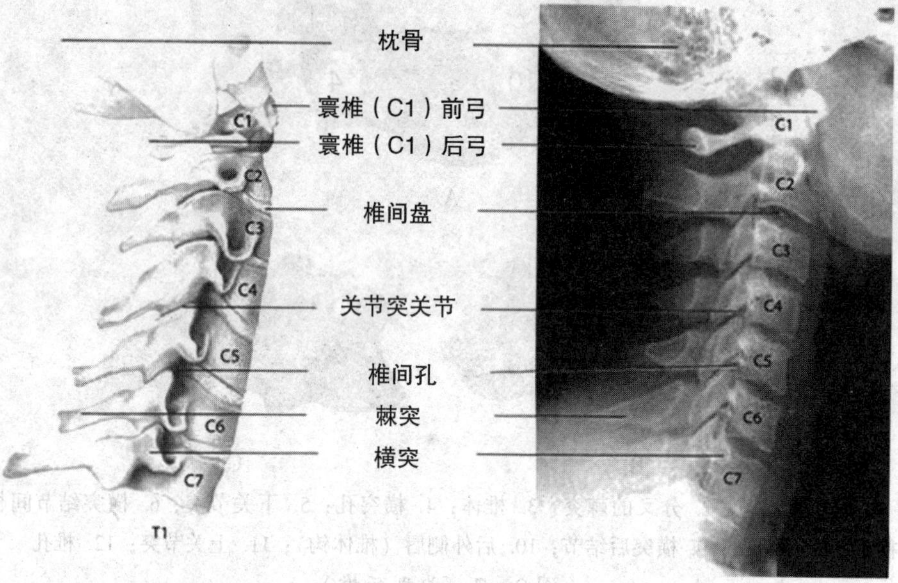

图2－9 颈椎矢状位

(1) C3～C7关节突形成一个骨柱，并被自后下向前上呈45°的斜行关节面分隔成若干小节（图2－10）。

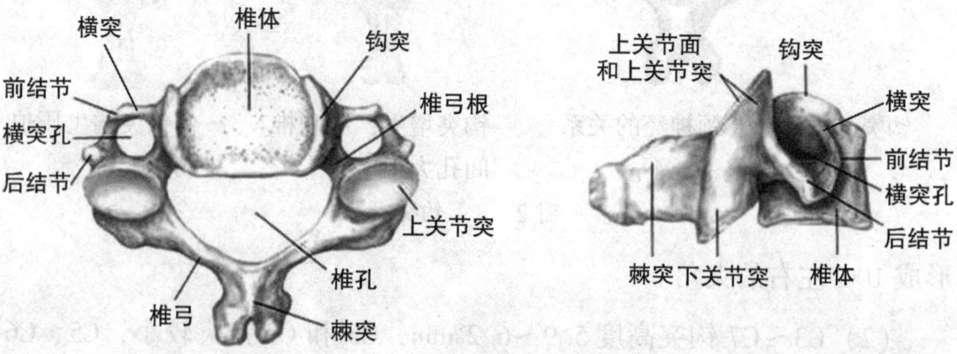

图2－10 椎体结构图

（2）上下关节突之间的部分称为峡部。颈椎关节突的关节面平滑，呈卵圆形，覆有关节软骨，下关节面朝向前下方，上关节面朝向后上方。下关节面可在下位颈椎的上关节面上向前上方滑动，比较不稳定，可在屈曲外力作用下，导致关节突关节发生半脱位、脱位，甚至关节突跳跃（图2－11）。

6 横突　短而宽，有前、后两个结节。其根部有一横突孔，内有椎动脉、椎静脉和交感神经丛通过。

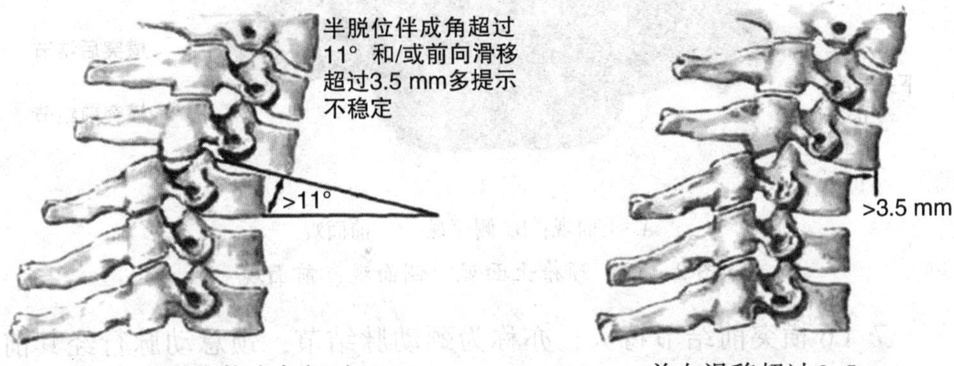

半脱位伴成角超过11°　　前向滑移超过3.5 mm

图2－11　颈椎半脱位图

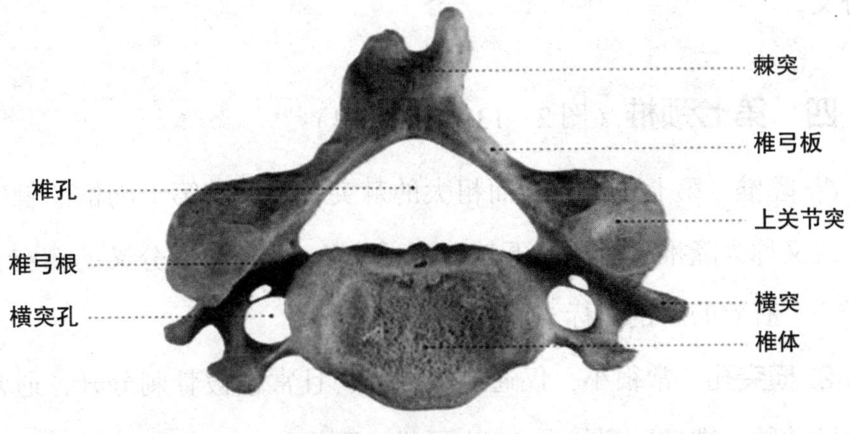

A

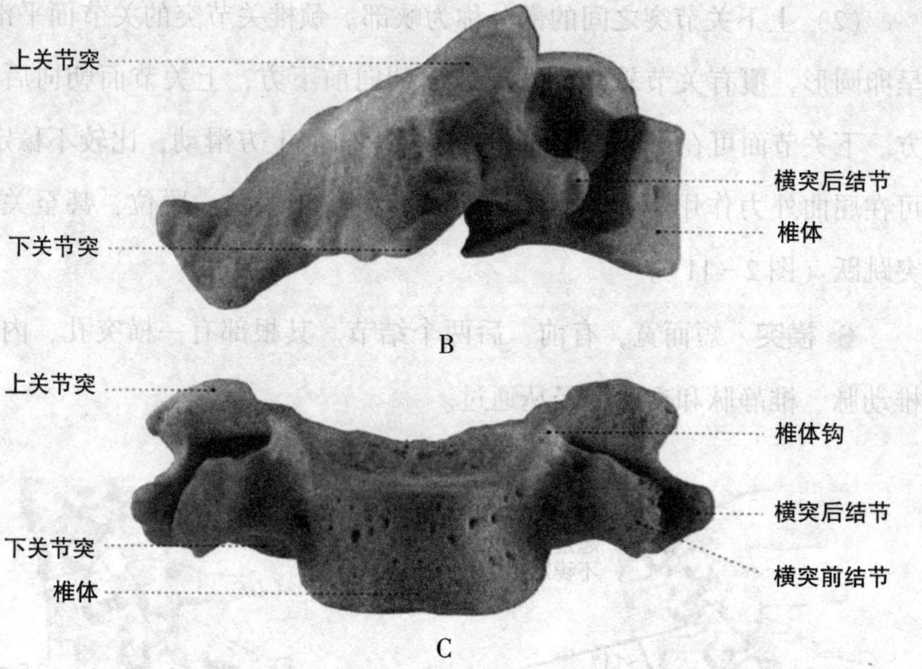

A. 上面观；B. 侧面观；C. 前面观

图 2－12　颈椎上面观、侧面观、前面观

7 C6 横突前结节特大，亦称为颈动脉结节，颈总动脉行经其前方，当都不出血时，可在体表将颈总动脉压于此结节上，进行止血。

8 **棘突**　起自椎板连接处，斜向后下方，大多数 C2～C6 棘突末端分叉。

四、第七颈椎（图 2－13、图 2－14）

1 **隆椎**　第七颈椎有长而粗大的棘突，几乎与第 1 胸椎的棘突相等，故又称为隆椎。由此向下棘突不再分叉。（长的不分叉的棘突，提供了一个有效的解剖学标志）

2 **横突孔**　常很小，仅通过椎静脉，且常常被骨刺分开，通常不包含椎动脉，椎动脉往往在 C6 水平进入颈椎。

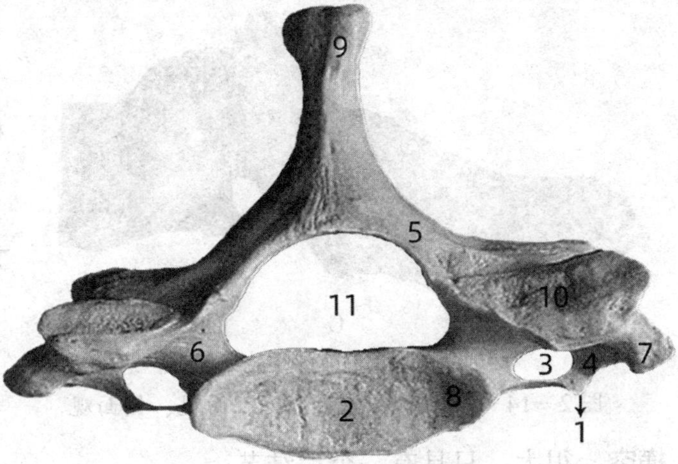

1. 横突前结节；2. 椎体；3. 横突孔；4. 横突结节间椎板；5. 椎板；6. 椎弓根；7. 横突后结节；8. 后外侧唇（椎体钩）；9. 棘突结节；10. 上关节突；11. 椎孔

图 2－13　第七颈椎

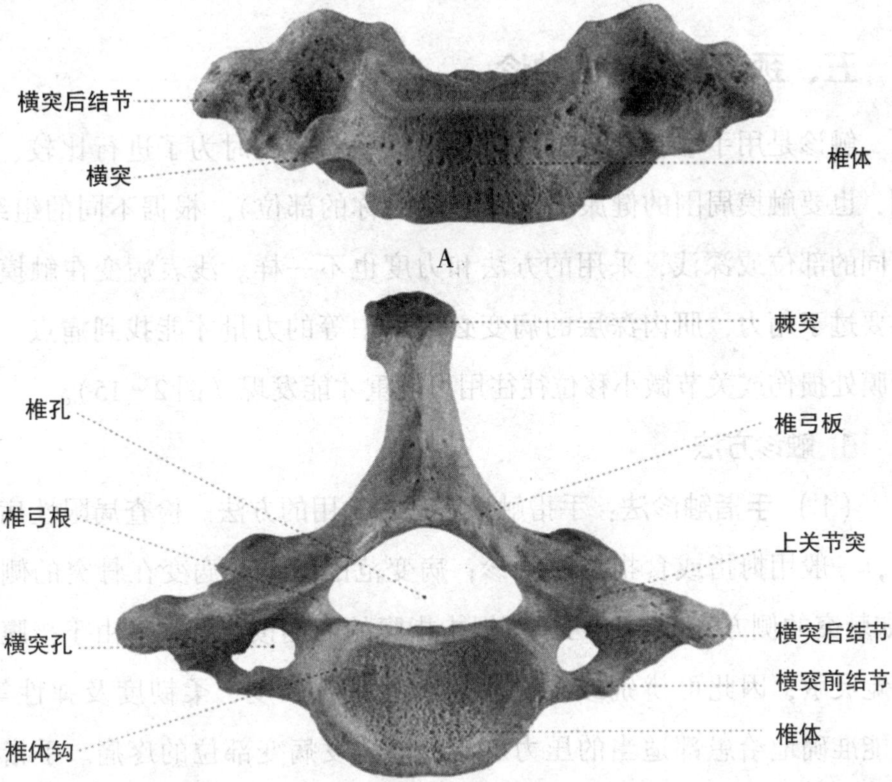

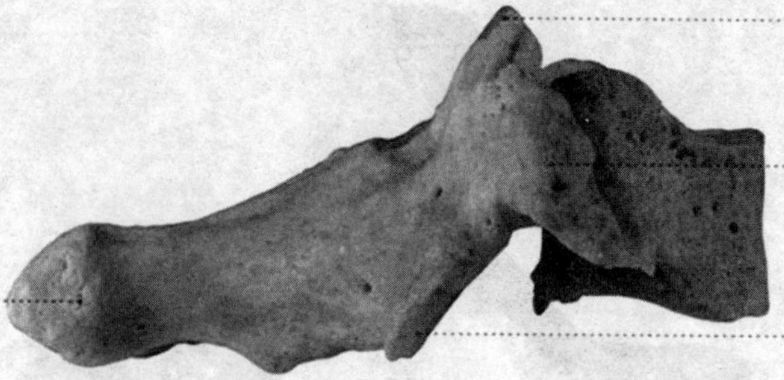

A. 前面观；B. 上面观；C. 侧面观

图 2-14　第七颈椎前面观、上面观、侧面观

3 **C7 横突**　很大，只具有一个后结节。

4 **C7 侧块**　在颈椎中是最薄的侧块。

5 **C7 的下关节突**　像胸椎关节突朝向一个相对垂直的方向。

五、颈部骨骼表面触诊

触诊是用手触摸患处，体会手下的感觉。有时为了进行比较、鉴别，也要触摸周围的健康组织（包括对称的部位）。根据不同的组织，不同的部位或深浅，采用的方法和力度也不一样。浅表病变在触摸时不要过于用力，肌肉深层的病变必须用中等的力量才能找到痛点，近骨膜处损伤或关节微小移位往往用力较重才能发现（图 2-15）。

1 触诊方法

（1）手指触诊法：手指触诊法是最常用的方法。检查局限性病变时，一般用拇指或食指指腹触诊；病变范围微小或病变在骨突的侧方（如棘突的侧方）时，还可以用拇指指腹的两侧按压寻找。由于指腹的感觉灵敏，因此可辨别或感觉组织的厚度、硬度、柔韧度及弹性等，还能准确地给患部适当的压力刺激，以诱发病变部位的疼痛。手指触诊法在触摸脊柱时，又分为三指、双拇指和单拇指触诊法。

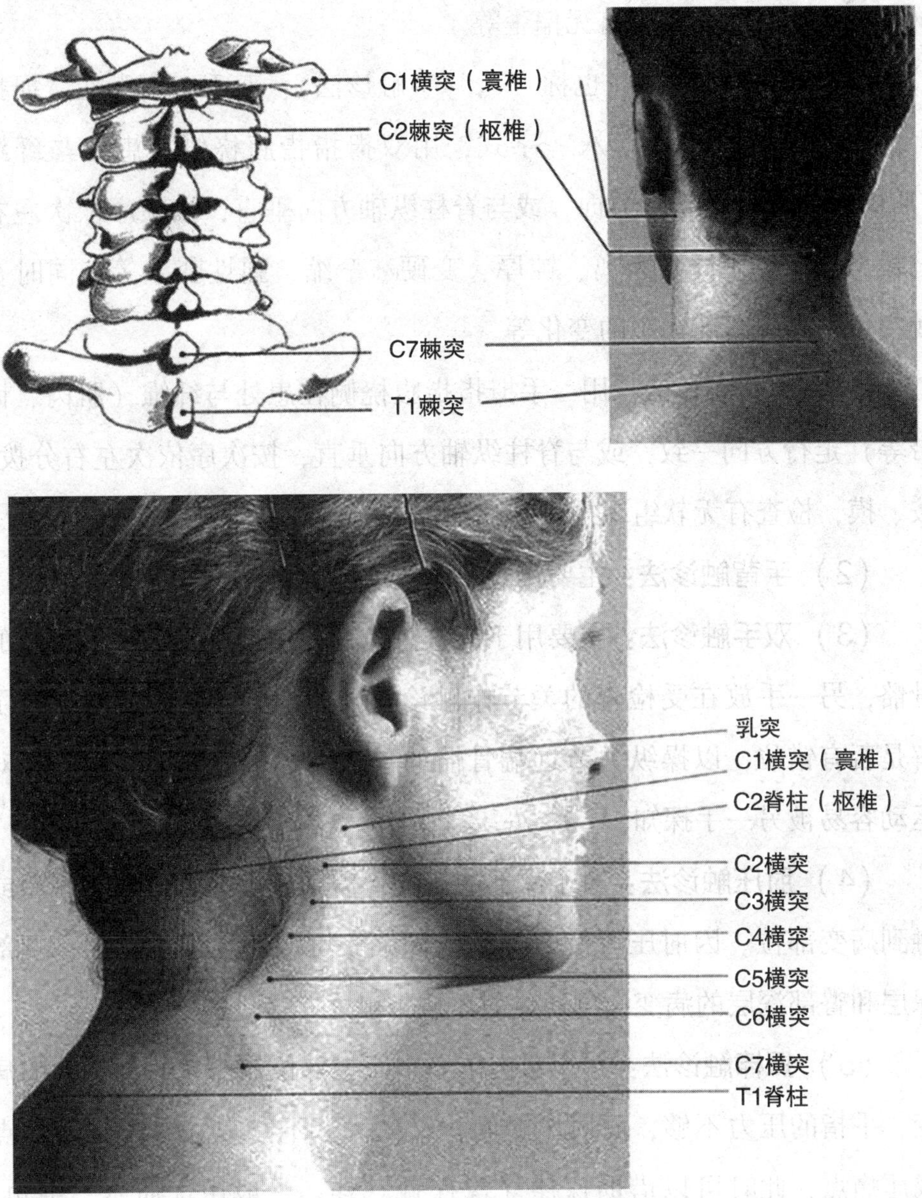

图2－15　颈部骨性结构表面触诊定位

1）三指（食指、中指、无名指）触诊脊柱法：中指架在棘突顶上，食指、无名指分别放在棘突旁，迅速沿脊柱滑动，以觉察生理曲线是否存在，或消失、反张、成角、后凸、内凹、畸形等。再查棘上胸韧带有无变化、棘突有无偏歪等。

2）双拇指触诊法（也称“八”字触诊法）：双手四指微屈，拇指轻度背伸外展，呈外“八”字式，用双拇指指腹桡侧在患处与纤维（肌肉、韧带等）走行方向，或与脊柱纵轴方向垂直，按顺序依次左右分拨，检查有无纤维断离、钝厚、变硬、挛缩、弹性变差等，同时查棘突位置和棘间隙大小的变化等。

3）单拇指触诊法：用一手拇指指腹桡侧在患处与纤维（肌肉、韧带等）走行方向一致，或与脊柱纵轴方向垂直，按次序依次左右分拨、按、摸，检查有无软组织损伤和解剖位置的异常。

（2）**手背触诊法**：主要用于测定皮肤的温度。

（3）**双手触诊法**：主要用于检查关节。即用一手操纵关节远端的骨骼，另一手放在受检查的关节作触诊。例如，要寻找关节间隙或了解是否有错位，以操纵关节远端骨骼的手运动远端，则关节间的相对运动容易被另一手探知。

（4）**肘压触诊法**：对于深部的病变，需用较大的力量才能刺激或触到病变部位。因肘压可使力传递较深，故可用肘压法。例如，腰部深层和臀部深层的病变，可通过肘压法来触之。

（5）**探棒触诊法**：对于肌肉丰厚，病变部位较深，面积不大的病变，手指的压力不够，而肘压的面积又太大，不能很好寻找到病灶点或压痛点，此时可以借助探棒（像探针一样，一般用优质木、牛角、塑料制成）来按压探查，以寻找敏感点。如遇到腰部或臀部深层的病变。

（6）**探针触诊法**：对更细微而较表浅的病变部位，用指腹侧方探摸面积显得过大，可改用探针或火柴头来按压，以寻找敏感点。如枕大神经病在枕部可用探针来寻找病变点。

（7）**组织分层触诊法**：在组织丰厚，分层多的部位，区分病变在哪一层是件较困难的事。触诊时可利用肌纤维的走向来区别。一般顺着肌纤维走向推动，肌肉一般不受较大的刺激；垂直于肌纤维走向推动，肌肉感觉到较大的刺激。

例如在背部，表层是上肢肌，纤维基本上是横行走向；深层是竖脊肌，肌纤维是纵行走向。手指纵向推动时，被刺激部位出现敏感点，说明病变部位在上肢肌；反之，向横行方向推动时，被刺激部位出现敏感点，说明病变在竖脊肌。

2 触诊的五个要点

（1）触诊的按压方向应当是与骨面或骨突面垂直，因垂直方向受力最大，刺激最敏感，易诱发疼痛反应，从而有利于找出病变部位。如腰三横突综合征，按压方向应正好是横突尖指向的平面。棱形肌损伤按压的方向是肩胛骨内缘指向的平面。

（2）查体时应以压痛部位为准，而不应以患者平时感觉到的疼痛部位为准。因为，深部疼痛感觉定位不清晰，患者自己往往找不到具体的病痛点，而真正的压痛点却不是患者平时感觉到的痛点。患者自己定位是模糊或捉摸不定的。因此，医生应细心查体，准确判断。

（3）触诊时应注意对比检查，以便比较鉴别其异常改变。即注意对比肌紧张程度、皮肤的温度、皮下有无结节、条索、硬块等，应与相对称的健康组织对照以助确诊。

（4）触诊时要根据手感和患者的反应悉心体会，即根据软组织异常改变的性状和特点，压痛的部位及性质，患者的反应，损伤点在浅层还是深层等进行定性定位。再根据自己对解剖的熟悉和丰富的经验，加以综合分析、体会，最后作出判断。确定是新鲜损伤还是陈旧性损伤，关节是否发生微小移位，移位的方向和程度，是否影响到神经、血管等。

（5）确定棘突有无偏歪时，应注意偏歪棘突的位置、方向和大小。一般需触摸、比较下述四条线才能判定（注意与先天畸形区别）。

1）中心轴线：又称后正中线，为通过脊柱中心的想象的一条直线。

2）棘突侧线（棘突旁线）：通过各棘突侧缘的连接线。

3）棘突顶线：即每个棘突上、下角的连线，各棘突顶线的连线重叠或平行于中心轴线（在中心轴线的矢状面内）。

4）棘突尖线：是上位棘突下角尖与下位棘突上角尖间的连线。

正常人两棘突侧线均应与中心轴线平行，棘突顶线和尖线应与中心轴线重合或平行。一般情况下，当棘突偏歪时，其顶线偏离中心轴线，侧线在此处成角而成一曲线，尖线则呈斜形方向与中心轴线相交。椎体发生不同的移位时，棘突则会出现相应的变化。这些变化可用拇指触诊检查，并与相邻上下棘突相比较。必要时使脊柱前屈、后伸及左右旋转，反复对比就能作出正确判断。个别时候能遇到棘突有先天变异者，可酌以顶线为主，与中心轴线相比较。

第三节 颈椎肌学

颈以斜方肌前缘为界分为前、后两部，前部为颈部，后部为项部。根据颈肌的位置，将其分为颈浅肌与颈外侧肌、颈前肌、颈深肌三群。

一、颈浅肌与颈外侧肌（图 2－16、图 2－17）

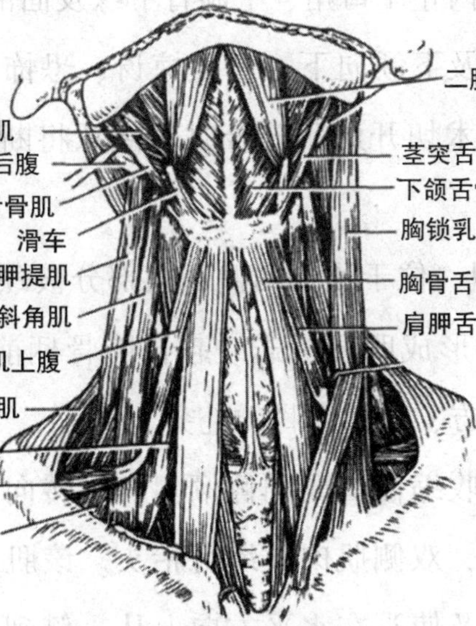

图 2－16　颈肌前面观

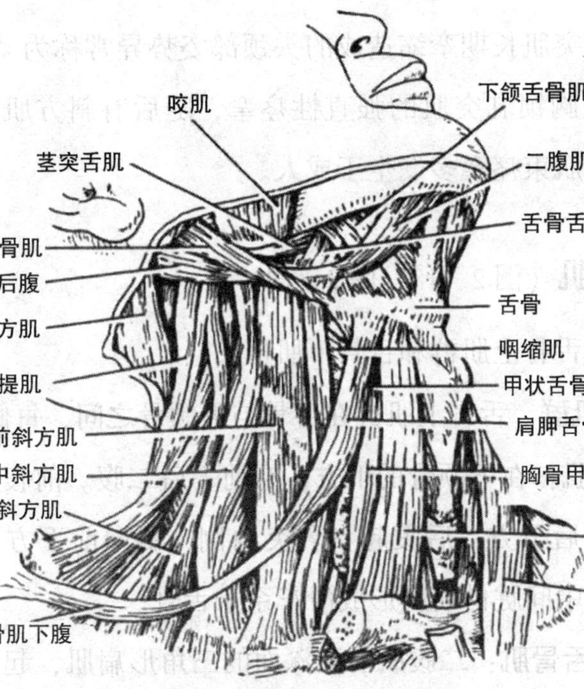

图 2－17　颈肌侧面观

1 颈阔肌 位于颈部浅筋膜内，薄而宽阔，起自胸大肌和三角肌表面的筋膜，向上内止于口角、下颌骨下缘及面部皮肤。

作用：拉口角及下颌向下，产生惊讶、恐怖表情时，使颈部皮肤出现皱褶。颈部手术切开此肌缝合时应注意将断端对合，以免术后形成较大瘢痕。

2 胸锁乳突肌 位于颈部两侧，大部分被颈阔肌所覆盖，为一强有力的肌并在颈部形成明显标志。起自胸骨柄前面和锁骨的胸骨端，二头会合斜向后上方，止于颞骨的乳突。

作用：一侧肌收缩使头向同侧倾斜，脸转向对侧；两侧收缩可使头后仰，当仰卧时，双侧肌肉收缩可抬头。该肌的作用主要是维持头的正常端正姿势以及使头在水平方向上从一侧到另一侧地观察物体运动。一侧病变使肌挛缩时，可引起斜颈。

一侧胸锁乳突肌长期挛缩造成的头颈部姿势异常称为“斜颈”。发病时多伴随单侧胸锁乳突肌的强直性痉挛，随后有斜方肌的痉挛。胸锁乳突肌锁骨部肌束痉挛多发生于成人。

二、颈前肌（图 2－18、图 2－19）

颈前肌包括舌骨上肌群和舌骨下肌群。

1 舌骨上肌群 舌骨上肌群在舌骨与下颌骨之间，每侧 4 块肌。

（1）**二腹肌**：在下颌骨的下方，有前、后二腹。前腹起自下颌骨二腹肌窝，斜向后下方；后腹起自乳突内侧，斜向前下方；两个肌腹以中间腱相连，中间腱借筋膜形成滑车系于舌骨。

（2）**下颌舌骨肌**：二腹肌前腹深面的三角形扁肌，起自下颌骨的下颌舌骨肌线，止于舌骨，与对侧肌会合于正中线，组成口腔底。

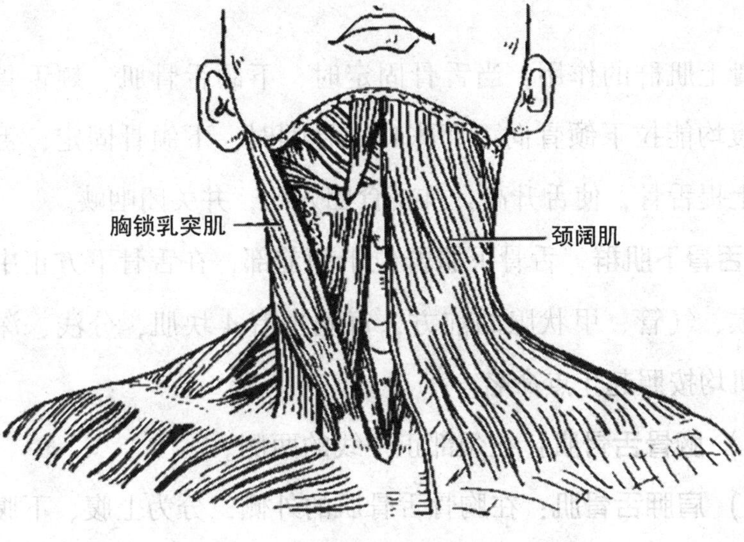

图 2－18　颈前肌前面观

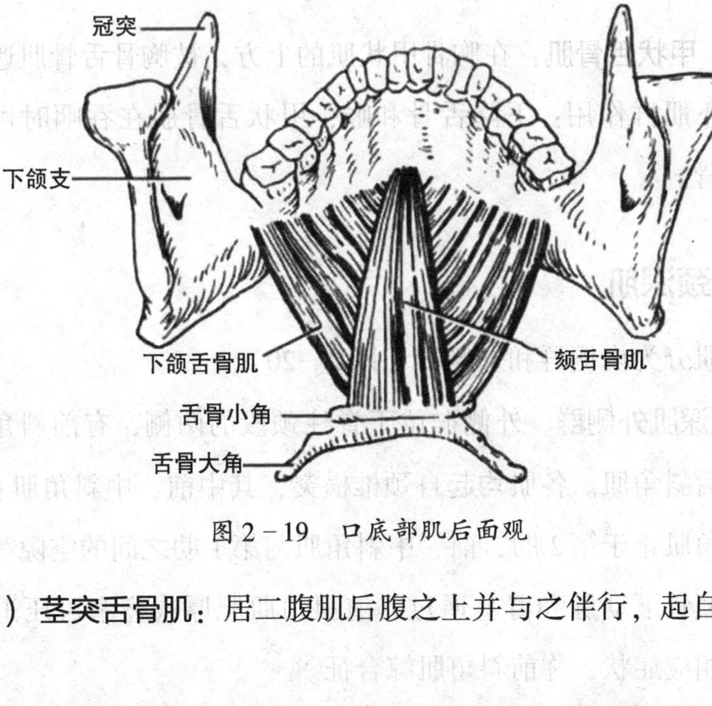

图 2－19　口底部肌后面观

（3）**茎突舌骨肌**：居二腹肌后腹之上并与之伴行，起自茎突，止于舌骨。

（4）**颏舌骨肌**：在下颌舌骨肌深面，起自下颌骨颏棘，止于舌骨。

舌骨上肌群的作用：当舌骨固定时，下颌舌骨肌、颏舌骨肌和二腹肌前腹均能拉下颌骨向下而张口。吞咽时，下颌骨固定，舌骨上肌群收缩上提舌骨，使舌升高，推挤食团入咽，并关闭咽峡。

2 舌骨下肌群 舌骨下肌群位于颈前部，在舌骨下方正中线的两旁，居喉、气管、甲状腺的前方，每侧也有4块肌，分浅、深两层排列，各肌均按照起止点命名。

（1）**胸骨舌骨肌**：在颈部正中线的两侧。

（2）**肩胛舌骨肌**：在胸骨舌骨肌的外侧，分为上腹、下腹，由位于胸锁乳突肌下部深面的中间腱相连。

（3）**胸骨甲状肌**：在胸骨舌骨肌深面，是甲状腺手术时辨认层次的标志。

（4）**甲状舌骨肌**：在胸骨甲状肌的上方，被胸骨舌骨肌遮盖。

舌骨下肌群作用：下降舌骨和喉，甲状舌骨肌在吞咽时可提喉使之靠近舌骨。

三、颈深肌

颈深肌分为内侧群和外侧群（图2－20）。

1 颈深肌外侧群 外侧群位于脊柱颈段的两侧，有前斜角肌、中斜角肌和后斜角肌。各肌均起自颈椎横突，其中前、中斜角肌止于第1肋，后斜角肌止于第2肋，前、中斜角肌与第1肋之间的空隙为斜角肌间隙，有锁骨下动脉和臂丛通过。前斜角肌肥厚或痉挛可压迫这些结构，产生相应症状，称前斜角肌综合征。

颈深肌外侧群的作用：一侧肌收缩，使颈侧屈；两侧肌同时收缩可

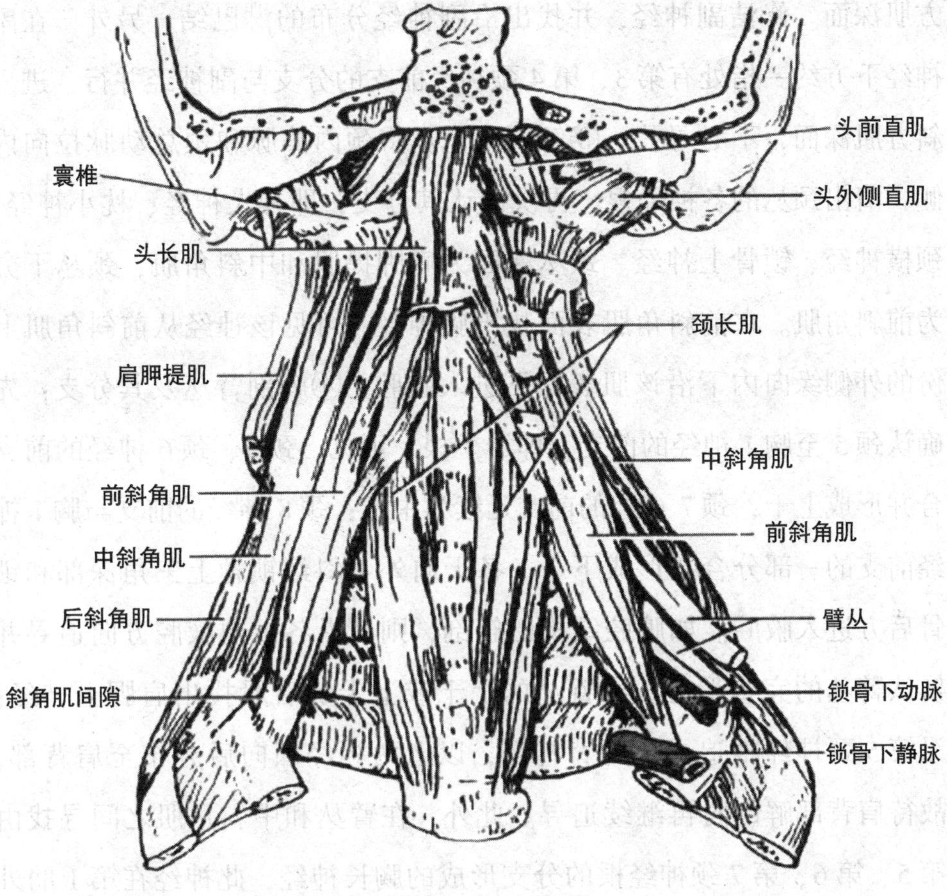

图 2－20　颈深肌

上提第 1、第 2 肋助深吸气。如肋骨固定，则可使颈前屈。

颈外侧区的境界将胸锁乳突肌复位，观察由胸锁乳突肌后缘、斜方肌前缘和锁骨中 1/3 上缘围成的颈外侧区，该区被肩胛舌骨肌下腹分为枕三角和锁骨上三角。

层次解剖：①解剖浅层结构。清除颈外侧区浅筋膜，在枕三角内清除封套筋膜，注意不要伤及其深面的副神经。②解剖深层结构：解剖副神经。副神经由胸锁乳突肌后缘上、中 1/3 交界处（一般在颈丛皮支穿出点上方）行向外下，至斜方肌前缘中、下 1/3 交界处进入斜方肌深面。修洁副神经，并找出沿副神经分布的淋巴结。另外，在副神经下方约一指处有第 3、第 4 颈神经前支的分支与副神经并行，进入斜方肌深面，不必寻找。③解剖颈丛：将颈内静脉和颈总动脉拉向内侧，清出颈丛的各神经根，再次确认其分支，即耳大神经、枕小神经、颈横神经、锁骨上神经。颈丛深面为肩胛提肌和中斜角肌，颈丛下方为前斜角肌。在前斜角肌表面找出膈神经，可见该神经从前斜角肌上份的外侧缘向内下沿该肌表面下进入胸腔。④解剖臂丛及其分支：先确认颈 5 至胸 1 神经的前支，即 5 个根。可见，颈 5、颈 6 神经的前支合并形成上干；颈 7 神经的前支延续为中干；颈 8 神经的前支与胸 1 神经前支的一部分合并形成下干。各干向外下斜经锁骨上三角深部和锁骨后方进入腋腔。如腋腔结构已解剖，则可沿各干向腋腔方向追寻并辨认臂丛的完整形态。沿臂丛的上干或上干的后股找出肩胛上神经；沿第 5 颈神经根追寻肩胛背神经，以上两神经因向后分布至肩背部，故待肩背部解剖时再继续追寻。此外，在臂丛和中斜角肌之间寻找由第 5、第 6、第 7 颈神经根的分支形成的胸长神经，此神经在第 1 肋外侧缘跨越前锯肌上缘进入腋腔。解剖锁骨下静脉：清理锁骨下动脉前方的锁骨下静脉。该静脉沿前斜角肌前方向内侧与颈内静脉汇合成静脉角，末端收集颈外静脉。解剖锁骨下动脉：在前斜角肌内侧，清理锁骨下动脉第 1 段及其分支。在该段动脉的上壁，找出内侧的椎动脉和外侧的甲状颈干；在锁骨下动脉的下壁与椎动脉起点相对处找出胸廓内动脉；在锁骨下动脉后壁找出肋颈干；在斜角肌间隙内清理被前斜角肌覆盖的锁骨下动脉第 2 段；在前斜角肌的外侧，修洁锁骨下动脉的第 3 段，此段可发出颈横动脉或肩胛上动脉。

2 颈深肌内侧群 内侧群在脊柱颈段的前方，有头长肌和颈长肌等，合称椎前肌。椎前肌能屈头、屈颈。分区有枕三角，又称肩胛舌骨肌斜方肌三角。位于胸锁乳突肌后缘、斜方肌前缘与肩胛舌骨肌下腹上缘之间。其浅面依次为皮肤、浅筋膜和颈筋膜浅层，深面为椎前筋膜及其覆盖下的头夹肌、肩胛提肌及中、后斜角肌等。毗邻副神经自颈静脉孔出颅后，经二腹肌后腹深面，颈内静脉前外侧，在胸锁乳突肌上部的前缘穿入并发支支配该肌。其本干在胸锁乳突肌后缘上、中 1/3 交点处进入枕三角，有枕小神经勾绕，是确定副神经的标志。在枕三角内，该神经沿肩胛提肌表面，斜过枕三角中份；此段位置表浅，周围有淋巴结排列，颈部淋巴结清除术时应避免损伤该神经。此神经在斜方肌前缘中、下 1/3 交界处进入该肌深面，并支配该肌。颈、臂丛分支颈丛皮支在胸锁乳突肌后缘中点处穿颈筋膜浅层，分布于头、颈、胸前上部及肩上部的皮肤。枕三角内有支配肩胛提肌、斜方肌及椎前肌的颈丛肌支。臂丛分支有支配菱形肌的肩胛背神经，支配冈上肌、冈下肌的肩胛上神经，以及入腋区支配前锯肌的胸长神经等。

肩胛舌骨肌锁骨三角即锁骨上三角。位于锁骨上缘中 1/3 上方，在体表呈明显凹陷，故又名锁骨上大窝。由胸锁乳突肌后缘、肩胛舌骨肌下腹和锁骨围成。其浅面依次为皮肤，浅筋膜及位于其中的锁骨上神经、颈外静脉末段，颈阔肌及颈筋膜浅层；其深面为斜角肌下份及椎前筋膜。锁骨下静脉及静脉角锁骨下静脉在第 1 肋骨外侧缘续于腋静脉。在该三角内位于锁骨下动脉第 3 段的前下方；有颈外静脉和肩胛背静脉汇入。该静脉在前斜角肌内侧与颈内静脉汇合成头臂静脉，二者间向上外开放的角，称为静脉角。胸导管和右淋巴导管分别注入左、右静脉角。经斜角肌间隙进入此三角，走向腋窝。位于三角内的是该动脉第 3 段，其下方为第 1 肋，后上方有臂丛诸干，前下方为锁骨下静脉。在该三角内可见该动脉的直接和间接的分支：肩胛背动脉，肩胛上动脉和颈横动脉，分别至斜方肌深面及肩肌区。由第5～8颈神经和第1胸神经的前支组成臂丛的5个根，经斜角肌间隙，锁骨下动脉后上方进入此三角；其中颈5，6合成上干，颈7延续为中干，颈8和胸1合成下干。各干均分为前、后两股，根、干、股组成臂丛锁骨上部。锁骨中点上方，为锁骨上臂丛神经阻滞麻醉处。各股经锁骨中份的后下方进入腋窝，合成三束。在三角内，臂丛发出肩胛背神经、锁骨下肌神经和胸长神经等分支。臂丛与锁骨下动脉均由椎前筋膜形成的筋膜鞘包绕，续于腋鞘。

四、颈部筋膜

颈部筋膜较为复杂，可分为颈浅筋膜和颈深筋膜。颈浅筋膜与身体其他部分的浅筋膜延续，包绕颈阔肌，含有脂肪组织。其深面的颈深筋膜，称颈筋膜，可分为浅、中、深3层（图2－21）。

1 **颈筋膜浅层** 又称封套筋膜，围绕整个颈部，向后附着于颈椎的棘突，包绕斜方肌和胸锁乳突肌，形成两肌的肌鞘，向前与对侧会合于颈部正中线，并紧密贴附于舌骨。该筋膜在下颌下腺和腮腺区分两层，分别包绕此两腺，称为下颌下腺囊和腮腺囊。在舌骨下方、胸锁乳突肌的深面，又分两层包绕舌骨下肌，形成舌骨下肌筋膜鞘，向下附于胸骨柄和锁骨。

2 **颈筋膜中层** 又称气管前筋膜或内脏筋膜，较薄而疏松，在舌骨下肌群深面，包绕颈部诸器官，并形成甲状腺鞘，即假被膜（囊）。该筋膜向两侧延续，包裹颈总动脉、颈内动脉、颈内静脉和迷走神经，形成颈动脉鞘。

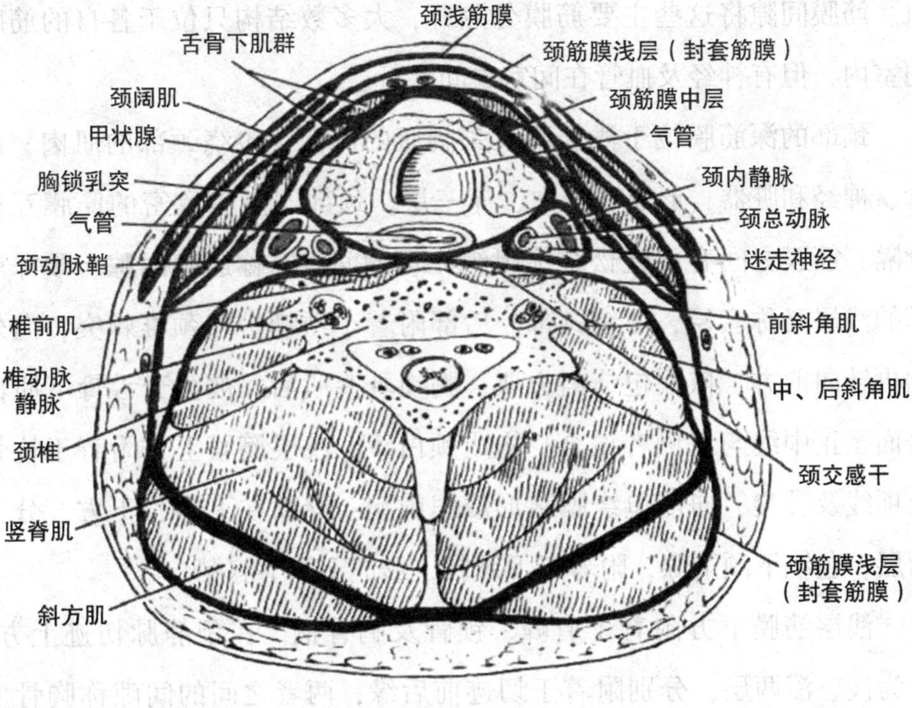

图 2－21　颈部筋膜（水平切面）

③ 颈筋膜深层　又称椎前筋膜，覆盖在椎前肌和斜角肌的前方，构成颈外侧区的底，向下与胸内筋膜相续，两侧包裹臂丛及锁骨下动脉向腋腔延伸构成腋鞘。

④ 筋膜是指弹性纤维结缔组织形成的一层致密结构，而筋膜间隙是指筋膜之间非常疏松的结缔组织（该间隙仅为一潜在间隙）。对深筋膜形成机制的认识有助于理解颈部组织器官的“间室化”颈部被皮肤及浅筋膜包裹，并被深筋膜袖套“间室化”。深筋膜最外层袖套是外层封套筋膜，包围所有其他袖套。颈中筋膜位于外层封套筋膜及内脏筋膜之间，包裹带状肌群。内脏筋膜位于椎前筋膜浅面并包裹颈部的内脏器官。颈动脉鞘中的结构为连接胸部与颅脑的大血管及神经束，正好位于内脏筋膜的外侧及椎前筋膜的前方。椎前筋膜包裹颈椎及椎旁

肌。筋膜间隙将这些主要筋膜分隔开，大多数结构只位于各自的筋膜间室内，但有神经及血管在间室之间穿行。

颈部的深筋膜位于浅筋膜及颈阔肌的深面，包绕颈部的肌肉、血管、神经和脏器，形成浅、中、深三层。颈部器官借致密的筋膜互相分隔，筋膜之间有由疏松结缔组织充填的间隙，称筋膜间隙。颈深筋膜的浅层又称套层，环绕颈部。后部附着于项韧带及颈椎棘突，向外侧再转向前方，依次包绕斜方肌、胸锁乳突肌后，被覆于舌骨下肌群表面至正中线与对侧者愈合，构成颈白线。浅层筋膜上方附着于枕骨上项线及乳突，向前包绕腮腺形成腮腺鞘；继而在下颌骨下方，分为两层，包绕下颌下腺，附着于下颌骨，形成下颌下腺鞘。

浅层筋膜下方附着于肩峰、锁骨及胸骨柄。在颈静脉切迹上方，分为浅、深两层，分别附着于切迹前后缘，两者之间的间隙称胸骨上间隙，含有颈静脉弓及淋巴结。筋膜即颈深筋膜中层又称气管前筋膜，可分为脏层和壁层。脏层薄而疏松包绕颈部器官，如喉、气管、甲状腺、咽和食管，包绕甲状腺的部分构成甲状腺假被囊。壁层较致密，位于颈部器官的前面，贴于舌骨下肌群的后面，向两侧形成颈动脉鞘，包绕颈总动脉、颈内静脉和迷走神经。脏、壁二层之间形成气管前间隙，内含疏松结缔组织，左、右甲状腺下静脉构成的甲状腺奇静脉丛，位于间隙内。在幼儿的气管前间隙的下段有胸腺上部，向下通上纵隔前部。因此，颈部气管前间隙有感染或出血时，可沿此间隙向下到达前纵隔。前纵隔如有气肿亦可沿此间隙上延到颈部。即颈部深筋膜深层，覆被椎前肌、前、中斜角肌、肩胛提肌、臂丛及锁骨下血管，构成颈外侧三角的底，并向外下方伸展，包绕锁骨下动、静脉及臂丛与腋鞘相续。向上附着于颅底，向下与脊柱的前纵韧带融合。椎前筋膜与咽后壁之间为咽后间隙。此间隙的脓肿，可向咽腔膨出，患者可出现吞咽和发音困难。感染时可向下延至后纵隔。椎前筋膜与脊柱颈部之间有椎前间隙，颈椎结核的脓肿，脓液多积于此间隙内，也可顺此间隙向下蔓延至后纵隔，或向两侧扩散至颈侧部，或穿破椎前筋膜至咽后间隙。

第三章　颈椎影像学评估

第一节　颈椎影像的解剖学特点

颈部上部以下颌下缘、乳突至枕外粗隆的连线与头面部分界，下部以胸骨颈静脉切迹、胸锁关节、锁骨与肩峰的连线与胸部、上肢、背部分界。颈部形成与鳃弓和咽囊有密切的关系，因此颈部易发生一些先天性疾病。颈部淋巴结是全身淋巴的总汇区，炎症及肿瘤转移时易受累，表现为淋巴结肿大。颈部有气管、大血管、神经干、甲状腺、喉等重要器官。

颈部以胸锁乳突肌前后缘为标志可分为颈前区、胸锁乳突肌区、颈外侧区。颈前区又进一步划分为若干三角，其中比较重要的是颈动脉三角。它位于胸锁乳突肌上份前缘、肩胛舌骨肌上腹和二腹肌后腹之间。其顶为封套筋膜，底为椎前筋膜，内侧为咽侧壁及其筋膜。其内有颈内静脉、颈总动脉、迷走神经、舌咽神经及舌下神经等重要的血管和神经。颈内静脉位于胸锁乳突肌前缘深面，起始于颈静脉孔，为乙状窦的延续。颈总动脉位于颈内静脉内侧，平甲状软骨上缘分为颈内动脉及颈外动脉。颈总动脉末端及分叉处分别有颈动脉窦和颈动脉小球。颈内动脉位于颈外动脉后外侧，垂直上行入颈动脉管至颅内。颈外动脉居前内侧。颈动脉三角是肿瘤好发部位，肿瘤可引起颈动脉移位及分叉角度改变。

一、寰椎（图3-1）

下图中前结节（1）、前弓、齿凹（2）两侧为侧块、侧块上面有上关节凹（5）与枕骨形成关节、下面有下关节面（4）与枢椎形成关节、后弓（6）、后结节（7）、两侧块外后的横突中间有横突孔（8），走行椎动脉。

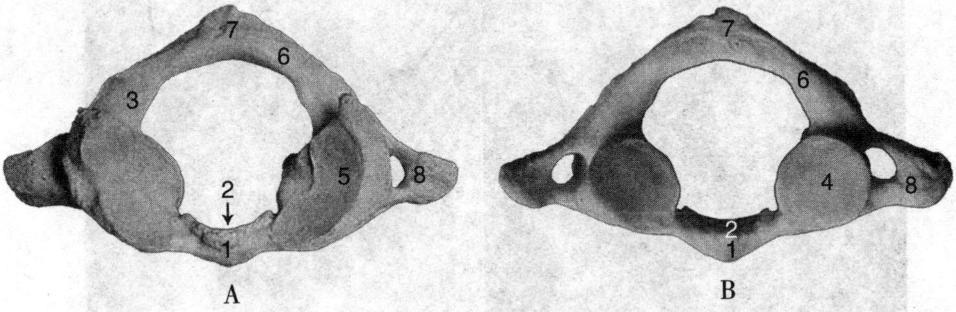

图3-1　寰椎

二、枢椎（图3-2）

齿状突（5）前关节面与寰椎齿凹形成环齿关节。

齿突后关节面与寰椎后韧带相连。

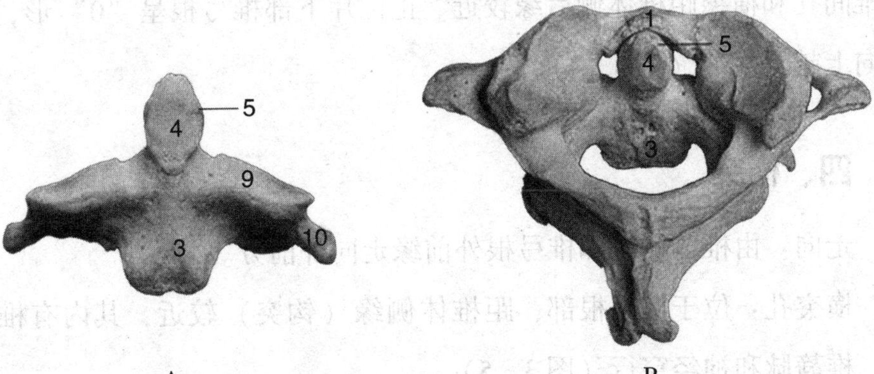

图3-2　枢椎

无上关节突，两侧的上关节面（9）与寰椎的下关节面相连形成关节。

张口前后位显示的正常寰枢关节（图3－3）。

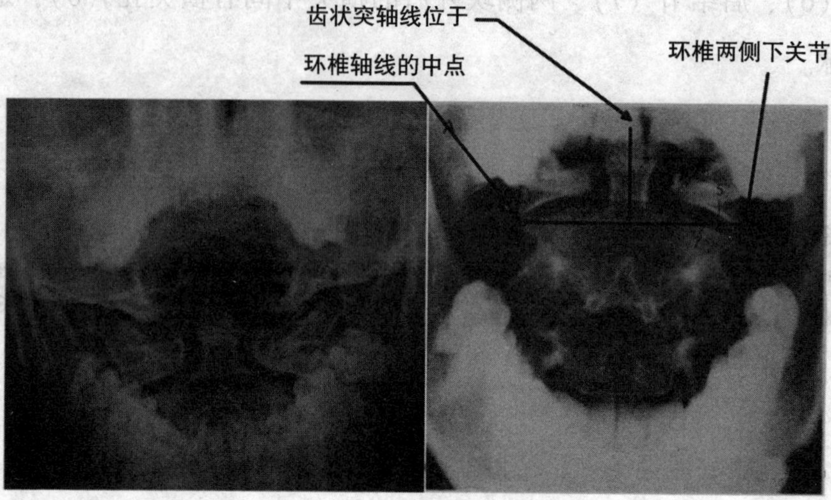

图3－3　寰枢关节

三、椎弓根

下部颈椎的椎弓根倾向于前后走向，而向上则逐渐倾向于横行，故椎间孔和横突距椎体侧后缘较近。正位片下部椎弓根呈“0”形，而越向上越不清楚（图3－4）。

四、横突

走向：由椎体侧缘和椎弓根外前缘走向外前方。

横突孔：位于横突根部，距椎体侧缘（钩突）较近，其内有椎动脉、椎静脉和神经穿行（图3－5）。

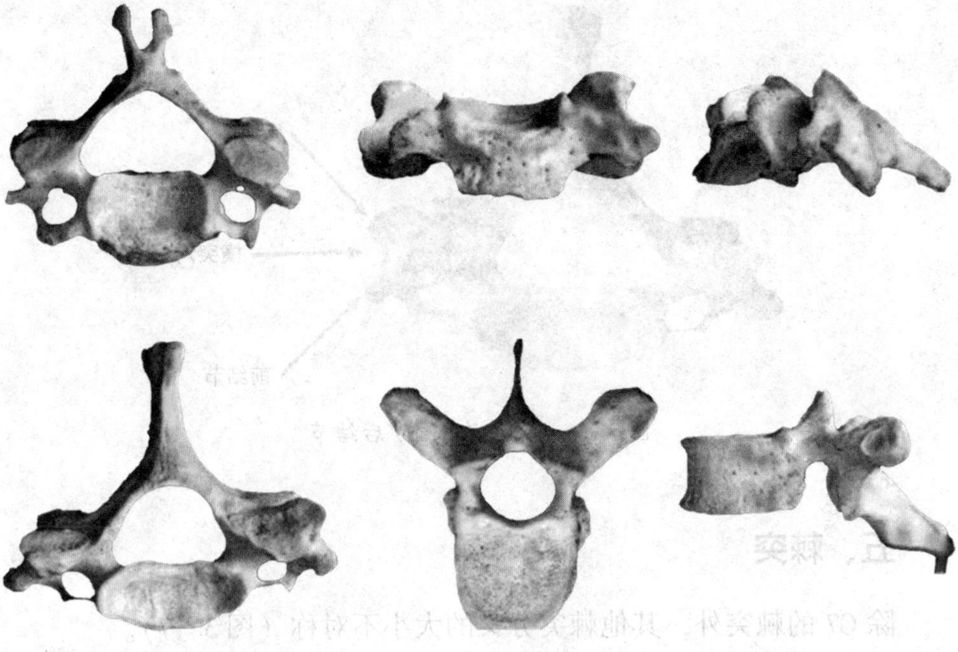

图3－4 椎弓根

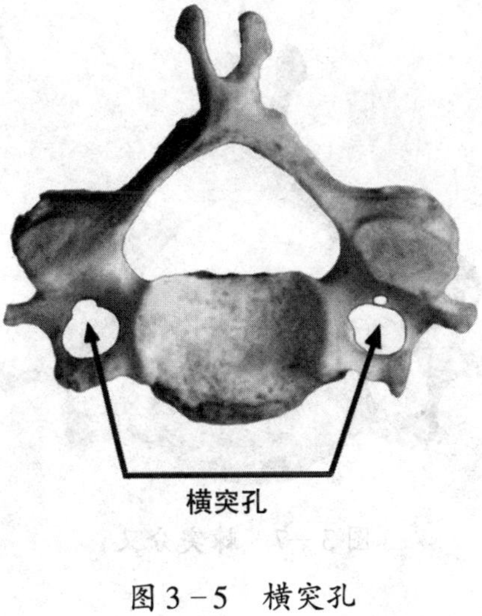

图3－5 横突孔

横突沟：位于横突上缘，有神经通过此沟（图3－6）。

前/后结节：位于横突末端横突沟的前后方（图3－6）。

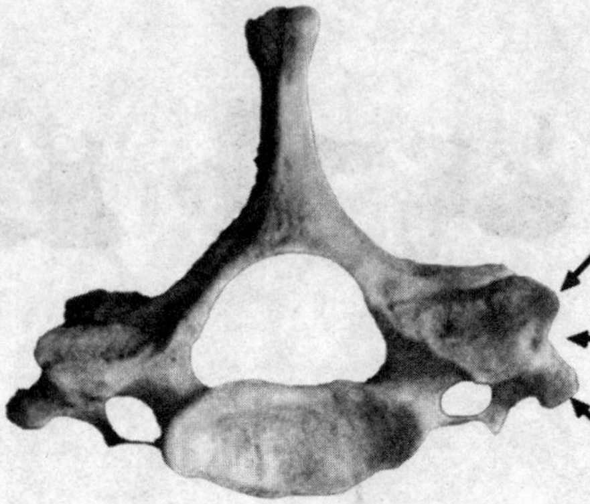

图3-6　横突沟、前/后结节

五、棘突

除C7的棘突外，其他棘突分叉的大小不对称（图3-7）。

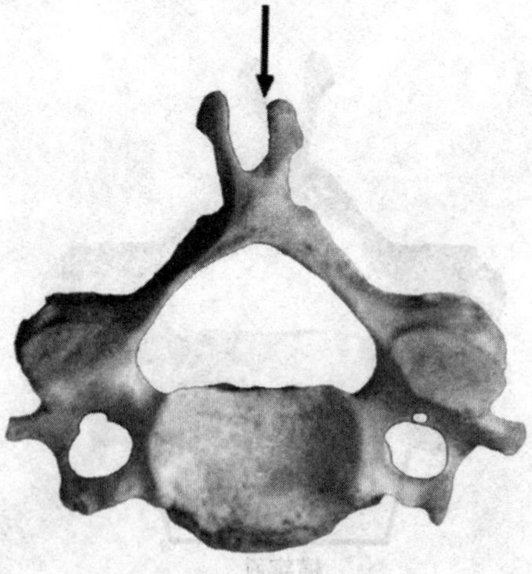

图3-7　棘突分叉

六、椎间孔

因颈椎椎弓根斜向外后方，故其椎间孔在50°斜位上显示清楚，呈纵径大于横径的卵圆形（占90％），一般纵径约等于同椎体的3/5，横径相当于纵径的2/3，少数呈圆形。有时因位置或中心线的关系，椎间孔可以由上向下依次增大或变小，无病理意义。寰/枢椎不构成椎间孔。穿行于椎间孔的神经根约占椎间孔内径的1/2，故一般情况下纵径轻度变小不产生临床症状，而横径变小则可以产生明显的临床症状。上下小关节突显示光滑，无变尖或肥大硬化，关节间隙清楚。钩椎关节在椎间孔前下方。

椎间孔的构成：上为上位颈椎椎弓根的下切迹；下为下位椎弓根的上切迹；前有钩椎关节；后有上/下关节突。因钩椎关节和上下关节节突最容易增生，所以椎间孔往往是横径变小（图3－8、图3－9）。

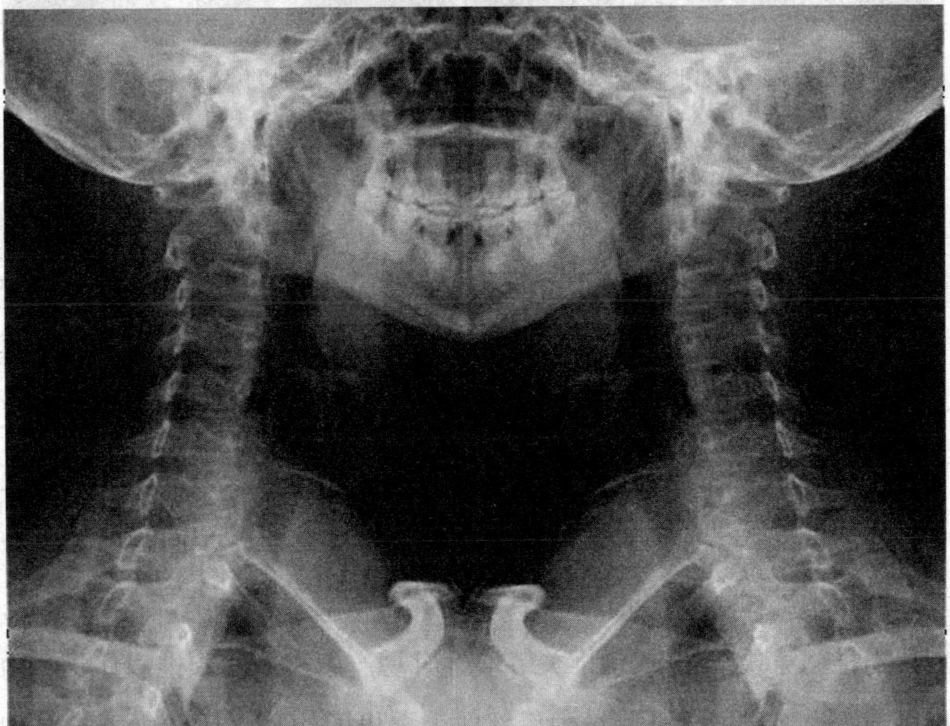

图3－8　X线显示椎间孔

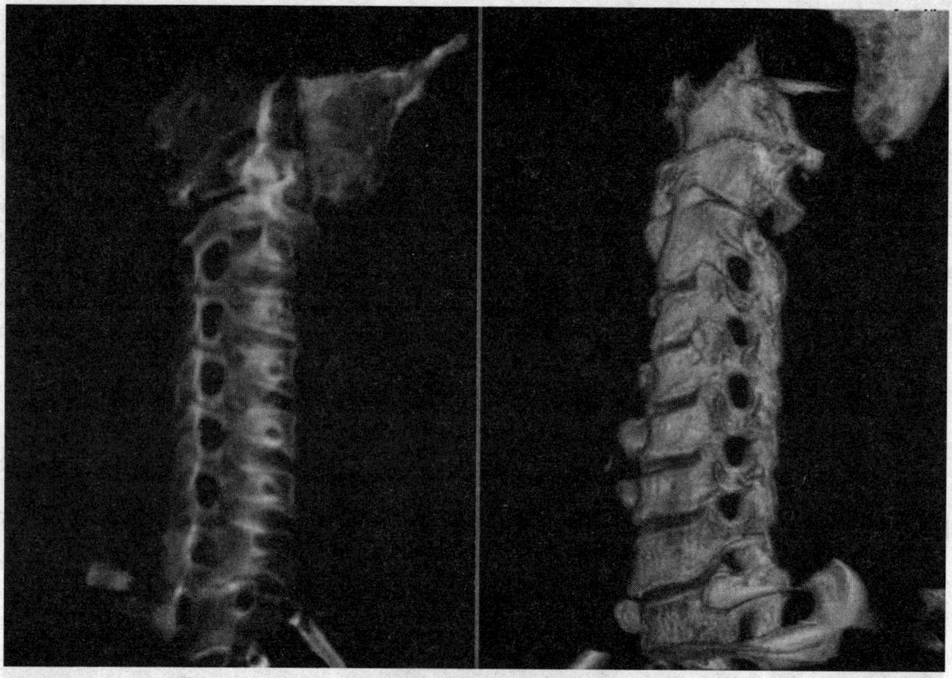

图3－9 多排CT图像重建显示椎间孔

七、钩椎关节

钩椎关节又称钩突关节、椎体半关节、弓体关节、Luschka氏关节。它为后天逐渐形成的滑膜关节，至青春期发育完整。钩椎关节是一个不完整的滑膜关节，关节囊的一部分由纤维环组成。钩椎关节关节突：椎体外侧缘中后部向上突出的钩突（唇状）及与其相对应的上位椎体的外下缘。钩椎关节有限制颈椎旋转和防止颈椎间盘向外后方突出的作用。钩椎关节前外方有椎动脉、椎静脉，外后方有神经根，所以当椎间隙狭窄和/或钩椎关节增生时易产生相应的颈椎病症状。钩椎关节：由下位椎体外侧缘中后部向上突出的钩突（唇状）及与其相对应的上位椎体的外缘构成；正位呈“托盘状”，左右对称（图3－10）。

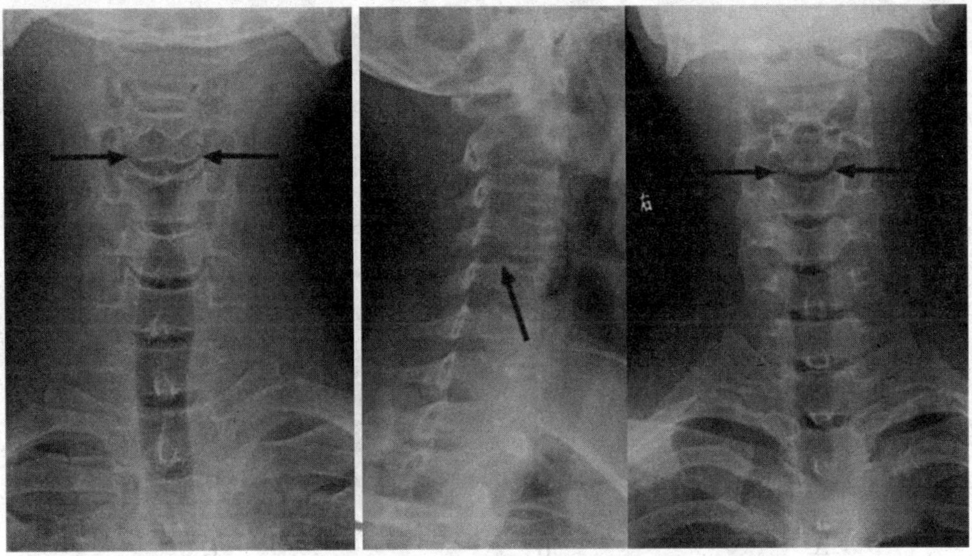

图 3－10　钩椎关节

八、颈椎的生理曲度

颈椎前突，最突点一般位于 C4，故颈椎病多发生于 C4 上下方。

颈椎的前突距离测量：枢椎齿突后上缘向下至第七颈椎体后下角划一连线，该线至 C1～C7 椎体后线的最宽距离，正常为 12 mm±5 mm。大于 17 mm 为前曲过度；小于 7 mm 为曲度变直。椎体后线某一局部向后超越该垂直线为反曲（或称后凸）（图 3－11）。

正常颈椎：侧位、斜位（图 3－12）。

侧位可以划 3 条线：椎体前线，全部椎体前缘的弧形连线，向上至枕大孔前缘。椎体后线，全部椎体后缘的弧形连线，代表椎管前缘线。椎管后线，又称棘突基底线，为棘突根部连线。

以上 3 条线正常不论过屈或过伸应保持连续，不偏移和错位，各线之间基本平行。

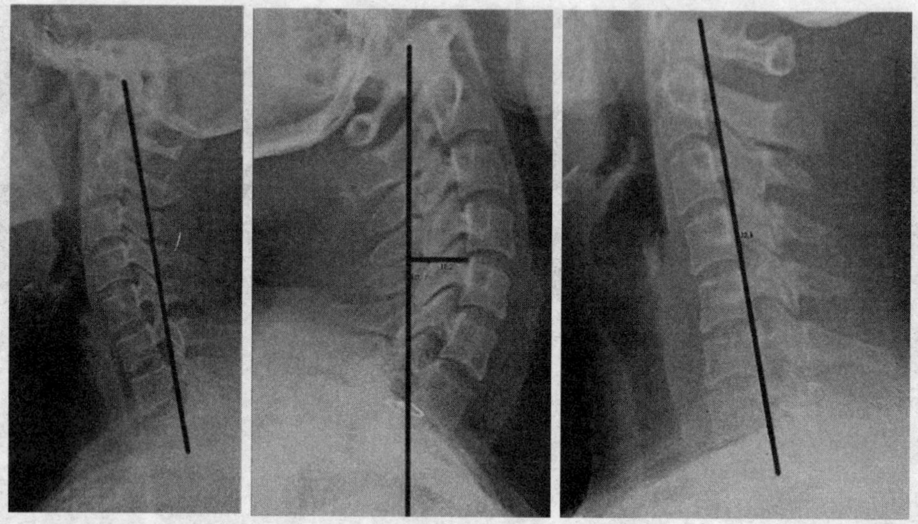

A　　　　B　　　　C

A. 正常颈椎曲度 12 mm±5 mm；B. 前曲过度>17 mm；C. C5/6 为中心后凸

图 3－11　颈椎曲度

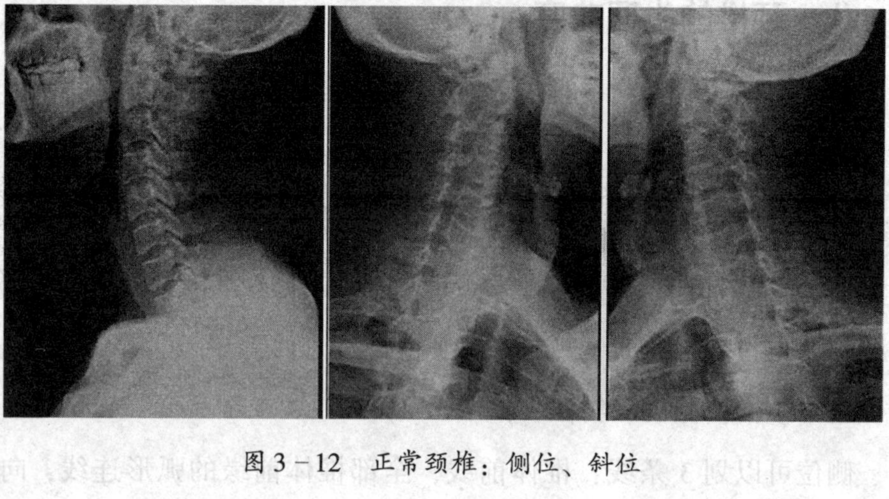

图 3－12　正常颈椎：侧位、斜位

九、颈椎韧带

颈椎周围的韧带对维持内外平衡起着重要作用；如果颈椎病无骨质改变时，而血管、神经、韧带（尤其是黄韧带）受压或扭曲（如某一椎体旋转）产生充血水肿，病史长者可以纤维化，出现颈椎病症状。椎体前有前纵韧带；椎体后有后纵韧带；椎体两侧有椎旁韧带；椎弓间有黄韧带；横突间有横突间韧带；棘突间有棘间韧带；棘突上有棘上韧带（项韧带）：最易钙化，椎体间有椎间盘。

十、椎动脉

由左右锁骨下动脉各向上发出一支椎动脉，可以分成 4 段：①从起始部至 C6 横突孔；②C6 横突孔至 C2 横突孔；③C1/C2 之间；④从 C1 穿过寰枕后硬脑膜，经枕大孔至对侧椎动脉。

颈椎的旋转、移位，尤其第 1、第 2 段，极易损伤椎动脉，引起椎动脉型颈椎病的症状。

十一、口咽下部层面

下颌骨断面呈弓形，构成口的前界，其正后方可见颏舌肌、舌下腺，后内方为颌下间隙及位于其中的下颌下腺。下颌角与胸锁乳突肌之间间隙为鳃裂囊肿的好发部位。口咽腔位于层面的中心，其后壁与椎前筋膜之间为咽后间隙。咽侧壁与胸锁乳突肌之间有颈动脉鞘，内有颈总动脉、颈外动脉、颈内动脉、颈内静脉、迷走神经及淋巴结等重要结构，神经及淋巴结体积较小，不易显示。颈总动脉的分叉位置点存在个体及侧别差异。层面后部为颈椎及颈背部肌肉（图 3－13）。

十二、经舌骨体层面

舌骨呈弓形，其与下颌骨之间可见颏舌骨肌和下颌舌骨肌，舌骨后外侧为颌下间隙及下颌下腺。会厌位于舌骨后方，两者之间为会厌豁或会厌前间隙。会厌后方可见喉前庭、杓会厌皱襞、喉咽，以及两侧的梨状隐窝。咽侧壁后外侧为颈动脉鞘、胸锁乳突肌（图 3－14）。

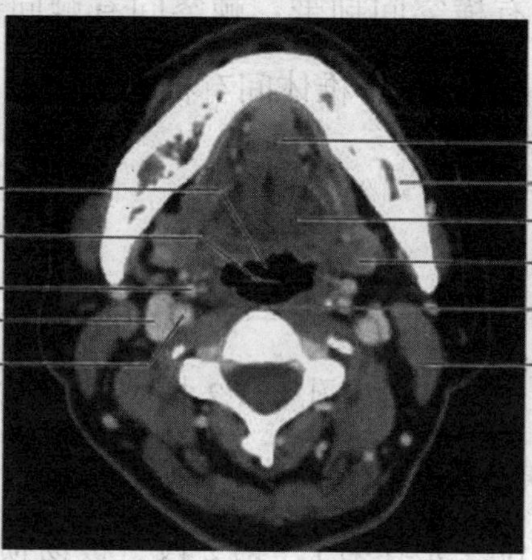

图 3－13　口咽下部层面

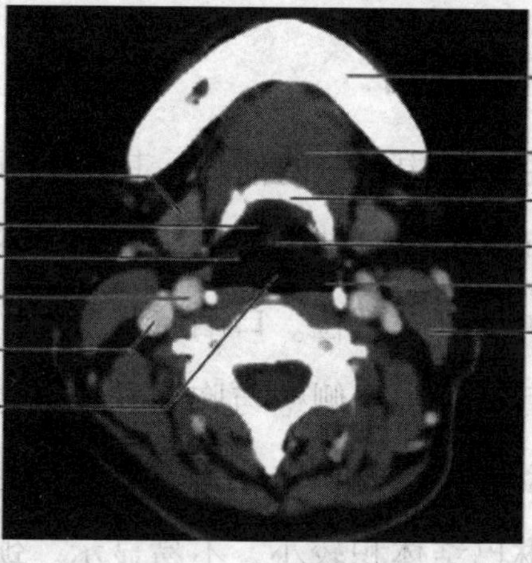

图 3－14　经舌骨体层面

十三、经甲状软骨上部层面

此层面约平第 5 颈椎水平。两侧甲状软骨板上部显示，呈“八”字形，其外侧是舌骨下肌群。甲状软骨前端后缘与会厌软骨间的部分称会厌前间隙，内充填脂肪组织，中央密度稍高部分是甲状会厌韧带。气道在此层面呈“毡帽”状，帽顶为会厌软骨，两帽沿为杓会厌皱襞，杓会厌皱襞的厚度与梨状隐窝的扩张程度有关，一般上部厚约 2.5mm，下部厚约 5mm，两侧可相差 1.5 mm。气道前部为喉前庭，其两侧以杓会厌皱襞与梨状隐窝相隔，向后与喉咽相通（图 3 - 15）。

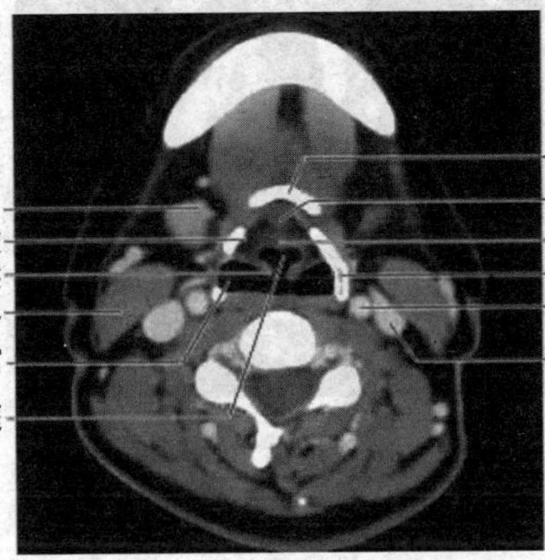

图 3 - 15　经甲状软骨上部层面

十四、经喉中间腔层面

此层面经甲状软骨中部。两侧甲状软骨板前端相连，形成甲状软骨前角，男性约 90°，女性约 120°。甲状软骨前角的软骨前突形成喉结。喉中间腔为喉腔在前庭裂平面至声门裂之间的部分，其断面形态与声门开闭状态有关，可呈扁圆形甚至裂隙状，是喉腔最狭窄处。喉中间腔向两侧延伸至前庭襞与声襞间的梭形隐窝为喉室，横断面上不易观察。喉中间腔后外侧可见杓状软骨。喉咽位于喉后方，呈弧形裂隙影。胸锁乳突肌深面为颈动脉鞘。

此层面稍下方可见声门裂及声带。声带前端起自甲状软骨前角中段内面，后端止于杓状软骨的声带突，两侧声带间近似三角形的狭长裂隙称声门裂。两侧声带前端在甲状软骨前角内面的交汇处称为前联合（图 3－16）。

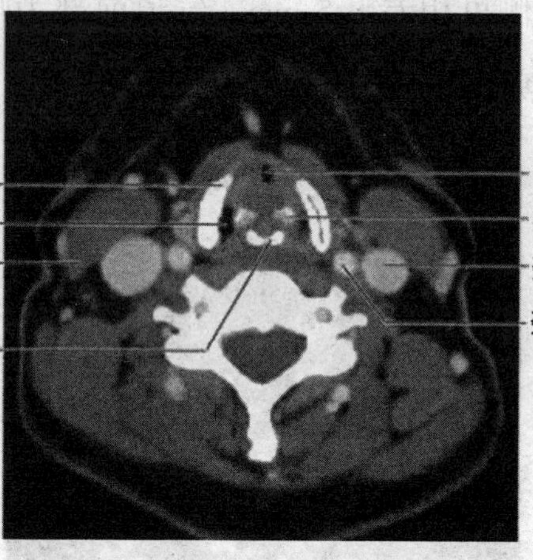

图 3－16　经喉中间腔层面

十五、经环状软骨层面

此层面约平第 6 颈椎水平。环状软骨居层面前部中央，呈印戒状，由高 2～3 cm 的后软骨板与高 5～7 mm 的前弓构成。环状软骨所围绕的圆形透亮影为喉下腔（声门下腔），下通气管。环状软骨弓的前方软组织为舌骨下肌群，外后方是甲状腺两侧叶。环状软骨板后方为咽与食管移行部。甲状腺的后外侧为颈总动脉和颈内静脉，胸锁乳突肌位于它们的外侧（图 3－17）。

十六、甲状腺峡部层面

此层面约平第 7 颈椎水平。甲状腺两侧叶及峡部在气管前方相连，侧叶前为舌骨下肌群，外侧是胸锁乳突肌，后外侧是颈动脉鞘。食管位于气管的后方偏左。椎体前的颈长肌与其外侧的前斜角肌之间的间隙是椎动脉三角。三角内有椎动脉、椎静脉丛、甲状腺下动脉、颈交感干和颈胸神经节等重要结构（图 3－18）。

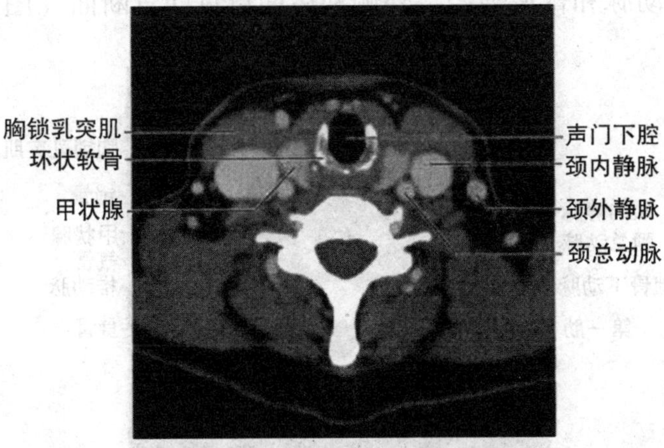

图 3－17　经环状软骨层面

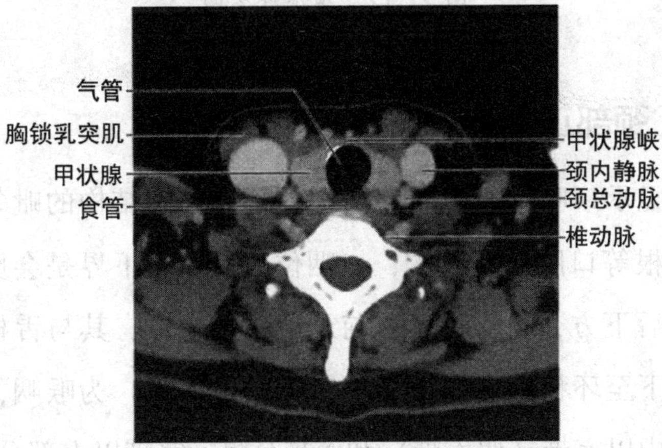

图 3－18　甲状腺峡部层面

十七、颈根部层面

此层面约平第 1 胸椎体。气管呈圆形，位于前部中央，其前、外侧被甲状腺包绕。食管在气管后方，两者之间有喉返神经走行。在胸锁乳突肌内侧有颈内静脉，静脉的内侧是颈总动脉和迷走神经。在椎体前外侧是胸膜帽（层面的特征），它与周围结构有重要的毗邻关系，前有锁骨下动脉和臂丛神经，外侧和后面可见肋骨断面（图3－19）。

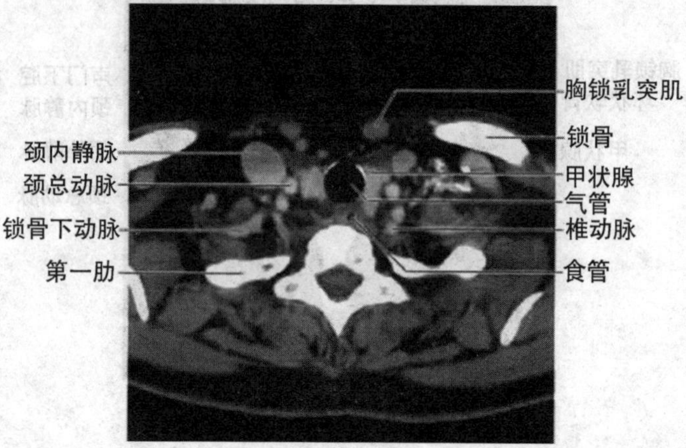

图3－19　颈根部层面

十八、颈部正中矢状位

可清晰显示口咽、喉咽内的结构及其和周围结构的毗邻关系。上部前方是舌根等口腔底壁结构，口咽位于其后，下界是会厌上部。会厌位于舌根后下方，呈叶片状由前下伸向后上方，其与舌根间为会厌谿。会厌以下至环状软骨下缘（平第6颈椎下缘）为喉咽，下与气管相连。喉咽内以室带（假声带）和声带分隔，室带以上部分称喉前庭，声带以下称声门下腔，两者之间狭长的间隙称为喉室（图3－20）。

十九、垂直于喉室中部的冠状面像上

在垂直于喉室中部的冠状面像上，会厌软骨在黑色的气腔内，呈

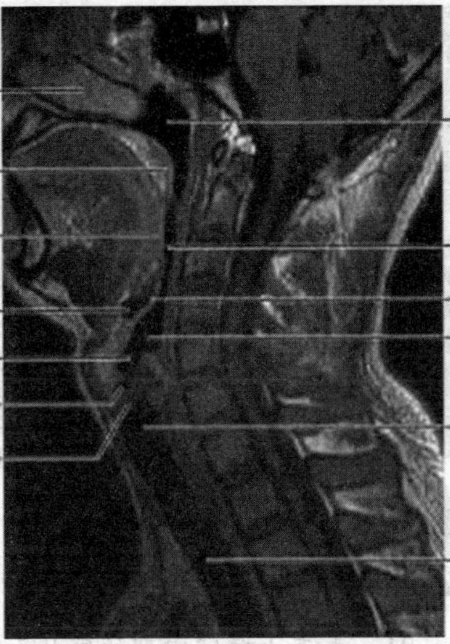

图 3-20　颈部正中矢状位

“八”字拱形突入口咽，其下是喉咽。会厌软骨外侧与口咽侧壁间的腔隙即为会厌谿。与会厌软骨下部相连的条形软组织影是杓会厌皱襞，皱襞外与喉咽壁间的三角形腔隙称梨状隐窝。隐窝外下壁的斜形高密度影是甲状软骨板。杓会厌皱襞下部可见向腔内突出的前庭襞（室带的组成部分），其下方的另一个突起，是声襞，两个突起之间的梭形隐窝就是喉室，为喉中间腔向两侧的延伸。前庭襞、杓会厌皱襞和会厌软骨所围成的腔隙是喉前庭。在声门下腔与气管壁的外侧分别可见环状软骨、甲状腺、颈总动脉、颈内静脉和胸锁乳突肌等结构（图 3-21）。

二十、颈动脉造影解剖

左右两侧颈总动脉的起始部位不同，右颈总动脉起自头臂干（无名动脉），左颈总动脉起始于主动脉弓顶端，通常左颈总动脉较右颈总

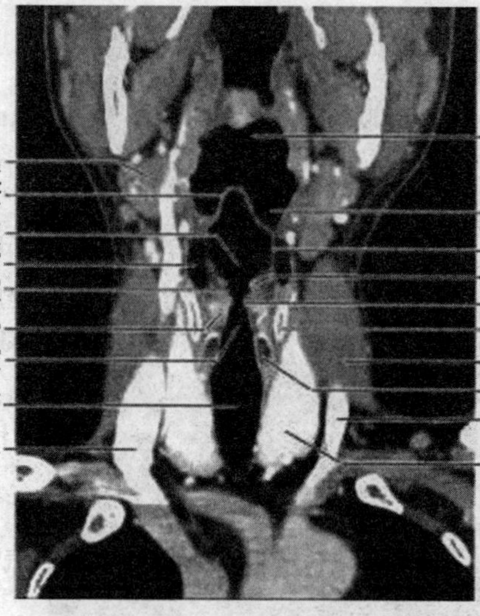

图 3－21　垂直于喉室中部的冠状面像

动脉为长。两侧颈总动脉起始位置最常见的变异有两型：一是左颈总动脉开口于无名动脉，二是左颈总动脉开口于左锁骨下动脉。颈总动脉沿食管和咽两侧上行，通常于 C4 椎体水平分为颈内动脉和颈外动脉，前者向后外方行走，后者向前内上行走，颈总动脉分叉高度的变异通常是双侧性的。通常在分叉之前颈总动脉主干没有分支，血管造影可见血管壁光整，管腔粗细均匀，年轻人颈总动脉较直，老年人较弯曲。颈外动脉主干发出的供应颈部的最主要分支为甲状腺上动脉，其余分支均供应头面部（图 3－22）。

二十一、锁骨下动脉造影解剖

两侧锁骨下动脉（Subclavian Artery）的起始部位不同，右侧锁骨下动脉起始于无名动脉，左侧锁骨下动脉直接起自主动脉弓。锁骨下动脉的分支由内向外主要有椎动脉、胸廓内动脉、甲状颈干和肋颈干。

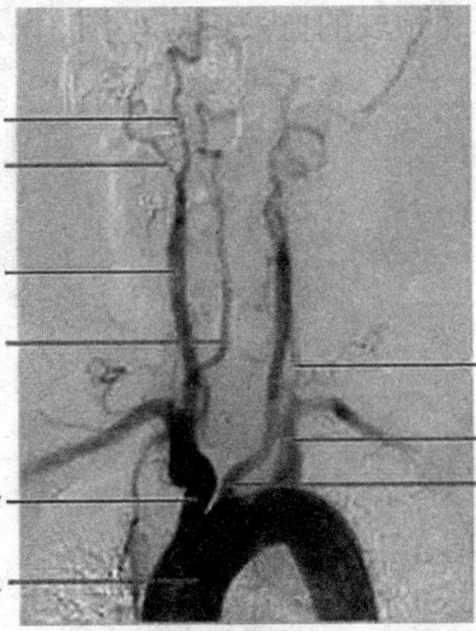

图 3－22　颈动脉造影解剖

二十二、甲状颈干

甲状颈干（Thyrocervical Trunk）在前斜角肌内附近起自锁骨下动脉，主干很短，随即分出甲状腺下动脉、颈升动脉及肩胛上动脉。选择性甲状颈干造影时，上述三个主要分支清晰可见，甲状腺下动脉向内上行走供应甲状腺下部；颈升动脉向上行走，供应颈部肌肉，更重要的是此支常参与脊髓与脊膜的血液供应；肩胛上动脉向外侧行走，主要供应冈上肌、冈下肌和肩胛骨。

二十三、肋颈干

肋颈干（Costocervical Trunk）为锁骨下动脉外侧的一个重要分支，与甲状颈干相似，肋颈干自锁骨下动脉发出后也形成一很短的主干并立即分出两个分支，即颈深动脉和第一肋间动脉。锁骨下动脉造影或选择性肋颈干造影时可见颈深动脉向上行走而第一肋间动脉向外下方行走，两血管均参与脊髓颈段的血液供应（图 3－23）。

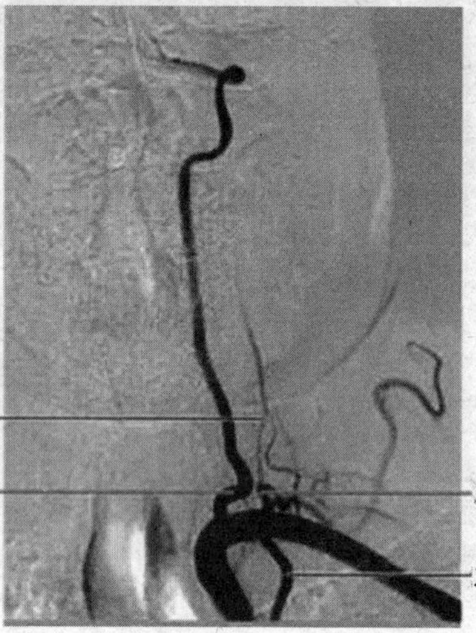

图 3－23 肋颈干

第二节 X 线、CT、MRI 怎么选择

看颈椎病变不同影像方式的特点，X 线、CT 显示骨质方面有优势，MRI 显示椎间盘、脊髓、韧带方面有优势。所以，如果在没有 MRI 或需要看骨质，或者患者有心脏支架、钢板的情况下，可以选择 CT 检查。

一、X 线片评估脊柱疾病

1 优点

（1）费用便宜，易拍摄；

（2）能对某一特殊脊柱区域或整个脊柱作出快速评估；

（3）可提供负重（站立）位片和动力位片（屈曲-伸直位和侧

弯位）；

（4）可用于确认脊柱正常骨性结构、椎体排列和结构完整性。

2 缺点

（1）鉴别有症状的脊柱病变敏感性和特异性低；

（2）不能显现神经结构和其他软组织损伤；

（3）X 线片不能诊断早期肿瘤或感染。

二、CT 评估脊柱疾病

1 优点

（1）CT 是评价骨性解剖的最佳检查；

（2）多重断层影像能提供相互垂直平面的影像。

2 缺点

（1）电离辐射；

（2）神经成分的显像差；

（3）明显的病变可能被遗漏。

三、MRI 评估脊柱疾病

1 优点

（1）提供相互垂直平面的影像；

（2）显现整个脊柱区域，避免遗漏相邻脊柱间的病变；

（3）提供包括椎间盘、硬膜囊、硬膜外间隙、神经成分、脊柱旁软组织和骨髓的影像。

2 缺点

（1）对骨性解剖的显示不如 CT；

（2）体内植入装置、幽闭恐惧症患者难以进行该项检查。

四、脊髓造影评估脊柱疾病

1 优点

（1）唯一能提供脊柱和相关神经成分动态信息的检查；

（2）可行站立负重位和屈曲–伸直位检查。

2 缺点

（1）有创检查；

（2）可能有并发症和不适（如造影剂的不良反应、脑脊液漏、脊髓性头痛）；

（3）评估椎间盘病变精确度低于 CT 和 MRI；

（4）不能检测完全梗阻平面以下的病变；

（5）无法鉴别硬膜外压迫的原因是椎间盘、骨赘、肿瘤还是感染；

（6）不能显示椎管侧方的病变；

（7）L5～S1 水平的病变可能会遗漏。

五、骨扫描评估脊柱疾病

1 优点

（1）快速筛查骨骼系统骨性异常，特别适用于肿瘤和感染；

（2）骨扫描是一种明确骨损害的相关生物学行为的有效方法，比如区分急慢性椎体骨折或急慢性椎体局部缺损；

（3）可以通过平面和断层成像（单光子发射断层扫描 SPECT）。

2 缺点

（1）敏感性高但特异性低；

（2）某些肿瘤没有明显成骨活跃的显示。

六、脊柱的 X 线片评估

1 颈椎的 X 线片上有哪些需要评估的指标？

（1）前后位：确认棘突彼此排成直线；评估相邻棘突与椎体终板间的距离；评估小关节边缘和钩突。

（2）侧位：评估椎前和咽后软组织影像；评估椎体前后缘连线、棘突-椎板结合部连线、棘突连线的排列；测量 C1 前弓后缘与齿状突前缘间的距离；评估椎间隙高度；确认可见 C1 的上缘。

（3）斜位：评估小关节的排列；评估神经孔及其骨性边界。

（4）张口位：检查齿状突与侧方组织的对称关系；评估寰枢椎关节。

2 什么时候需要拍颈椎的屈曲-后伸位片？

（1）当临床检查提示有明显损伤而静态 X 线片未见明显异常时，评估因软组织损伤而引起的潜在脊柱不稳；

（2）明确颈椎融合的效果；

（3）当患者存在 C1、C2 颈椎不稳的高度风险时（如类风湿关节炎和唐氏综合征），评估 C1、C2 关节的完整性；

（4）颈椎侧位的屈曲后伸位片仅适用于无神经损伤、合作的患者。

3 颈椎前软组织影像的距离有什么意义？

（1）颈椎前软组织影的宽度增厚提示可能由颈椎前部骨与韧带结构引起的明显软组织损伤；

（2）正常成年人的颈椎前软组织影的厚度在 C2 为 7 mm，在 C6 为 22 mm；

（3）通常，颈椎前软组织影的厚度不应超过同节段椎体矢状径的50％。

4 寰枢椎间距异常有什么意义？

（1）前方的齿状突与后方的C1椎弓之间的宽度异常提示寰枢椎半脱位和横韧带的松弛；

（2）成年人间隙不能大于3 mm，儿童间隙不能大于5 mm；

（3）引起寰枢椎半脱位的常见原因有创伤、类风湿关节炎和唐氏综合征。

5 定义C2～T1区域脊柱不稳的X线影像标准是什么？

矢状位位移超过3.5 mm或矢状位相邻椎体的角度>11°。

6 胸椎X线片需要查看哪些重要结构？

（1）前后位片：软组织影；棘突排列；椎弓根（两边对比检查）；椎体、肋骨、横突、肋横关节、椎板；

（2）侧位片：软组织影；椎体轮廓和排列；椎间隙高度；椎弓根、棘突、上下关节突、椎间孔。

7 为什么要尽可能拍摄站立位腰椎X线片？

腰椎病变（如腰椎滑脱）常常在站立位时加重，平卧位时缓解。站立位X线片能够在直立负重姿态时提供关于脊柱力线的信息。

8 胸椎X线片需要查看哪些重要结构？

（1）前后位片：腰大肌软组织影、棘突排列、椎弓根、椎体和椎间盘、小关节、骶骨、骶骨翼、骶髂关节；

（2）侧位片：椎体轮廓和排列、椎间隙高度、椎弓根、棘突、上下关节突、椎间孔、骶骨、骶骨岬部；

（3）斜位片：椎弓峡部、小关节、神经孔。

9 哪些特殊的 X 线片被用于评估脊柱畸形的活动度？

（1）仰卧前后位左、右侧屈位片；

（2）仰卧前后位牵引片；

（3）侧位过伸位片；

（4）侧位过屈位片；

（5）前后位推压位片。

10 各脊柱区域矢状位弯曲度的正常值是多少？（图 3－24）

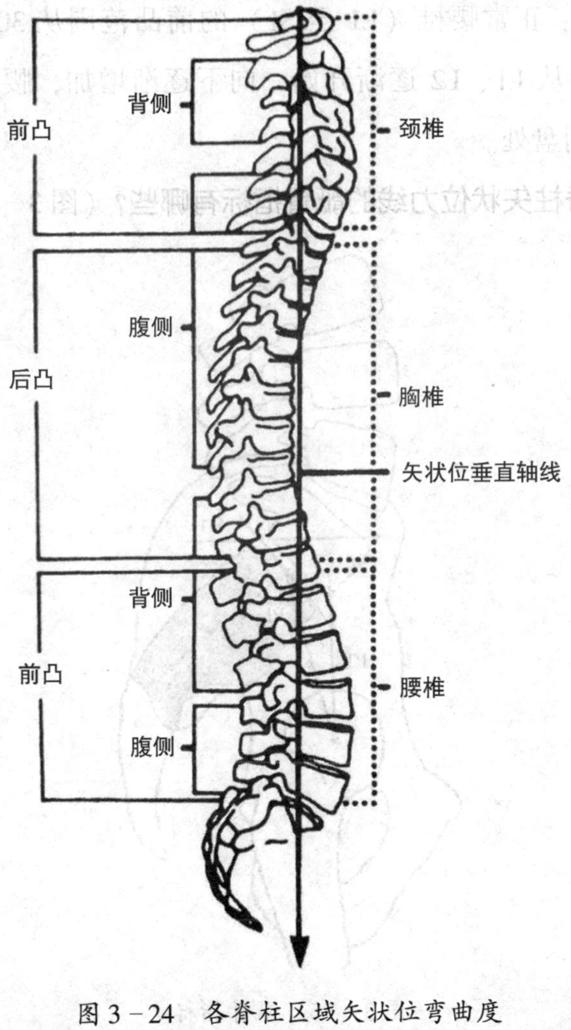

图 3－24　各脊柱区域矢状位弯曲度

（1）颈椎：颈椎前凸（枕骨至 C7）平均约 40°。颈椎前凸主要出现在 C1 和 C2 节段；

（2）胸椎：正常后凸范围为 20°～50°，通常从 T1 和 T2 开始，每一节段逐渐增加直到顶点（T6、T7 椎间盘），顶点以下每个节段的后凸程度逐渐减小直到胸腰椎连接处；

（3）胸腰段：胸腰段（T12 至 L1）在矢状位是直的。胸腰段是相对固定的后凸的胸椎和相对活动的前凸的腰椎的移行区域；

（4）腰椎：正常腰椎（L1 至 S1）的前凸范围从 30°～80°，平均 60°。腰椎前凸从 L1、L2 逐渐开始，向下逐渐增加，腰椎前凸的顶点在 L3、L4 椎间盘处。

11 影响脊柱矢状位力线的骶骨指标有哪些？（图 3－25）

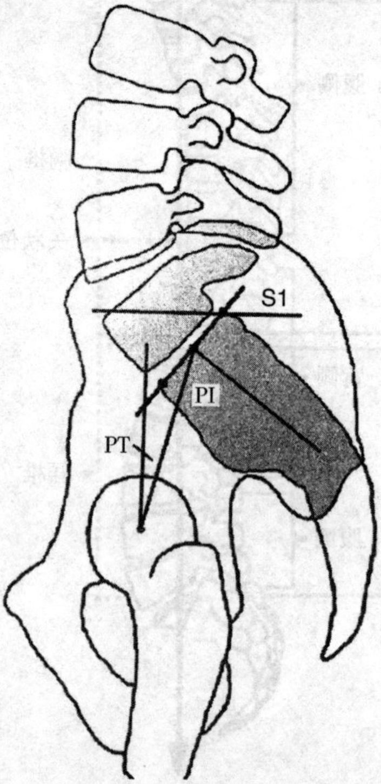

图 3－25　骶骨指标

（1）3 个骶骨指标是：骨盆投射角（P1）、骶骨斜率（SS）和骨盆倾斜度（PT）。

（2）骨盆投射角（PI）是与个体相关的固有解剖指标，骶骨斜率（SS）和骨盆倾斜度（PT）是变异指标。

（3）3 个指标通过公式 PI＝PT+SS 决定骶骨骨盆的力线。

七、脊柱的磁共振影像

1 不同组织在 T1 和 T2 相影像中的信号强度是怎么样的？（表 3－1）

表 3－1 不同组织在 T1 和 T2 相影像中的信号强度

组织	T_1 相	T_2 相
正常液体（如脑脊液）	低–中等	亮
骨皮质	低	低
肌腱/韧带	低	低
肌肉	中等	中等
脂肪	高	中等
红骨髓	中等	中等
黄骨髓	高	高
椎间盘（中央）	中等	亮
椎间盘（外周）	低	中等

2 如何知道看的是 T1 还是 T2 相？（表 3－2）

（1）可以看扫描中的 TE（回波时间）和 TR（重复时间）；

（2）也可以看影像中水的特征，如果是明亮的可能是 T2 相，如果是暗的可能是 T1 相；

（3）以上标准指的是最基本的自旋回波（SE）序列，其他序列的信号对比更复杂。

表3－2　影像类型

影像类型	TE	TR
T_1	15～30 ms	400～600 ms（<1 000）
T_2	60～120 ms	1500～3000 ms（>1 000）
质子密度加权	15～30 ms	1500～2000 ms

3 描述磁共振形态异常常见的有哪些？（图3－26）

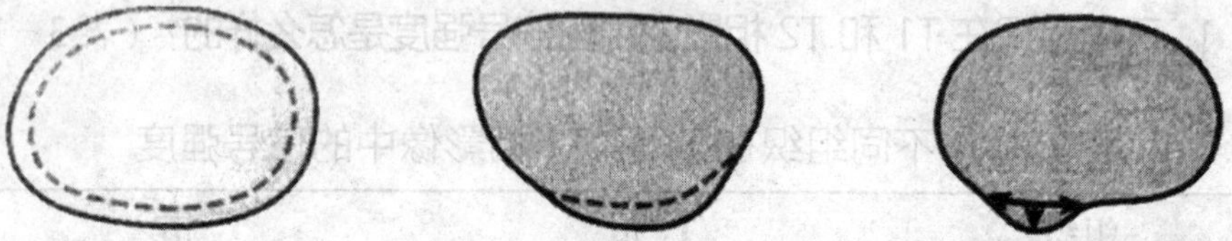

A. 弥漫性椎间盘隆起　　B. 宽基底膨出（或局部椎间盘隆起）　　C. 局部椎间盘膨出 AP（前后径）<基底径

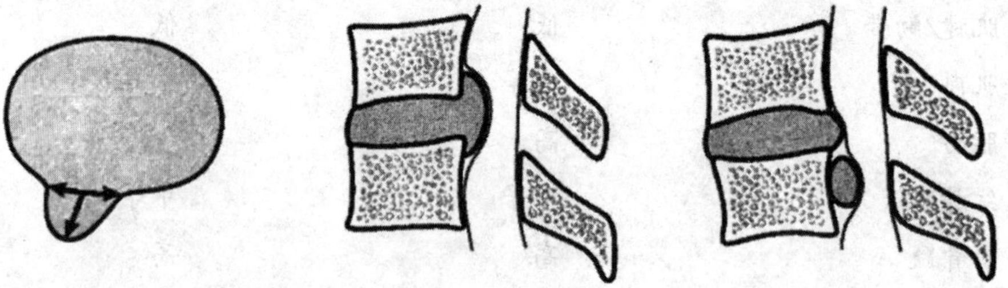

D. 椎间盘突出 AP（前后径）≥基底径　　E. 椎间盘突出 突出的椎间盘组织超出原椎间盘的范围，但仍与原椎间盘相连　　F. 游离脱垂的椎间盘与原椎间盘分离

图3－26　磁共振形态异常

（1）**纤维环破裂**：围绕椎间盘外周的韧带破裂；

（2）**隆起**：四周弥漫的而不是局部的椎间盘组织超出椎间隙；

（3）**膨出**：局部椎间盘组织不均匀的移位超出椎间隙；移位的椎间盘组织与整体相连；移位椎间盘组织的基底径（与整体相连处）大

于超出椎间隙部分的最长径；

（4）**突出**：局部椎间盘组织不均匀的移位超出椎间隙。超出椎间隙部分的最长径大于移位椎间盘组织的基底径；

（5）**游离脱垂**：椎间盘的碎片与整体不相连，另一种常用说法是游离的椎间盘碎片。

八、CT 和 CT 脊柱造影术

1 CT 在评估脊柱外伤时起到什么作用？

在许多情况下，X 线片无法显示脊柱复杂骨性解剖细节。CT 扫描被用于精确诊断和脊柱骨折分型。磁共振起到一种补充作用，用于评估韧带损伤和神经压迫症状。

2 CT 和磁共振在评估脊柱肿瘤和感染中的作用？

在 X 线片拍摄后，磁共振是初步评估脊柱肿瘤和感染的最佳检查。磁共振可以提供 CT 无法明确的信息，如脊髓、椎间盘、骨和周围软组织，而 CT 能明确感染或治疗引起的骨破坏的范围。

3 在开脊柱 CT- 脊柱造影术前需要考虑什么问题？

（1）患者诊断问题是否能通过非创伤性影像学检查解决？

（2）是否 CT 脊柱造影术所得到的信息对患者的临床治疗有重大影响？

（3）患者是否有对碘造影剂的不良反应史？（某些因素会增加碘造影剂不良反应的危险性，如肾功能不全、糖尿病肾病、明显的心肺疾病、哮喘、多发性变态反应）。

4 CT 脊柱造影术过程中可能出现哪些不良反应？

注射后患者可能出现过敏样（特异体质性）反应（荨麻疹、面部和喉部水肿、支气管痉挛、低血压）或由于造影剂作用于特定器官造成的非特异体质性反应（肾中毒、心律失常、心肌缺血、迷走神经反应）。

5 CT 和磁共振在评估颈椎神经根病中的作用？

磁共振是显示椎间盘组织和与其相邻的神经结构的最佳检查。CT 是显示骨性病变引起神经根病的最佳检查，但不能很好地显示脊髓和神经根。使用鞘内造影剂能提高 CT 显示相邻软组织的神经结构的能力，但需要进行有创操作，一般不用于常规病例。

6 CT 脊柱造影术和磁共振在评估颈椎管狭窄合并颈髓病中的作用？

磁共振能多平面地显示整个颈椎，当磁共振检查有禁忌或骨性病变侵犯脊髓时，可进行 CT 脊柱造影术。当遇到复杂的颈椎管狭窄问题时，CT 脊柱造影术能起重要作用，特别是患者有后纵韧带骨化时，不断钙化的韧带使颈椎管进行性狭窄。

7 CT 和磁共振在评估腰椎间盘病变中的作用？

CT 和磁共振检查都能明确椎间盘形态的异常（隆起、膨出、突出、游离脱垂）和指导治疗。两者最显著的区别是磁共振能在椎间盘形态改变前描述其病理变化（如椎间盘脱水、纤维环破裂）。

第三节 颈椎的 CT 评估

一、颈椎 CT 可见哪些骨质结构？

包括：椎体、椎弓根、椎板、横突、棘突、关节突（图 3－27、图 3－28）。

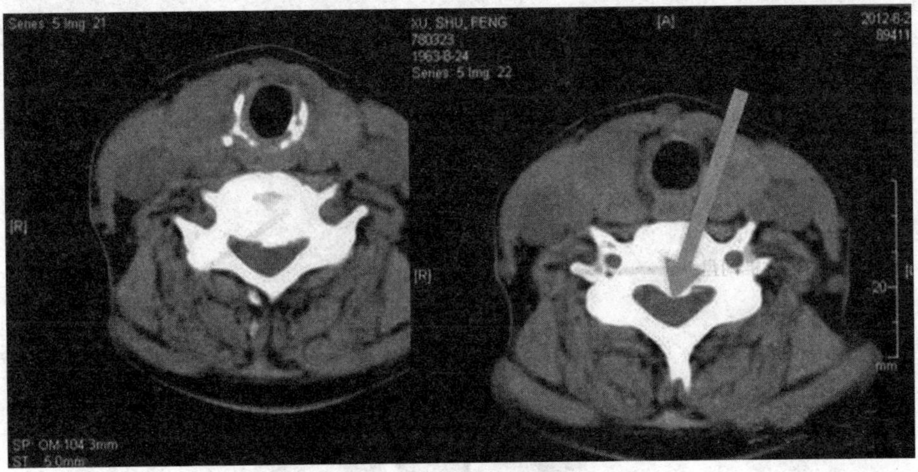

图 3－27　颈椎 CT 水平面图

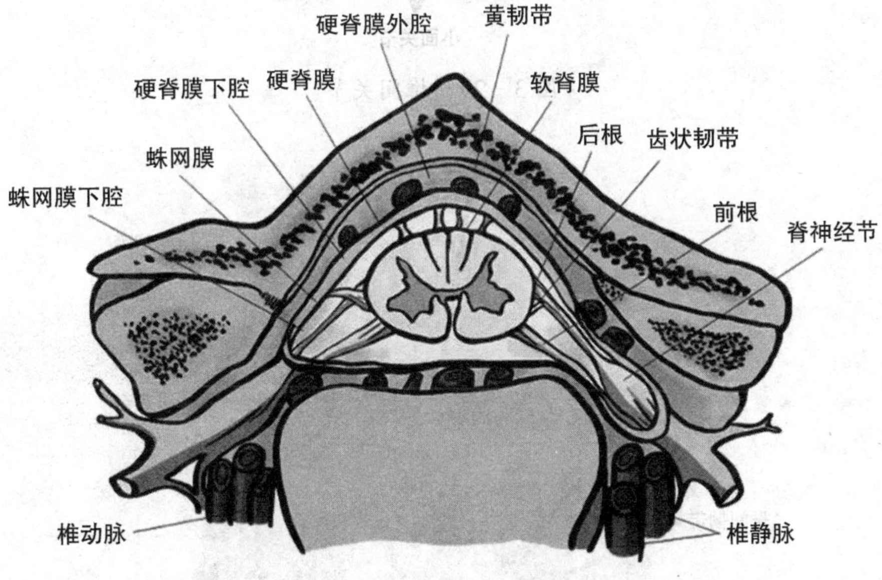

图 3－28　颈椎水平面图

① **椎间关节**　相邻上下关节突构成的下关节突在下一脊柱的上关节突的后方，以保持脊柱的稳定，不向前滑（图 3－29、图 3－30）。

② **椎弓峡部**　同一脊柱的上下关节突之间，椎弓板由椎弓根向后内方延续，并与中线联合成棘突。

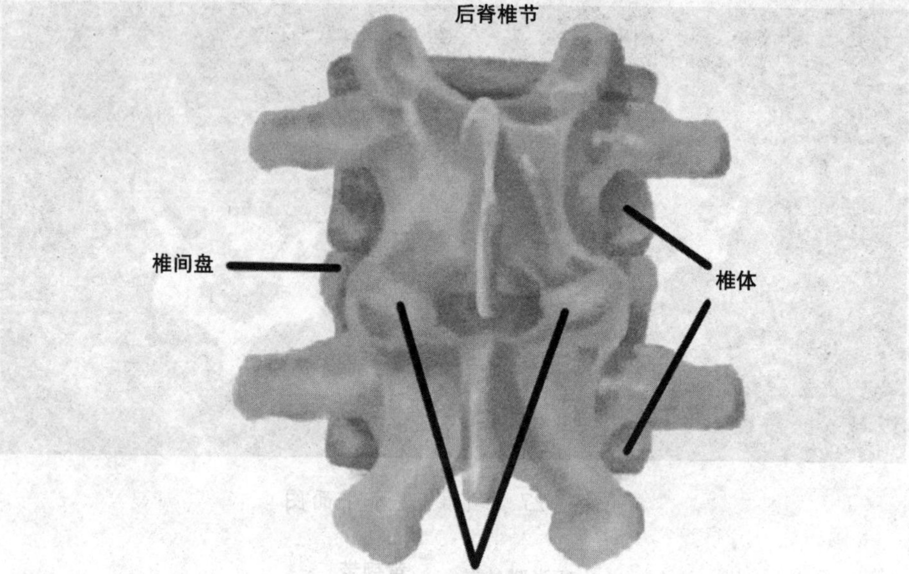

图 3－29　椎间关节

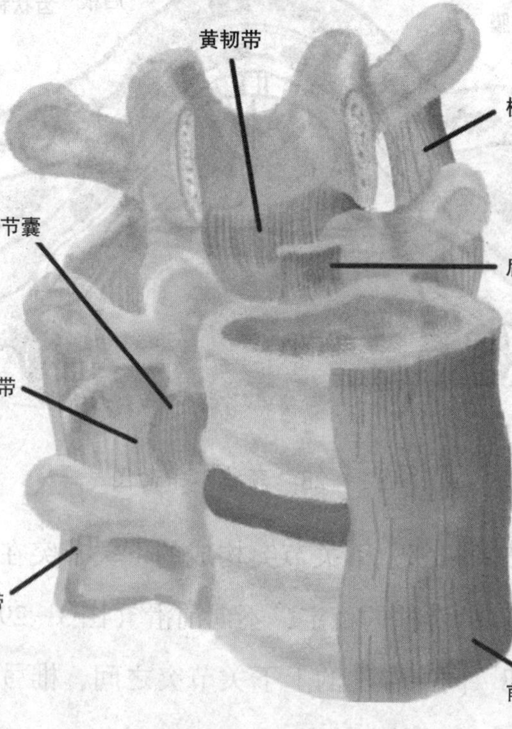

图 3－30　椎间韧带

3 颈椎钩突　第3～7颈椎体上缘两侧斜向外上方的致密小突起，与上位椎体后外下缘构成钩椎关节。

钩椎关节和相邻的椎体部分构成椎间孔的前壁，而其侧方与动脉毗邻，发生骨刺时，向后方能挤压椎间孔内的组织结构，向侧方能影响椎动脉和其周围的交感神经。

4 终板　椎体上下缘致密线状影，其间的透亮间隙为椎间隙，是椎间盘的投影。

5 椎管　椎体后方，纵行半透明区。

6 椎间孔　相邻椎弓根、椎体、关节突和椎间盘之间，颈椎在斜位清楚，胸腰椎在侧位清楚。

二、CT上的正常结构及表现

1 脊柱及其附件骨（图3－31）

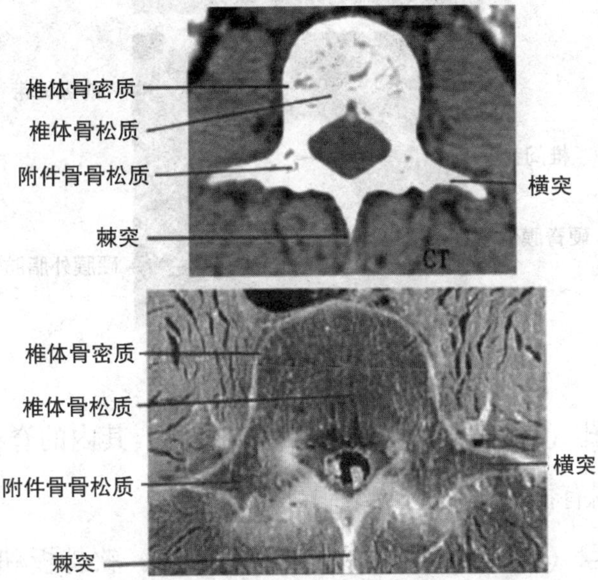

图3－31　脊柱及其附件骨

（1）**骨密质**：位于椎体及附件的边缘部，CT 表现为致密、连续的线状或带状影。

（2）**骨松质**：位于骨结构的中央部，CT 表现为细密的网状格状影，边缘清楚。

② **椎管及内容物**（图 3－32）：硬膜外脂肪呈低密度影；硬脊膜囊呈圆形或椭圆形软组织密度影，CT 平扫不能区别硬脊膜囊、脑脊液和脊髓。椎内静脉丛位于硬膜外间隙内，在 CT 平扫上不能单独显示，增强扫描呈点状高密度影。

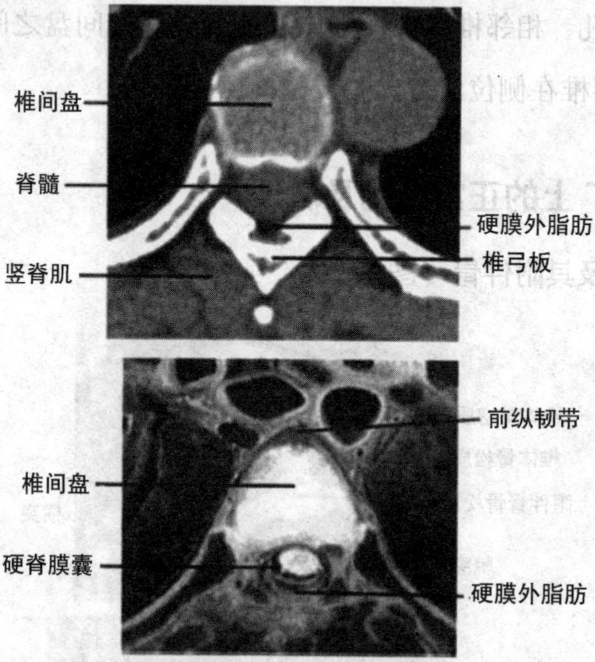

图 3－32　椎管及内容物

③ **椎间孔**（图 3－33）：位于椎管前外侧，其内的脊神经根呈软组织密度，周围有低密度的脂肪组织环绕。

④ **椎间盘**（图 3－34）：由髓核、纤维环、软骨板和 Sharpey 纤维环构成，呈软组织密度影，CT 值为 70±5 HU，不能区分髓核和纤维环。

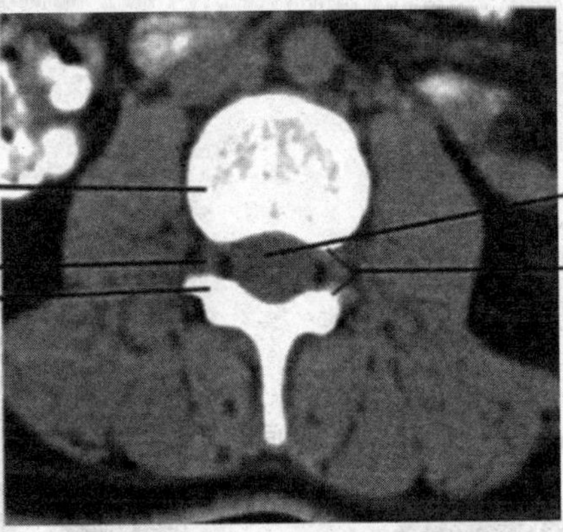

图 3－33　椎间孔

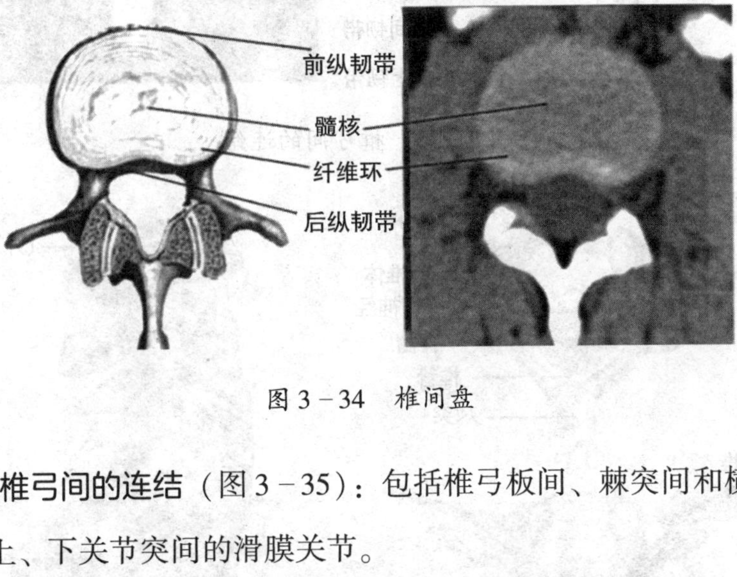

图 3－34　椎间盘

5 椎弓间的连结（图 3－35）：包括椎弓板间、棘突间和横突间的韧带及上、下关节突间的滑膜关节。

6 横突孔　颈椎的横突部有横突孔，其中有颈动脉、静脉和交感神经通过。椎动脉为两侧锁骨下动脉的分支，一般由颈 6 横突孔进入，在寰枕关节入颅腔，在颅内合成椎基底动脉至小脑及内耳。椎骨活动时，横突孔壁能使其内部的组织机构受到牵拉或挤压，特别是椎间不稳定时，更易影响椎动脉与其周围的交感神经。

7 颈脊神经根　前根和后根：在椎管内的排列是前根在前，后根在后；在椎间孔中部却呈上下排列，后根在上方，前根在下方（图3-36）。

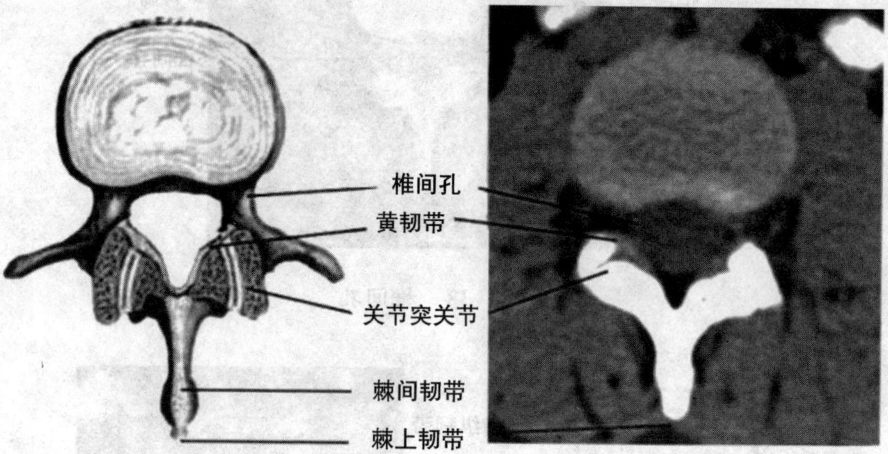

图3-35　椎弓间的连结

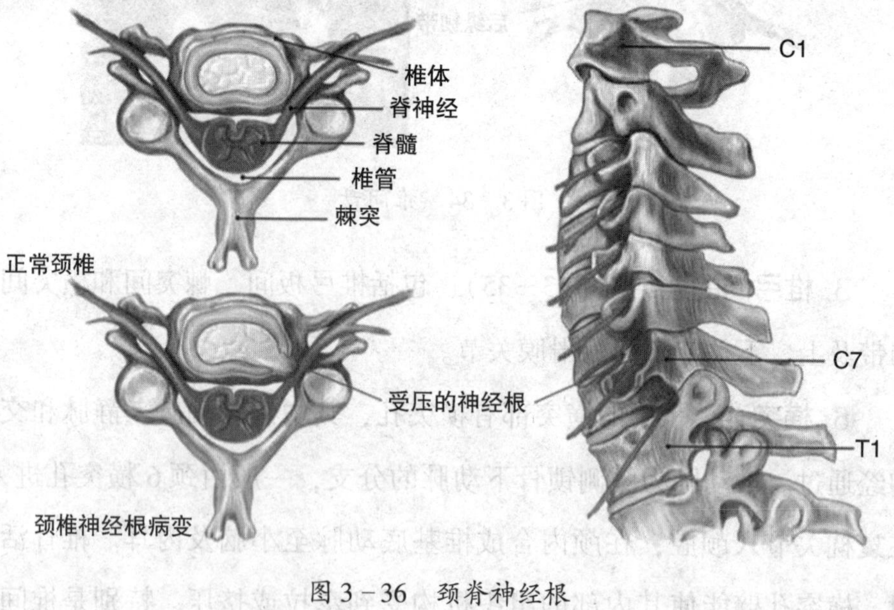

图3-36　颈脊神经根

钩椎关节变性有骨刺时，对神经根的压迫可因部位不同而症状不同。骨刺靠近椎管时压迫前根，或出现弛缓性麻痹而无感觉障碍的神经压迫症状。

在椎间孔中部时则压迫后根，前根可不受累，只有感觉障碍而无运动障碍。

三、各关节和 CT 横断面（图 3 - 37 至图 3 - 40）

1 颈椎骨质增生（图 3 - 41、图 3 - 42）：骨质增生症多发生于中年以上，一般认为由于中年以后体质虚弱及退行性变；长期站立或行走及长时间地持于某种姿势，由于肌肉的牵拉或撕脱、出血，血肿机化，形成刺状或唇样的骨质增生。骨刺是软组织机械性的刺激和外伤

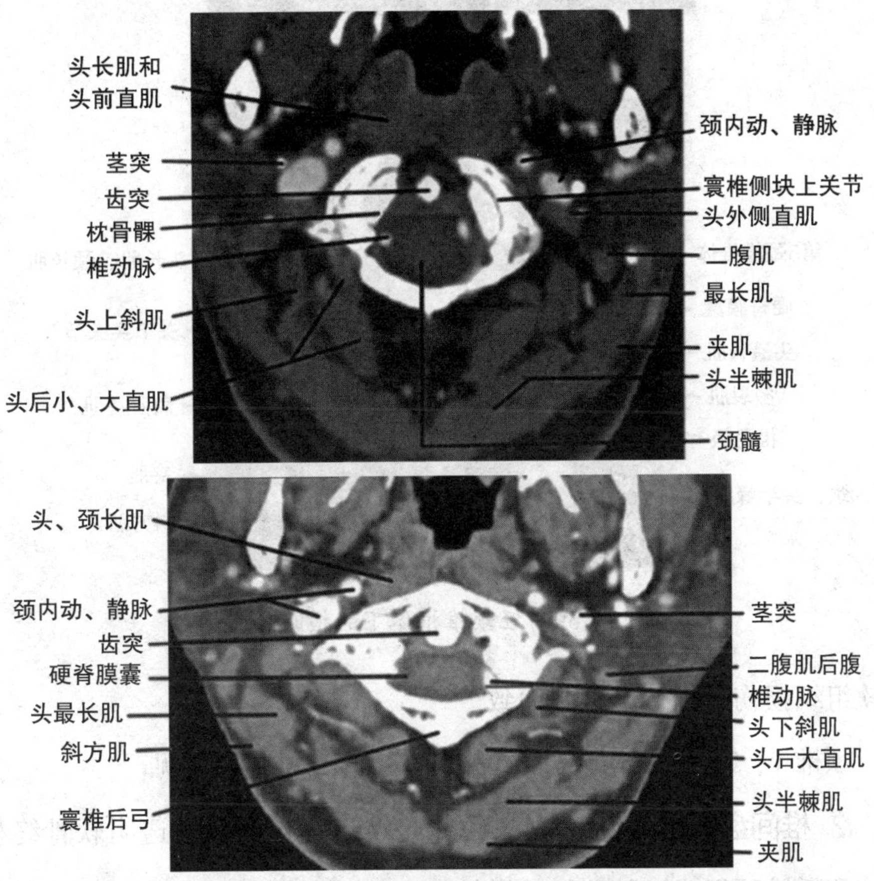

图 3 - 37　经寰枕关节的横断层面

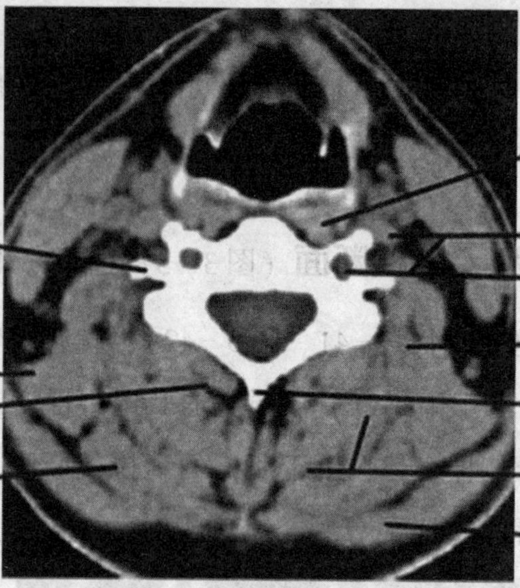

图 3－38　经颈椎椎弓根的横断层面

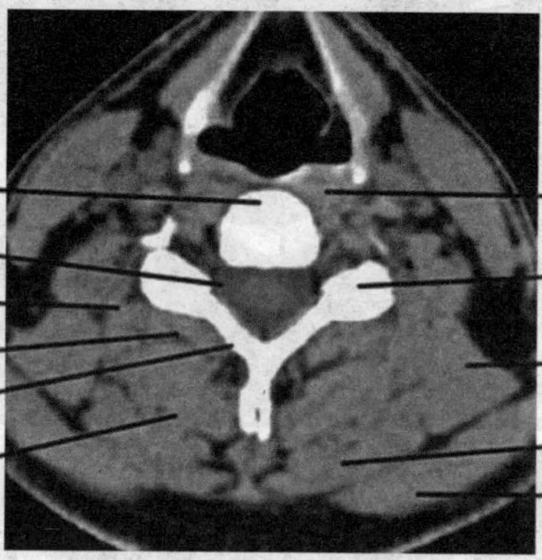

图 3－39　经颈椎椎体下的横断层面

后软组织损伤、出血、肿胀而致。

颈椎 4、5、6 椎体最常见，腰椎 3、4、5 椎体最常见。

②**椎间盘突出**（图 3－43 至图 3－45）：椎间盘由透明软骨终板、髓核和纤维环组成。随着年龄增长，出现髓核脱水、变性、弹性减低，

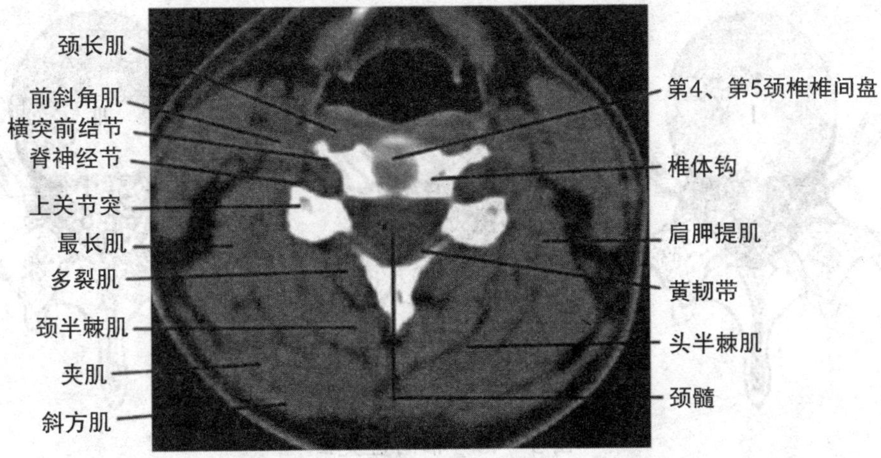

图 3－40　经颈椎椎间盘的横断层面

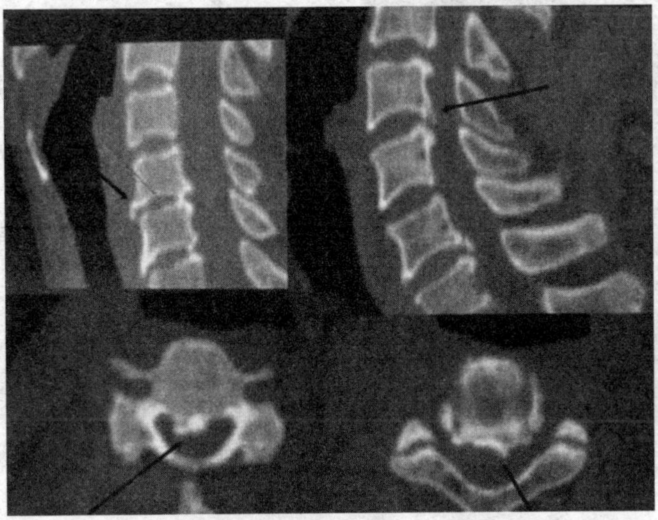

图 3－41　颈椎骨质增生

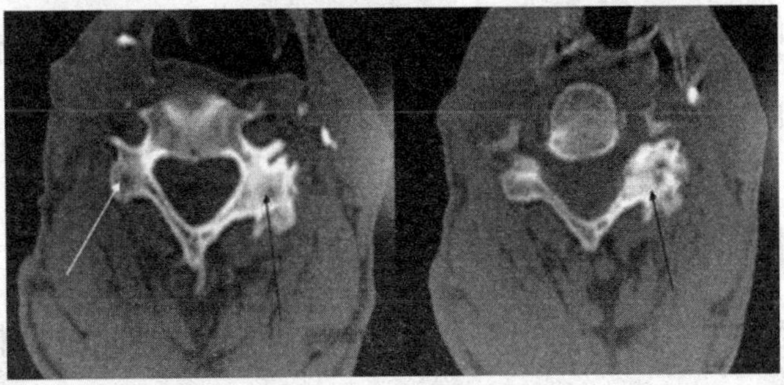

图 3－42　颈椎骨质增生

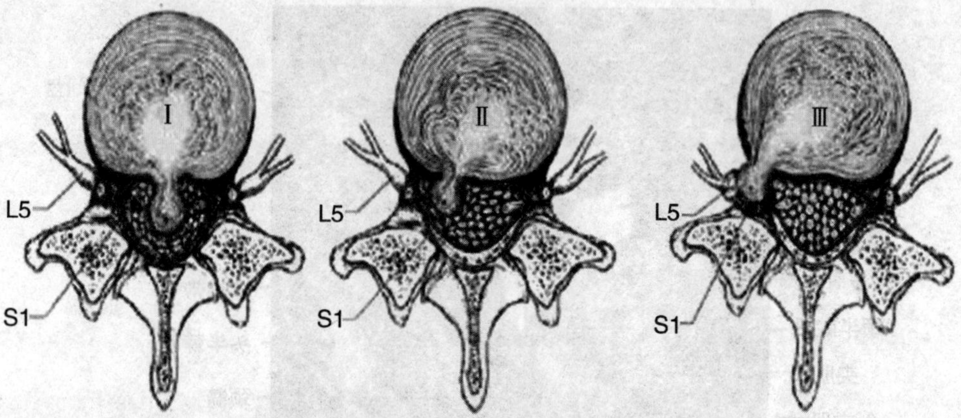

图 3－43　椎间盘突出

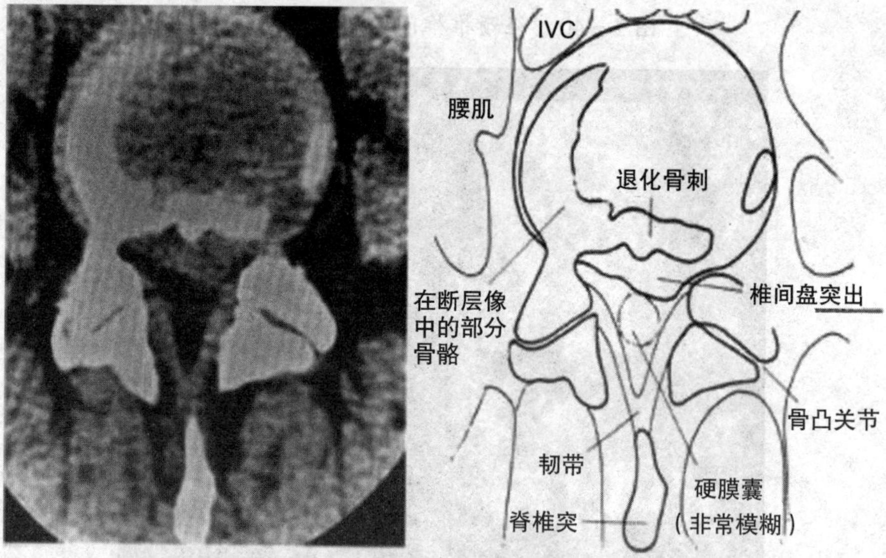

图 3－44　椎间盘突出

纤维环出现裂隙，周围韧带松弛，为内因。急性或慢性损伤造成椎间盘内压增加，为外因。

四、椎间盘突出的临床分型及病理

① **膨隆型**　纤维环部分破裂，而表层尚完整，此时髓核因压力而向椎管内局限性隆起，但表面光滑。这一类型经保守治疗大多可缓解

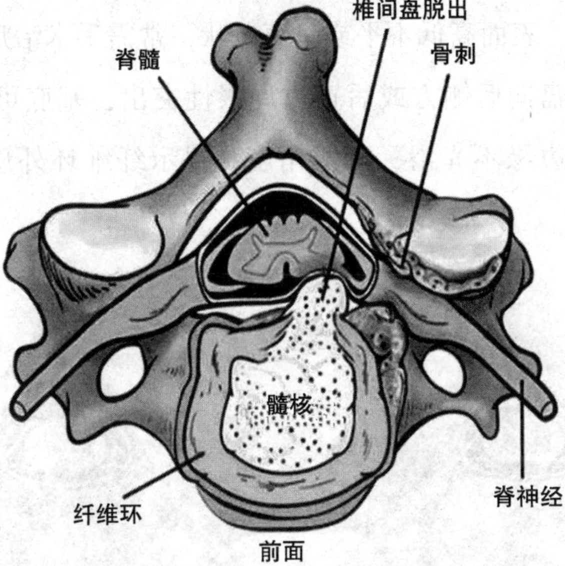

图 3-45　椎间盘突出

或治愈。

CT：椎间盘向四周均匀性膨大，明显超出椎体外缘，椎间盘后纵韧带处内凹消失并向外凸，侧隐窝狭窄（图 3-46）。

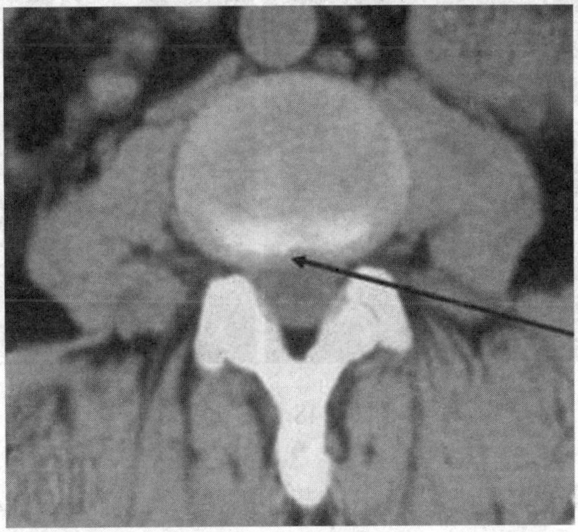

图 3-46　膨隆型

2 突出型 纤维环完全破裂，髓核突向椎管，仅有后纵韧带或一层纤维膜覆盖，表面高低不平或呈菜花状，常需手术治疗。

CT：椎间盘向后侧方或后正方局限性突出，基底可宽可窄，边缘模糊，脱出物边缘不光滑，可成角度，提示纤维环外层破裂（图3-47、图3-48）。

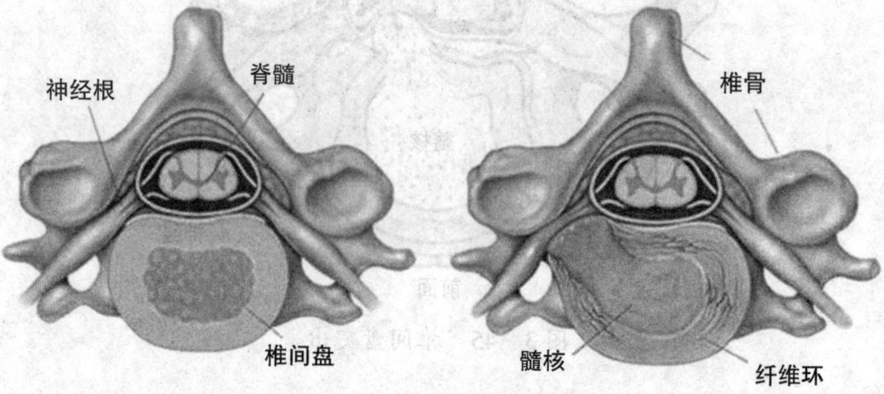

图3-47 突出型

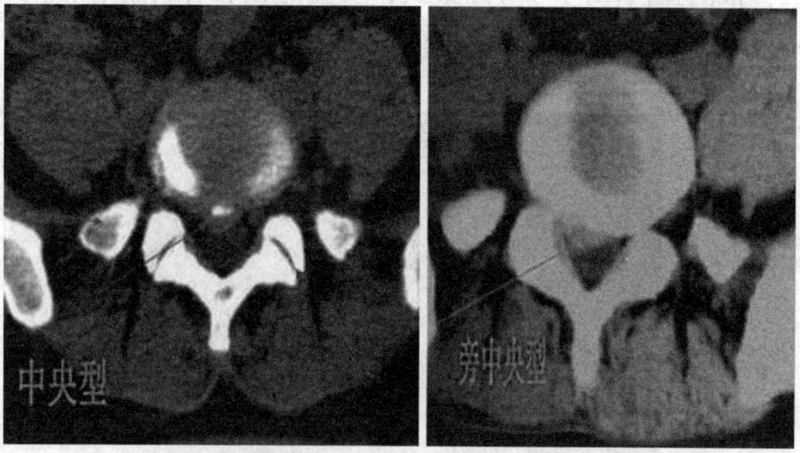

图3-48 突出型

3 脱垂游离型 破裂突出的椎间盘组织或碎块脱入椎管内或完全游离。此型不单可引起神经根症状，还容易导致马尾神经症状，非手术治疗往往无效（图 3－49）。

④ Schmorl 结节 髓核经上下终板软骨的裂隙进入椎体松质骨内，一般仅有腰痛，无神经根症状，多不需要手术治疗。

结节（又称许莫氏结节），指的是椎体的软骨板破裂，髓核可经裂隙突入椎体内，造成椎体内出现半圆形缺损阴影（图 3－50）。

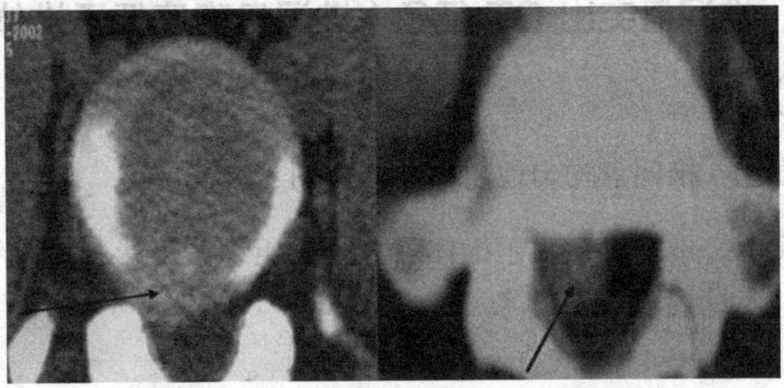

图 3－49 脱垂游离型

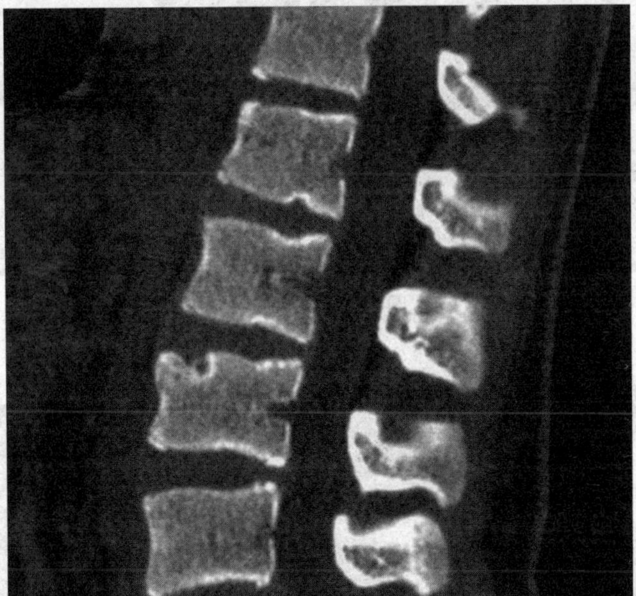

图 3－50 Schmorl 结节

5 腰椎间盘真空征 当腰椎间盘发生退变后，空气从血液内进入了椎间盘，从而椎间盘内含有气体，在 CT 检查的时候可以看到腰椎间盘内密度降低，甚至可以看到有低密度的含气影像。这就是腰椎间盘内的真空征。这个真空征是腰椎间盘退化的一种表现。

五、椎间盘突出 CT 征象（椎间盘密度低于椎体、高于脊膜囊）

1 膨出 椎间盘均匀地超出椎体（图 3－51）。

2 突出 椎间盘突出于椎体后缘呈软组织密度影，可见钙化，硬膜囊及其外的脂肪受压、变形（图 3－52）。

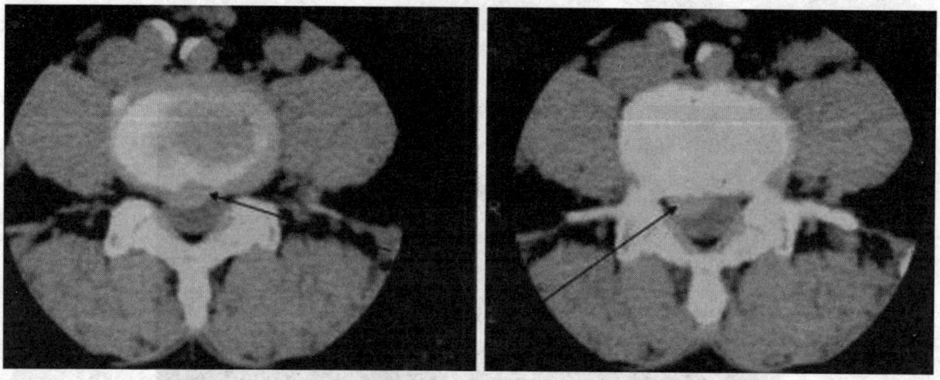

图 3－51 膨出

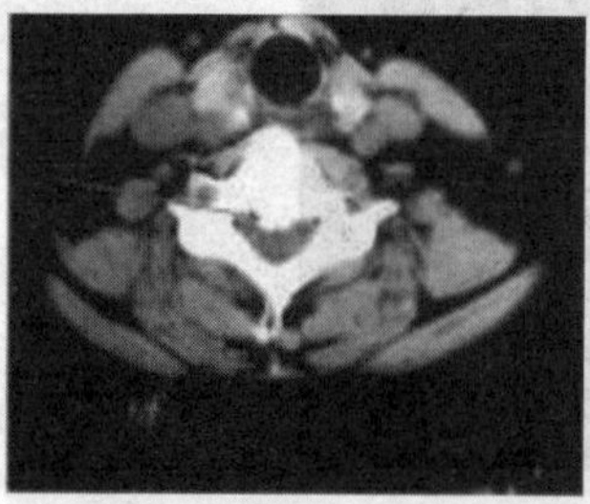

颈椎间盘突出（中央型）

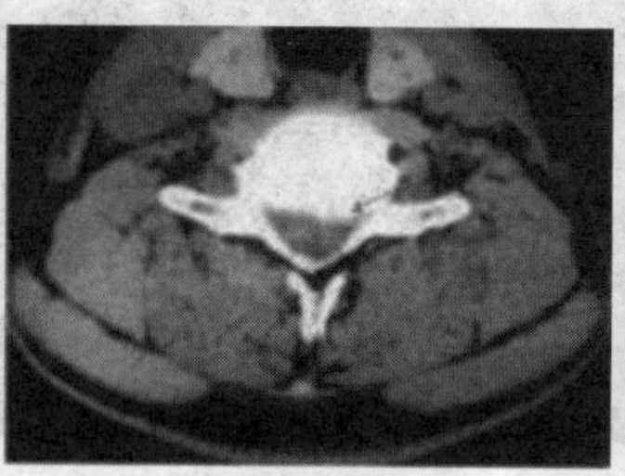

颈椎间盘突出伴钙化

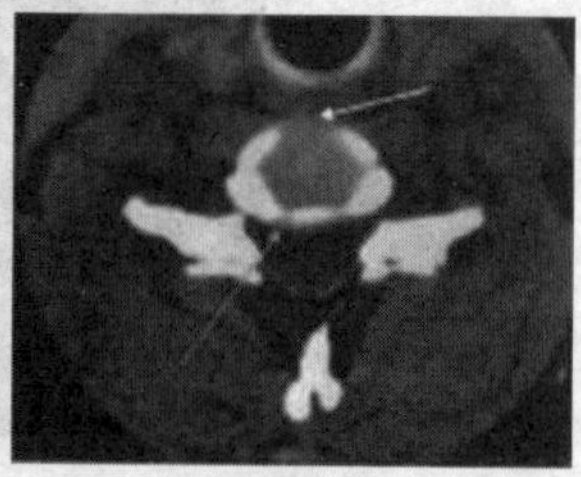

椎间盘膨出

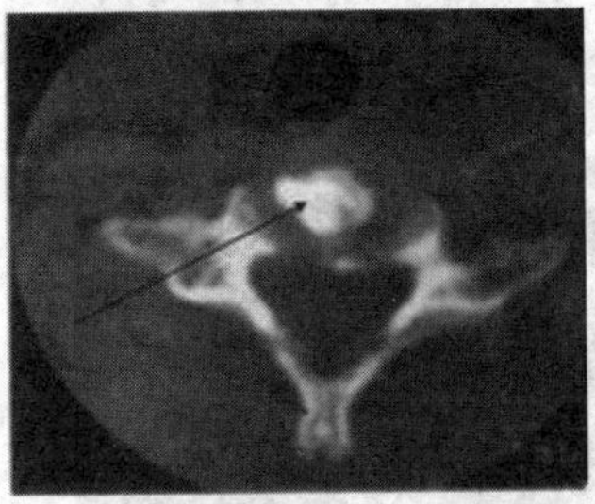

椎间盘钙化

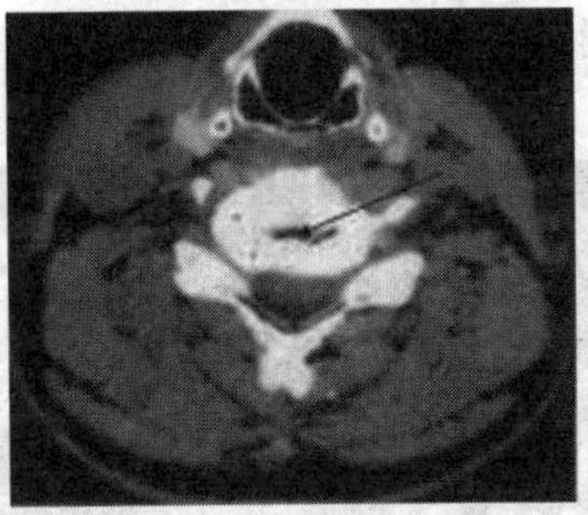

A

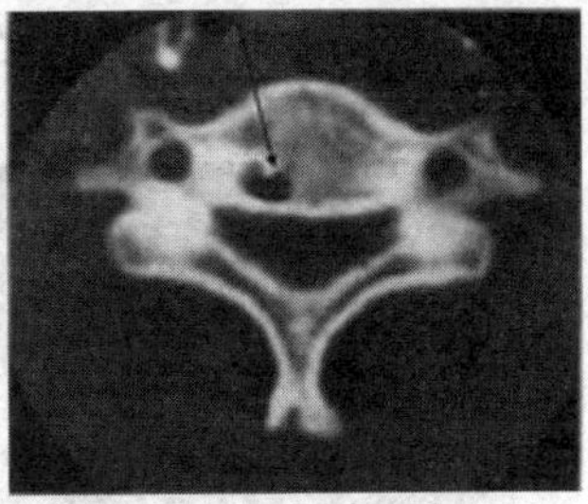

B

椎间盘退变“真空现象”

A. 颈椎间盘“真空现象”　B. 椎体内“真空现象”

图 3－52　突出

六、常见病症的 CT 表现——退行性变

1 椎间盘退行性变　①纤维环退变。多发生于 20 岁以后，出现网状、玻璃样变及裂隙样改变，并向周围膨出，退变处可有钙盐沉着；②软骨终板退行性变。表现为软骨细胞坏死、囊变、钙化和裂隙；③髓核退变。晚于纤维环退变，主要表现为脱水、碎裂，有时出现气体和钙化。

2 椎间关节退行性变　关节间隙变窄，软骨下骨质增生、硬化，边缘骨赘形成，关节囊松弛，关节脱位。

3 韧带退行性变　纤维增生、硬化、钙化或骨化。

4 脊椎骨骼改变　骨髓水肿、脂肪沉积和骨质增生。

5 继发性改变　椎管、椎间孔剂侧隐窝的继发性狭窄。

重点：CT 表现

1 椎间盘向四周均匀膨出于椎体边缘，其后缘正中仍保持前凹的形态，硬膜囊前缘及椎间孔可受压（图 3－53）。

2 膨出的椎间盘外周可有弧形钙化，有时可显示椎间盘“真空”

征和髓核钙化（图 3 – 54）。

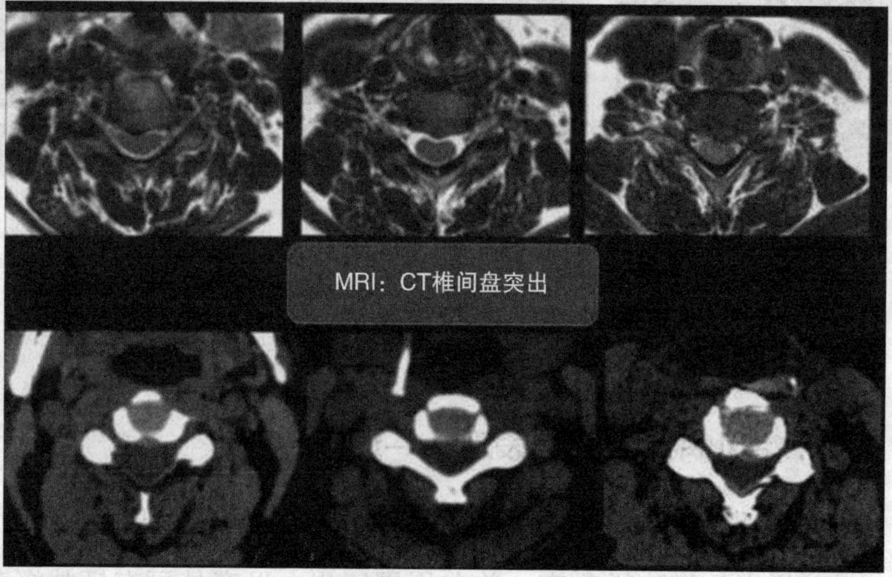

图 3 – 53　椎间盘突出

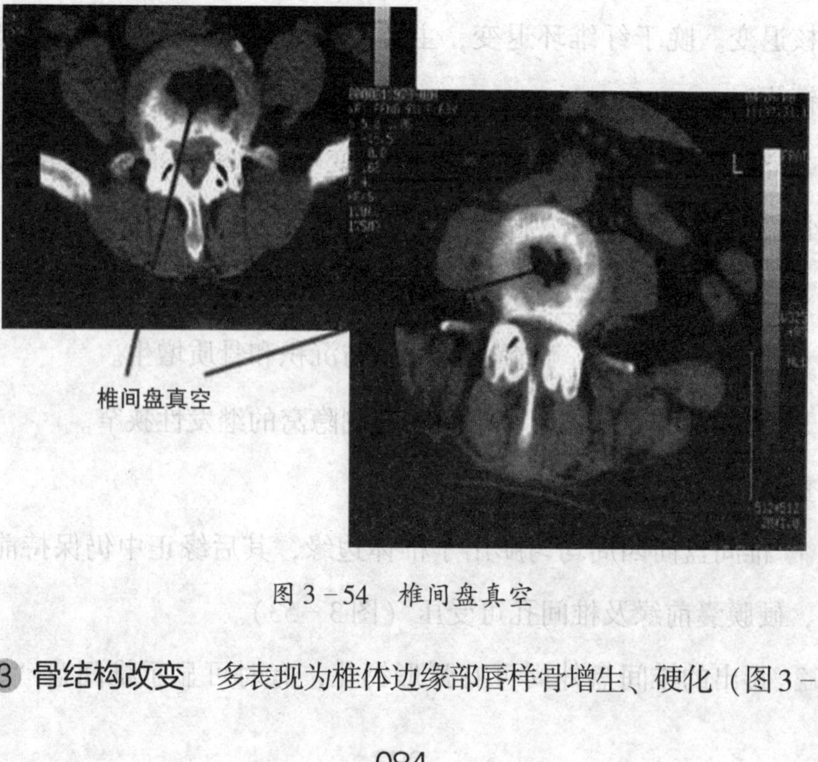

图 3 – 54　椎间盘真空

③ **骨结构改变**　多表现为椎体边缘部唇样骨增生、硬化（图 3 – 55）。

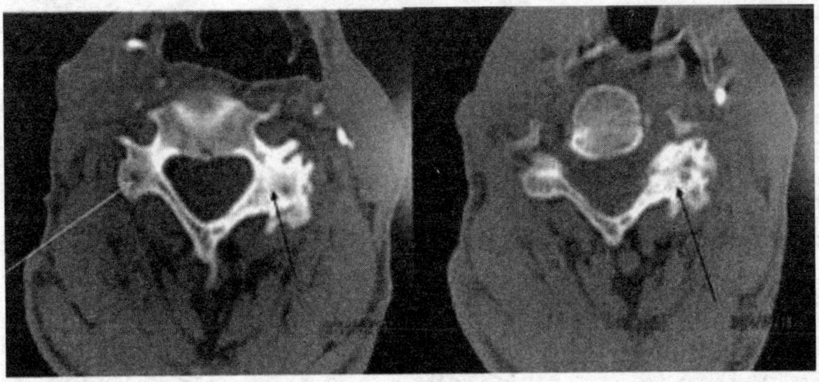

图 3－55　骨结构变化

4 黄韧带肥厚、钙化　表现为椎板内侧高密度影，硬膜囊侧后缘受压、移位（图 3－56、图 5－57）。

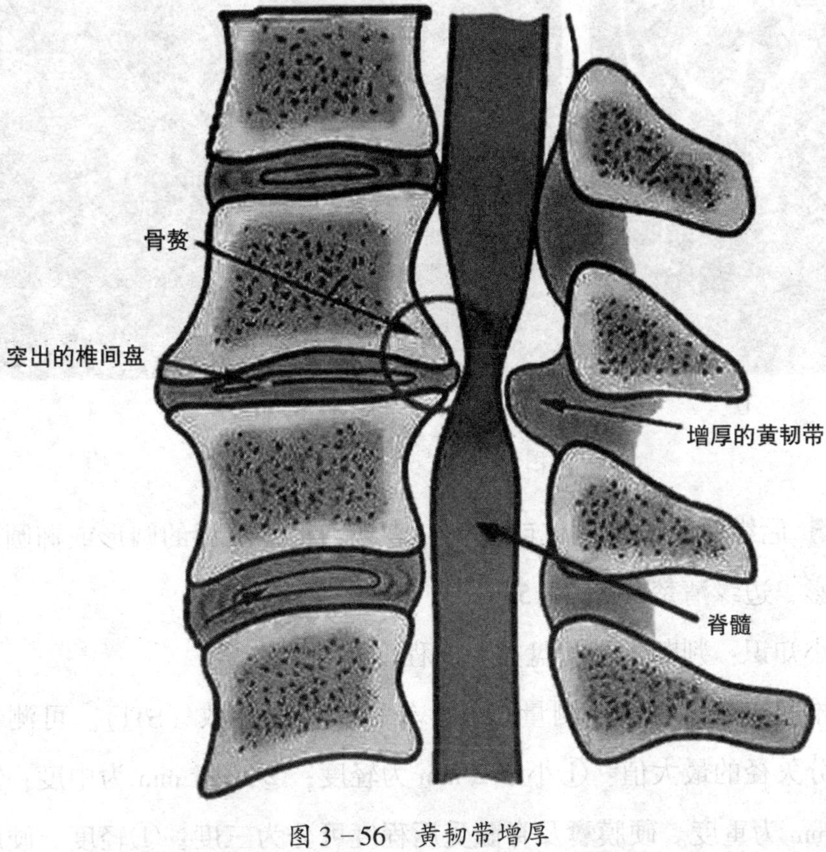

图 3－56　黄韧带增厚

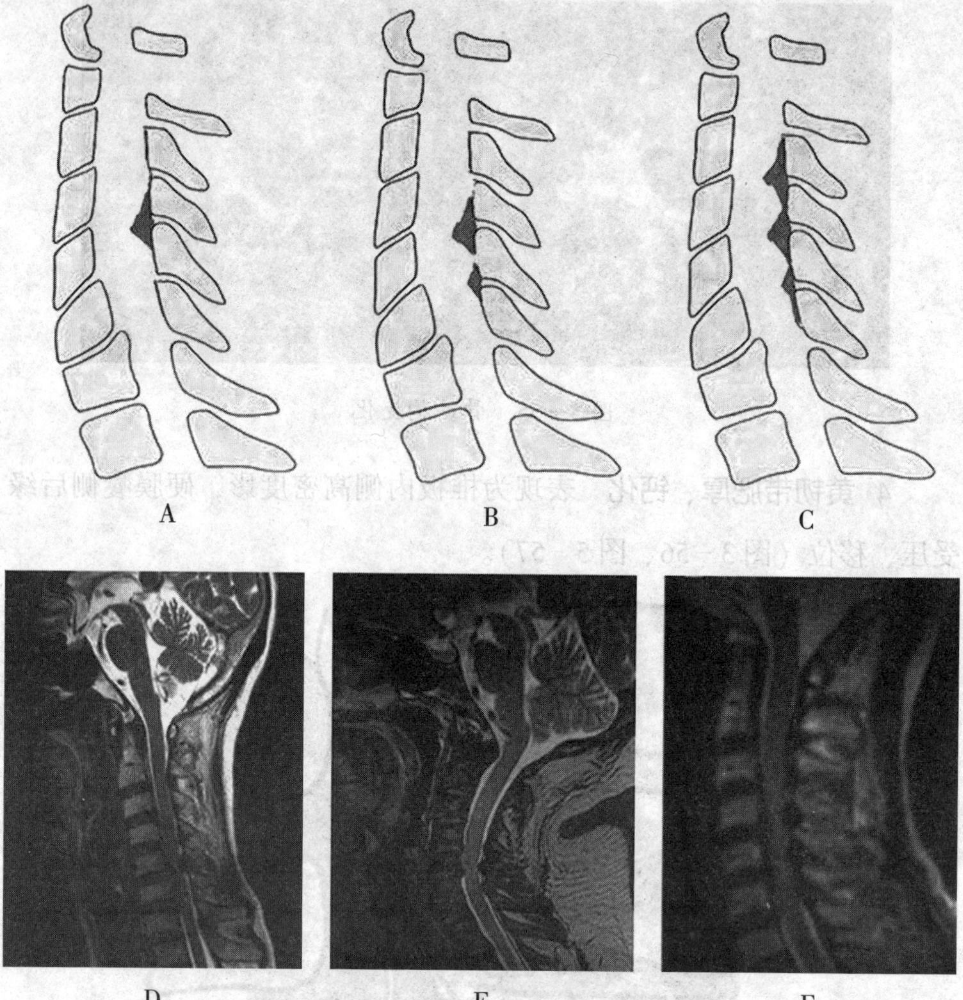

图 3－57 黄韧带钙化

5 后纵韧带肥厚钙化或骨化 表现为椎体后缘的圆形或椭圆形高密度影，边缘清楚（图 3－58）。

小知识：判断颈椎间盘突出的程度

椎间盘突出有 2 个测量指数：矢径和横径指数（STI）。可测量突出部分矢径的最大值：①小于 2 mm 为轻度；②2～5 mm 为中度；③大于 5 mm 为重度。硬膜囊及脊髓受压程度可分为三度：①轻度。硬膜囊受压变形但未达到脊髓；②中度。硬膜囊受压变形已达脊髓；③重度。脊髓受压变形（图 3－59）。

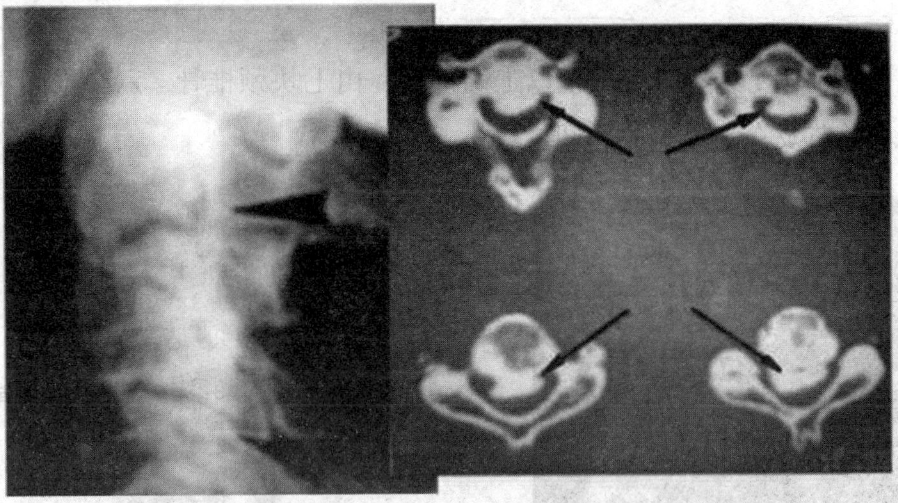

图 3－58　后纵韧带肥厚钙化

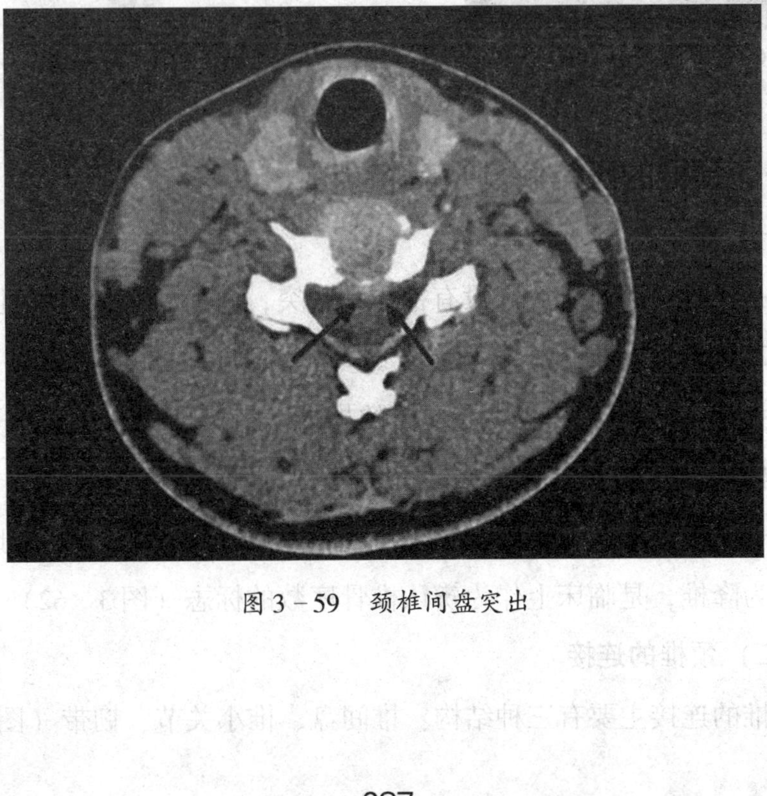

图 3－59　颈椎间盘突出

第四节 颈椎的 MRI 评估

颈椎位于头以下、胸椎以上的部位，由七块颈椎骨、六个椎间盘、椎小关节及脊髓等组成（图 3－60、图 3－61）。

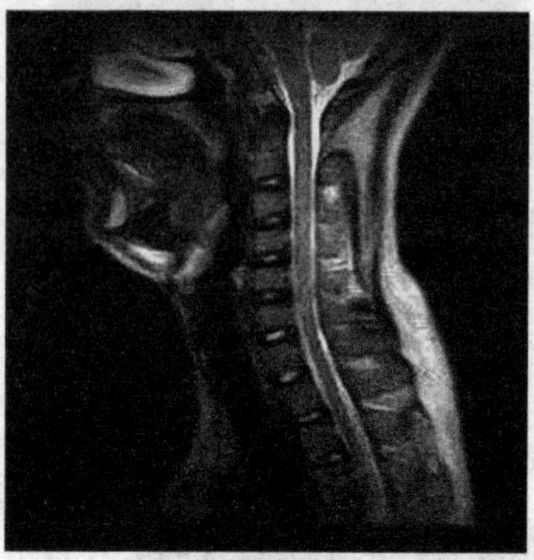

图 3－60 正常颈椎 MRI 表现

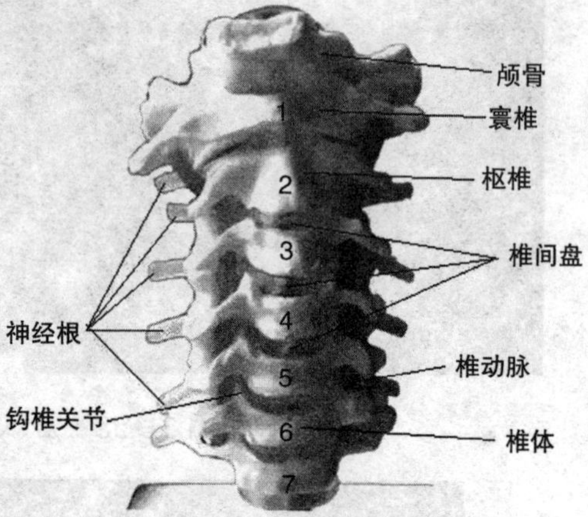

图 3－61 颈椎骨

一、颈椎的正常解剖及其特点

（一）椎体

第一颈椎又叫寰椎，它没有椎体和棘突，由前后弓和侧块组成。

第二颈椎又叫枢椎。它和一般的颈椎相似，但椎体上方有齿状的隆突称为齿突，此齿突可视为寰椎的椎体。齿突前面有一关节面与寰椎前弓构成寰齿关节。第二颈椎棘突最大。

第七颈椎由于其棘突很长，末端不分叉而呈结节状，隆突于皮下，而被称为隆椎，是临床上作为辨认椎骨序数的标志（图 3－62）。

（二）颈椎的连接

颈椎的连接主要有三种结构：椎间盘、椎小关节、韧带（图 3－63

至图 3－65）。

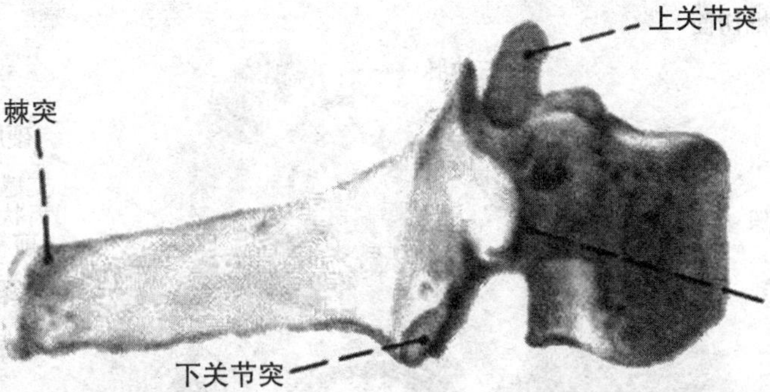

图 3－62　隆椎（右侧面观）

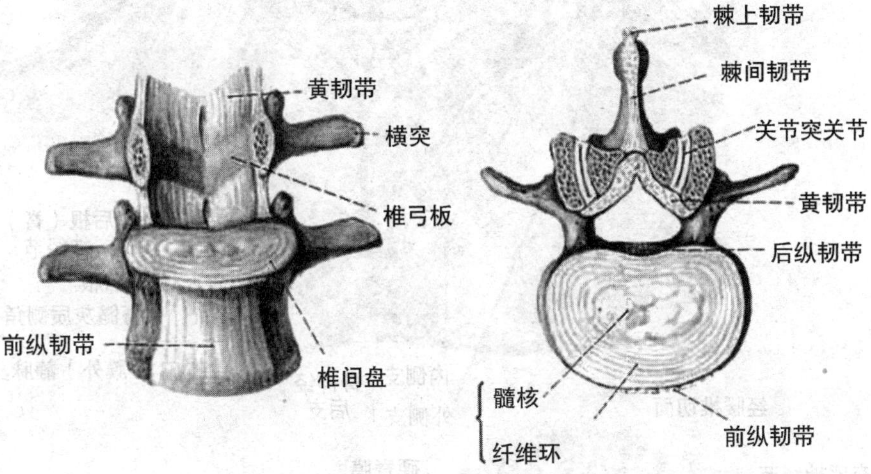

图 3－63　椎体结构图

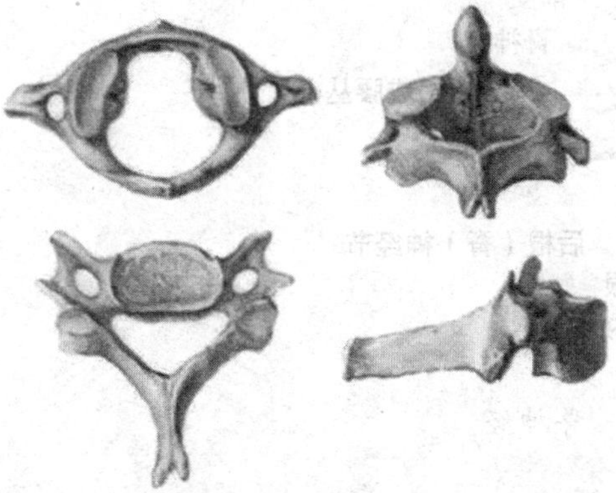

图 3－64　椎体结构图

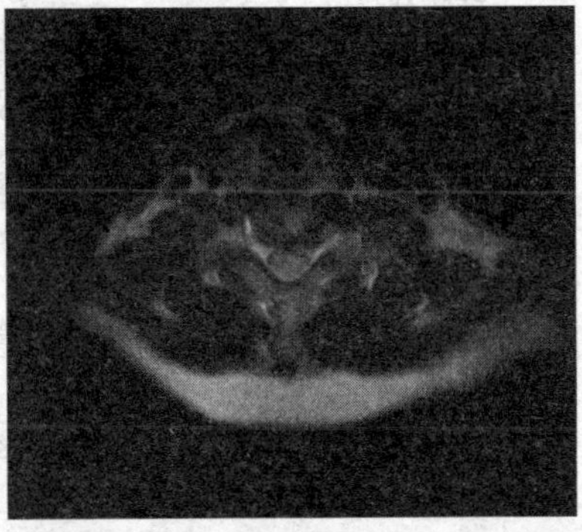

图 3－65　颈椎的 MRI 水平面图

（三）脊神经（图3－66）

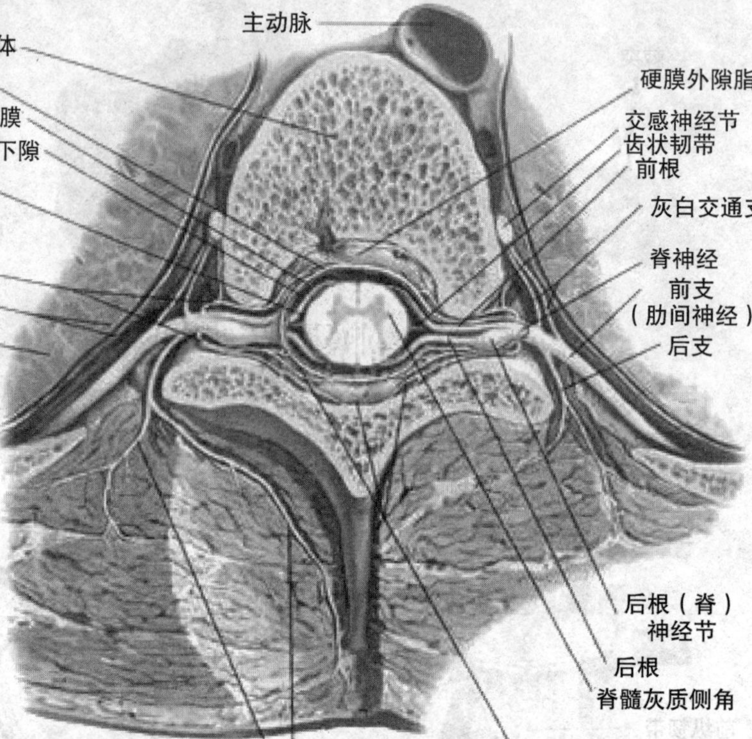

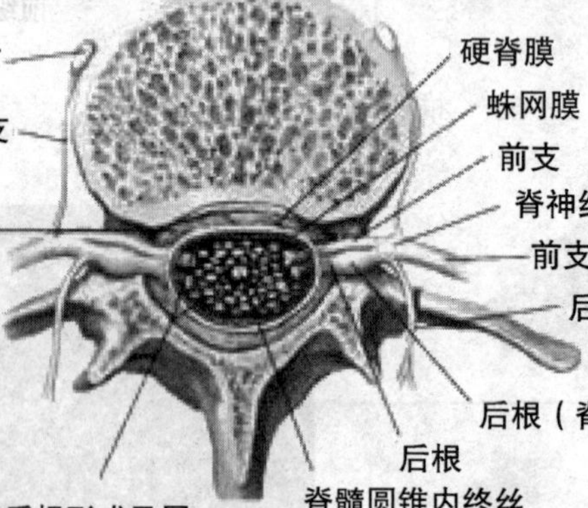

图3－66　脊神经

二、颈椎 MRI 的常见信号

(一) 矢状面的主要信号（图 3－67）

椎体：T1WI 及 T2WI 为等信号。

椎间盘：T2WI 高信号，T1WI 低信号。

脊髓：T2WI 等信号，T1WI 低信号。

蛛网膜下隙：T2WI 高信号，T1WI 低信号。

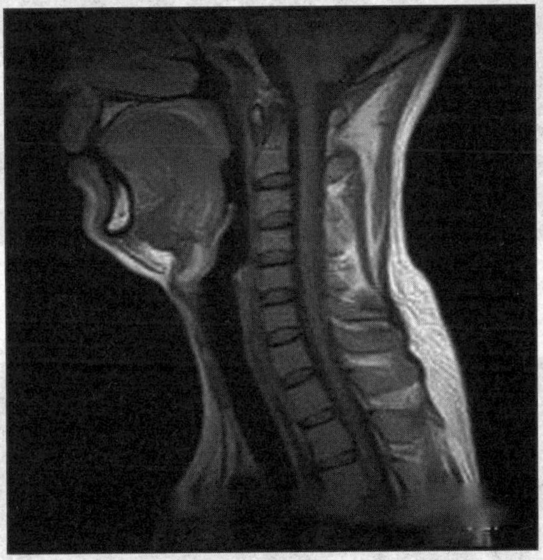

图 3－67　颈椎矢状面图

(二) 轴位 T2WI 信号

1 前纵韧带；30 椎体；7 椎间盘；29 椎动脉；13 硬膜囊；21 脊髓；12 黄韧带；33 椎弓；9 关节突关节。（图 3－68 至图 3－76）

三、颈椎诊断的常见数值

(一) 颈椎的正常生理屈度测量

沿齿状突后上缘开始向下，连每一椎体后缘成一弧线，再由齿状突

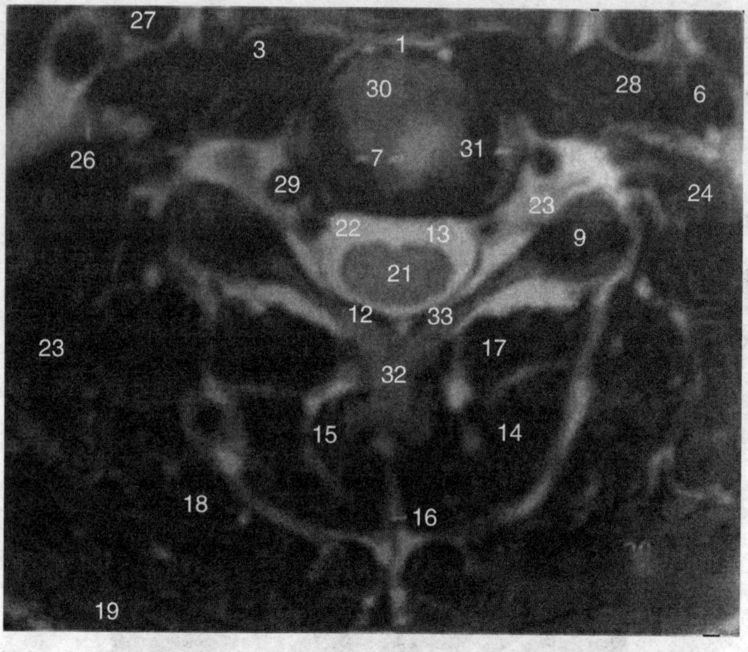

图 3-68　颈椎水平面图

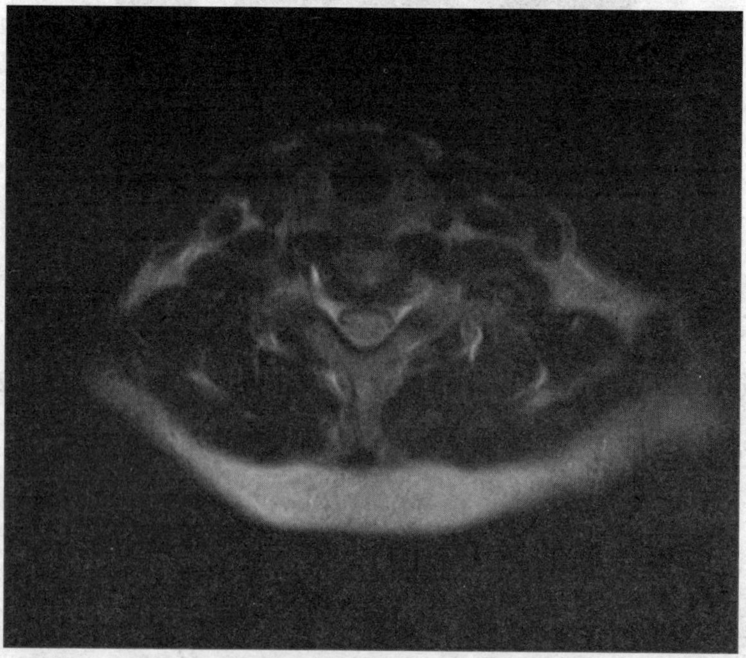

图 3-69　颈椎水平面图

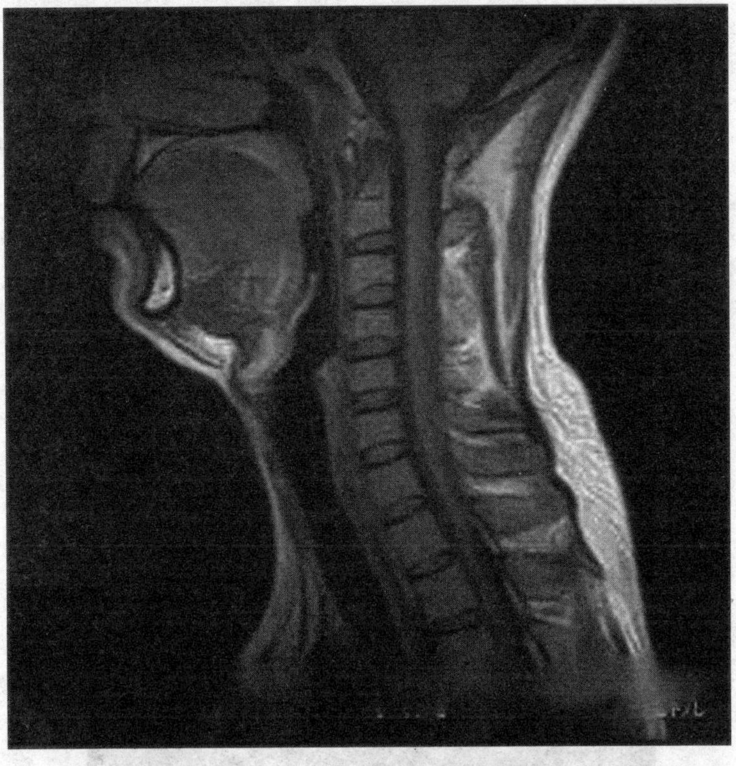

图 3－70　后纵韧带、黄韧带 T1、T2 加权为低信号

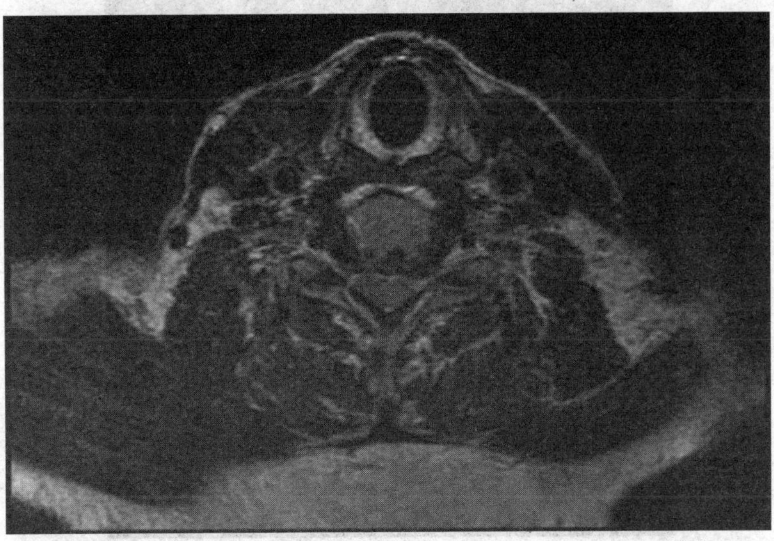

图 3－71　后纵韧带、黄韧带 T1、T2 加权为低信号

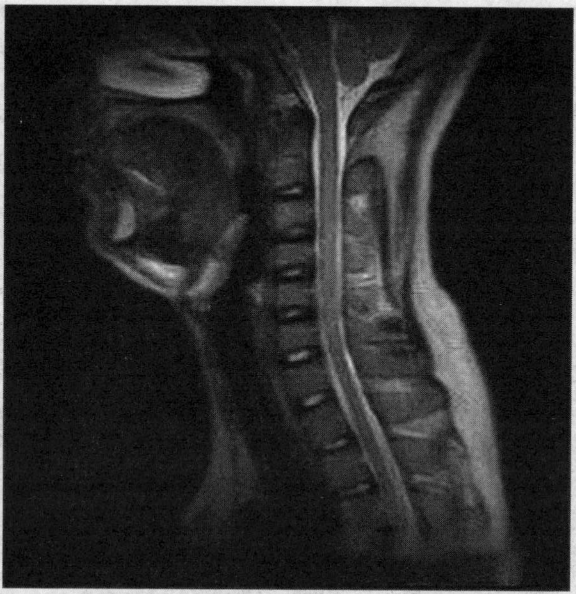

图 3－72　前纵韧带、棘间韧带及棘上韧带的信号

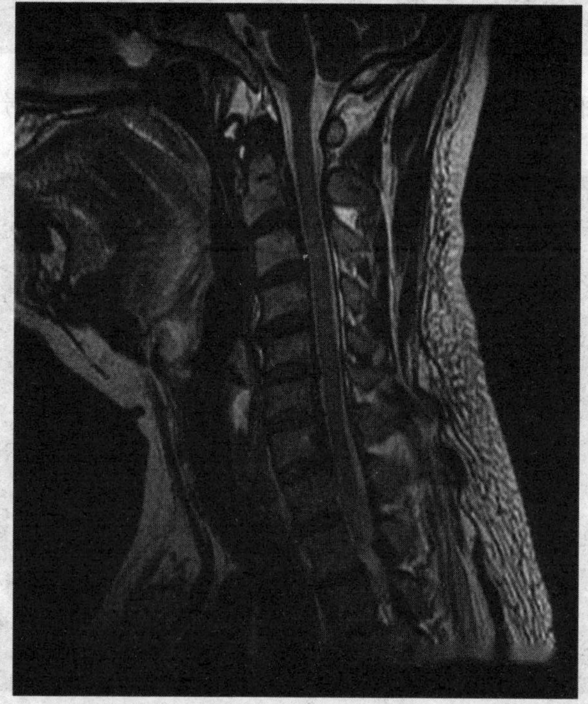

图 3－73　前纵韧带、棘间韧带及棘上韧带的信号

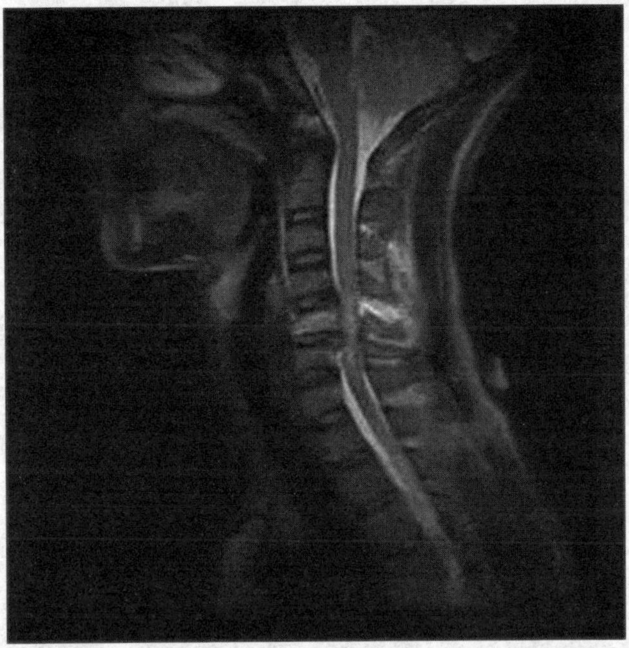

图 3－74　压迫硬膜囊

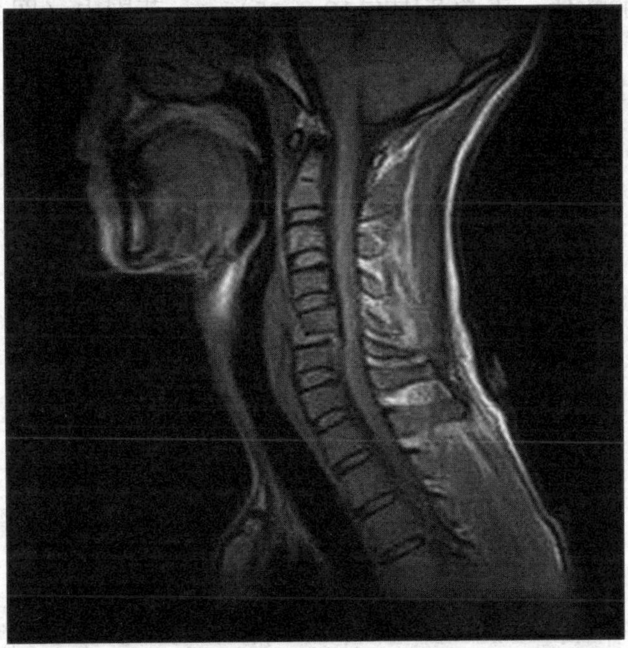

图 3－75　压迫脊髓

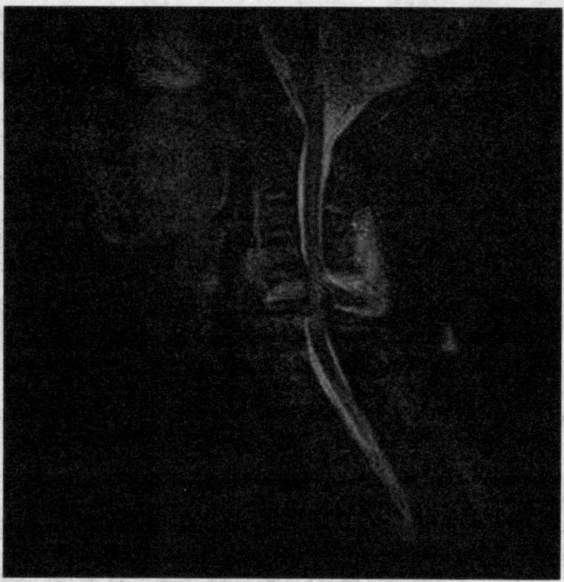

图 3－76　颈椎脱出

后上缘至第七颈椎椎体后下缘作一直线，弧线至直线的最大距离为颈椎生理曲度的数值。正常范围在 12（±5）mm 范围内（图 3－77）。

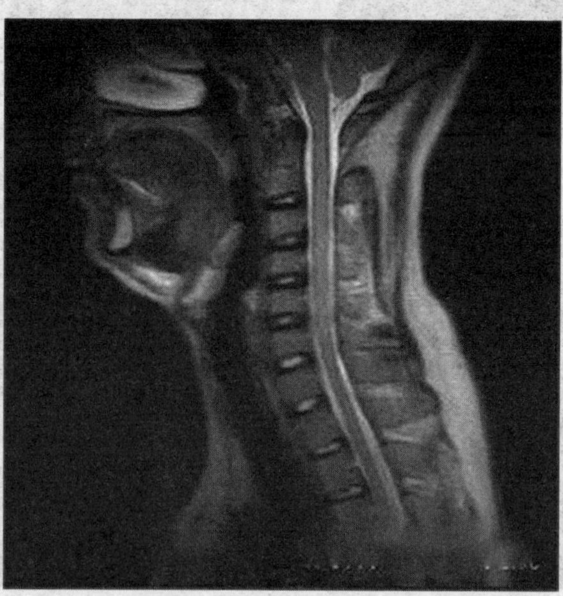

图 3－77　颈椎的正常生理屈度

（二）MRI 椎管测量及椎管狭窄分度

1 颈椎椎管横截面积 200 mm^2 以上，185 mm^2 为临界值。

2 Jones-Thompson 公式法　椎管最大矢状径×最大横径/同水平椎体最大矢状径×最大横径＝1/4.5～1/2，若两者比值<1/4.5，说明椎管狭窄。

3 颈椎管矢状径正常值大于 13 mm，小于 10 mm 为绝对狭窄。

（三）MRI 分度（图 3－78 至图 3－82）

Ⅰ度：硬膜囊闭塞，脊髓未受压。

Ⅱ度：脊髓矢状径减少<25％。

Ⅲ度：脊髓矢状径减少 25％～50％。

Ⅳ度：脊髓矢状径减少>50％。

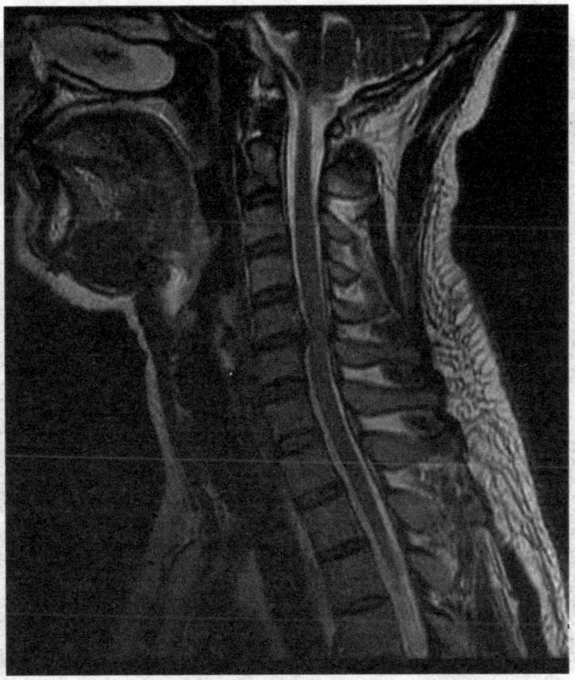

图 3－78　颈椎 MRI 矢状面图

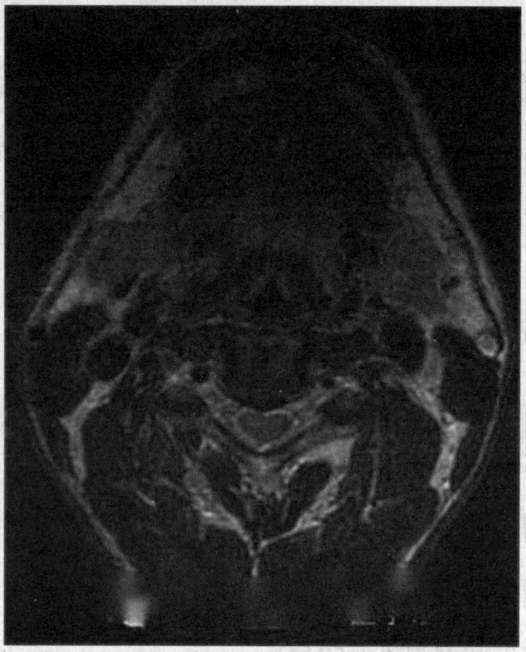

图 3-79　Ⅰ度：硬膜囊闭塞，脊髓未受压

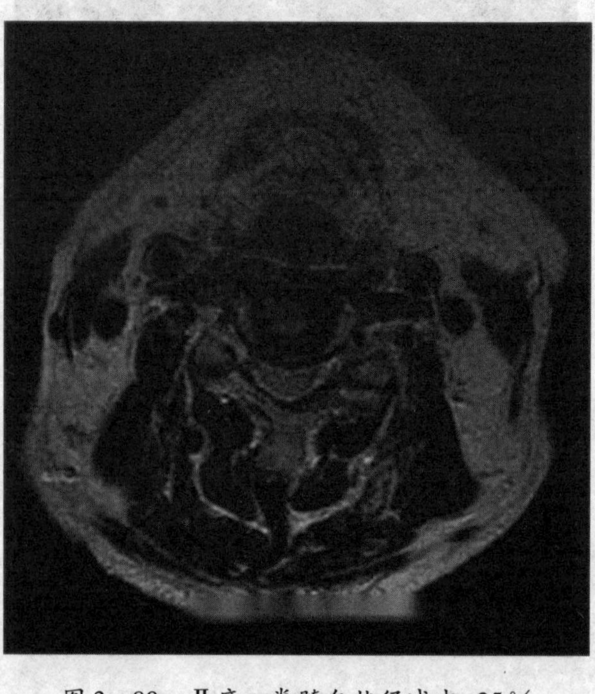

图 3-80　Ⅱ度：脊髓矢状径减少<25％

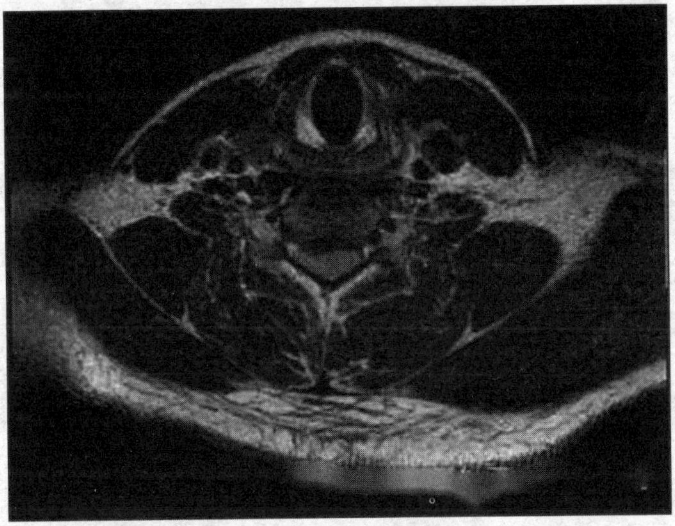

图 3－81　Ⅲ度：脊髓矢状径减少 25%～50%

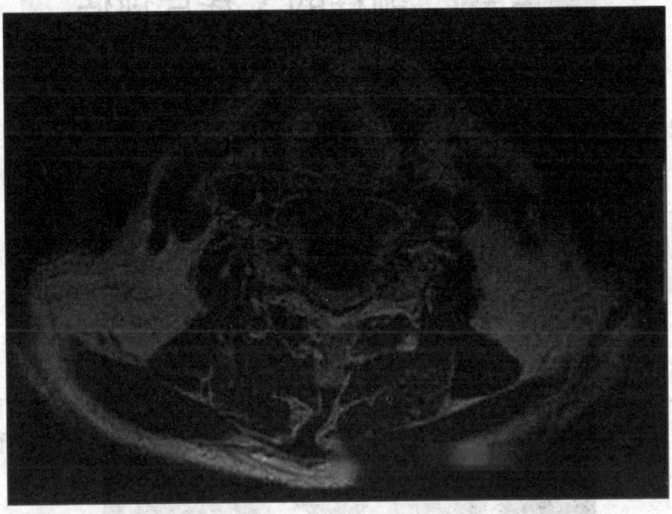

图 3－82　Ⅳ度：脊髓矢状径减少>50%

四、黄韧带其他常用数值

黄韧带正常值 2～4 mm，侧隐窝矢状径<2 mm 狭窄；椎间孔宽度<2 mm 狭窄；椎弓根间距<20 mm 狭窄（图 3－83）。

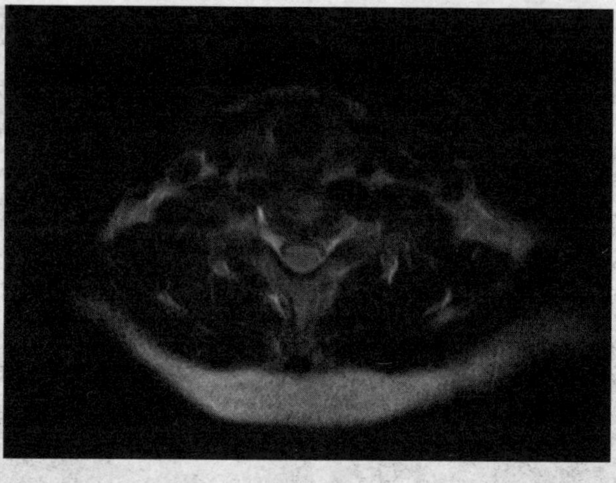

图 3－83　椎间孔狭窄

第五节　颈椎的 X 线片评估

颈椎的影像解剖（图 3－84 至图 3－86）。

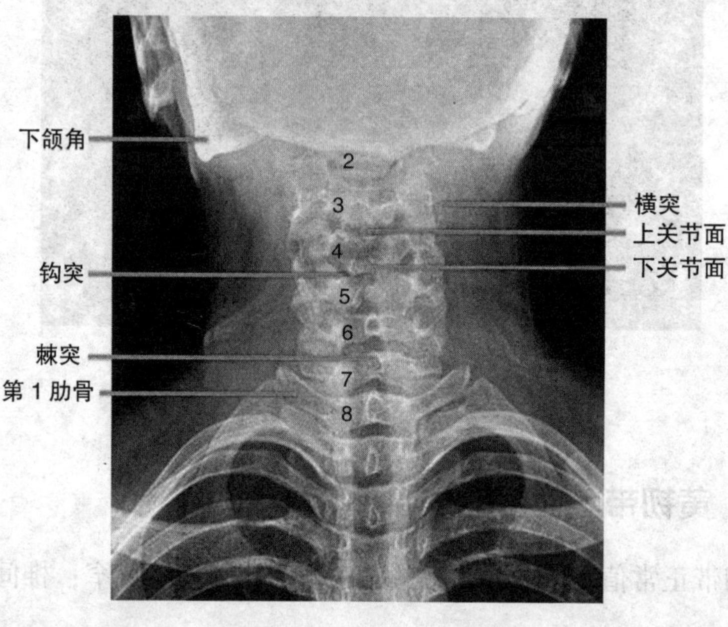

图 3－84　颈椎正位解剖

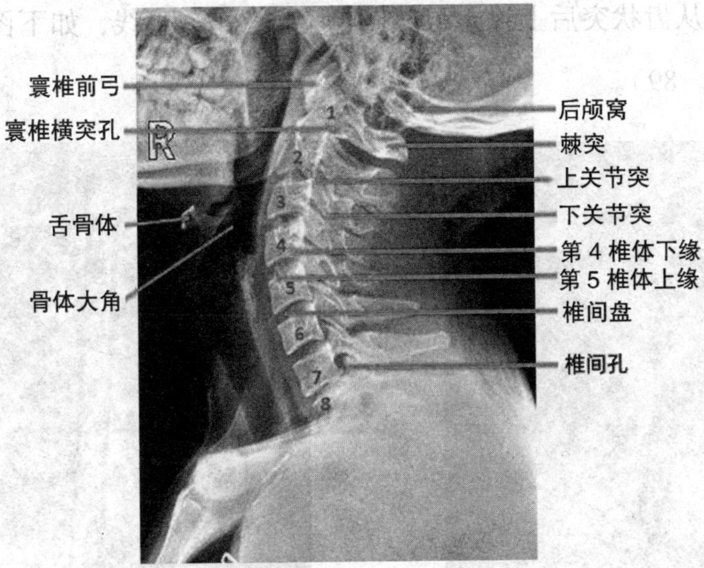

1. 寰椎；2. 枢椎；3～7. 第3～7 颈椎；8. 第1 胸椎

图 3－85　颈椎侧位解剖

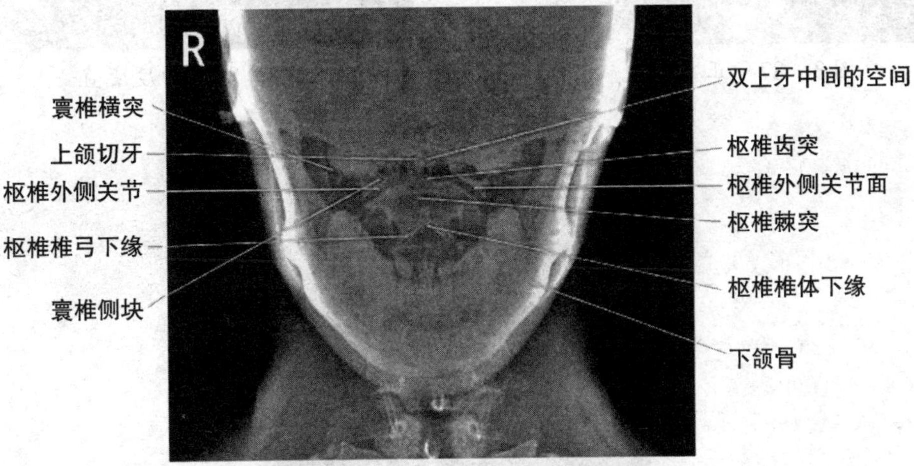

图 3－86　颈椎张口位解剖

（一）第一步，观察（测量）颈椎曲度

对于颈椎曲度的描述常见有颈椎曲度正常、变直、反弓等。颈椎有生理性前凹，其正常值是 12±5 mm；具体的颈椎生理曲度测量方法为：从齿状突后上缘开始向下，将其中每个椎体后缘相连成为一条弧

线，然后从齿状突后上缘至 C7 椎体后下缘作一直线，如下图（图 3－87 至图 3－89）。

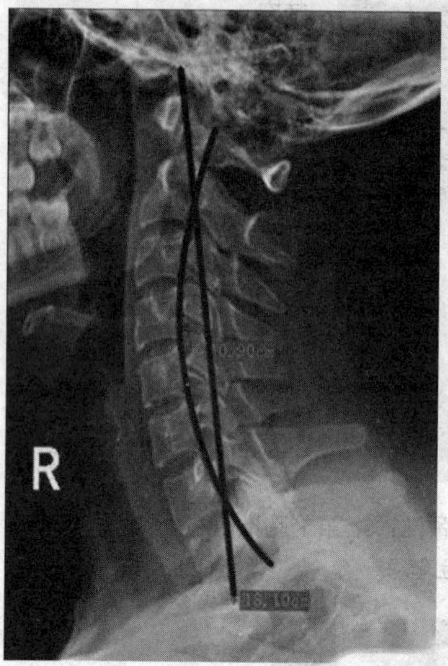

图 3－87　正常曲度

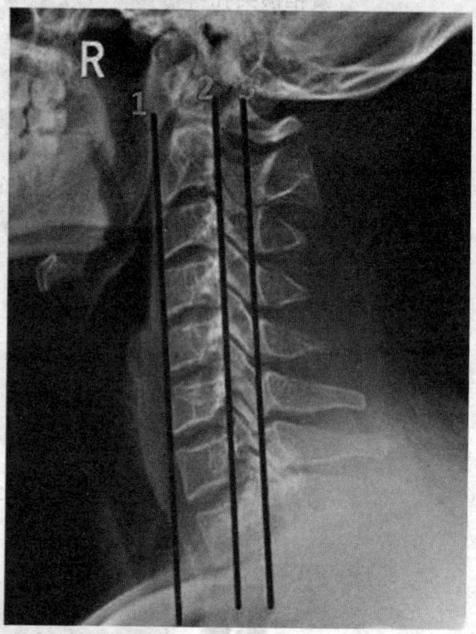

图 3－88　曲度变直

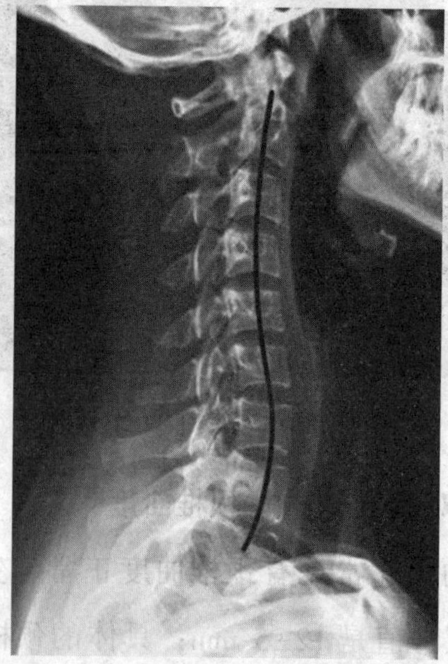

图 3－89　反弓

（二）第二步，观察椎体骨质（图3－90、图3－91）

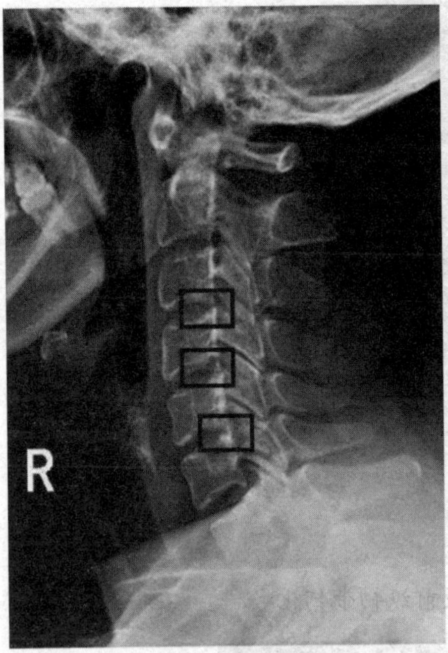

图3－90　颈椎4～7椎体缘见轻度唇状骨质增生影，后缘较明显

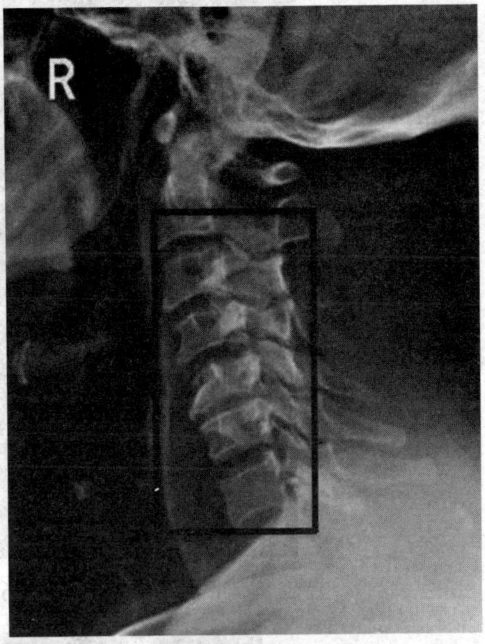

图3－91　颈3～6椎体前后缘见不同程度骨刺形成

（三）第三步，观察钩突关节（图3－92）

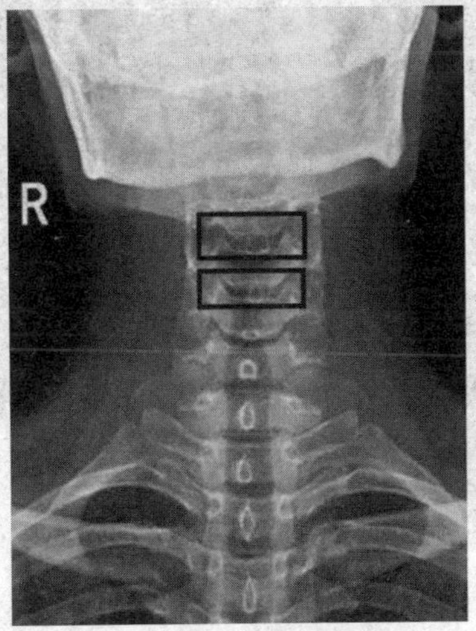

图3－92　颈4、5钩突关节骨质变尖（轻度增生）

（四）第四步，观察韧带（图3－93至图3－95）

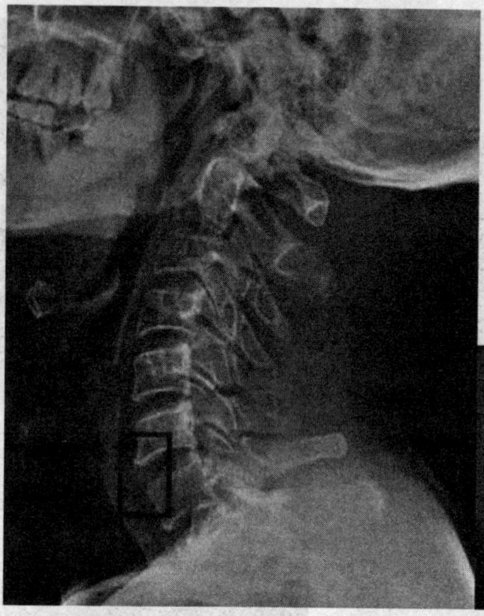

图3－93　C5/C6段前纵韧带钙化

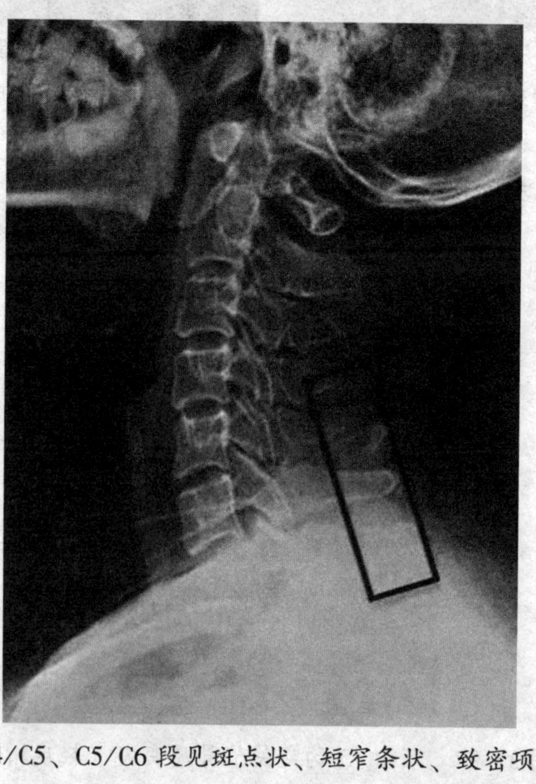

图3－94　C4/C5、C5/C6段见斑点状、短窄条状、致密项韧带钙化影

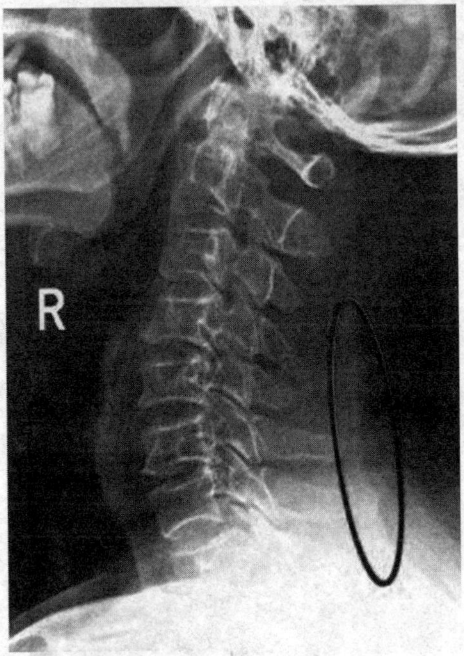

图 3－95　C4/C5、C5/C6 段见斑点状、短窄条状、致密项韧带钙化影

(五) 第五步，观察椎体间隙（图 3－96、图 3－97）

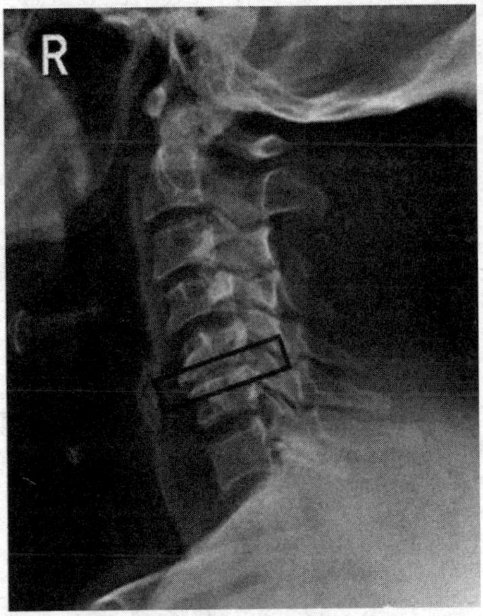

图 3－96　C5/C6 椎间隙变窄

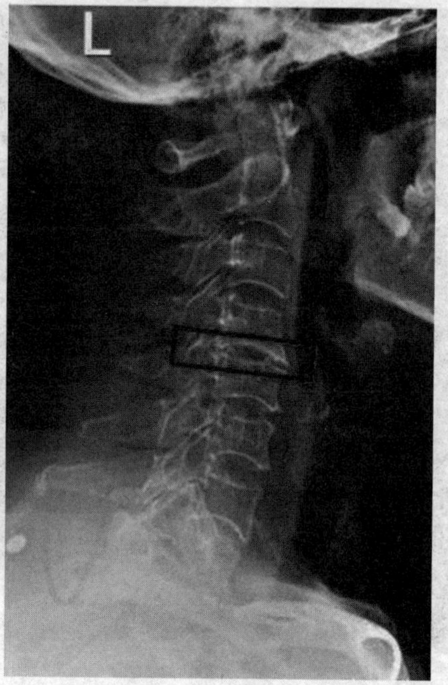

图 3－97　C4/C5 椎间隙变窄

（六）第六步，观察椎间孔（图 3－98、图 3－99）

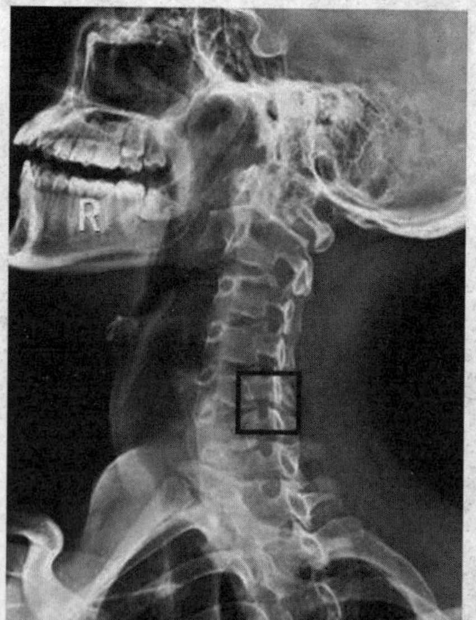

图 3－98　左侧 C5/C6 椎间孔变窄

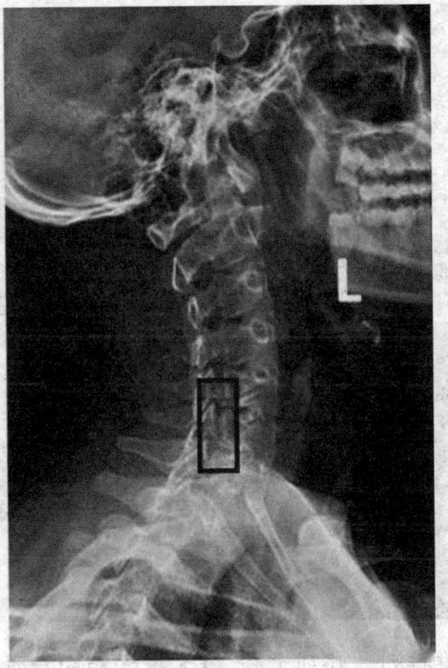

图 3－99　右侧 C5/C6、C6/C7 椎间孔变窄

（七）第七步，观察椎体序列（图 3－100、图 3－101）

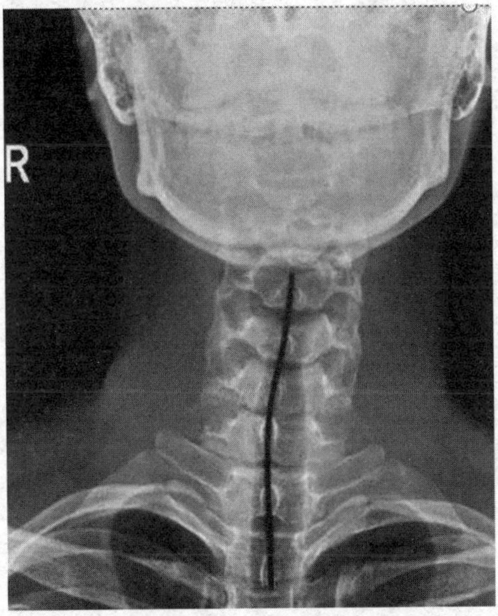

图 3－100　颈椎稍向右侧弯畸形

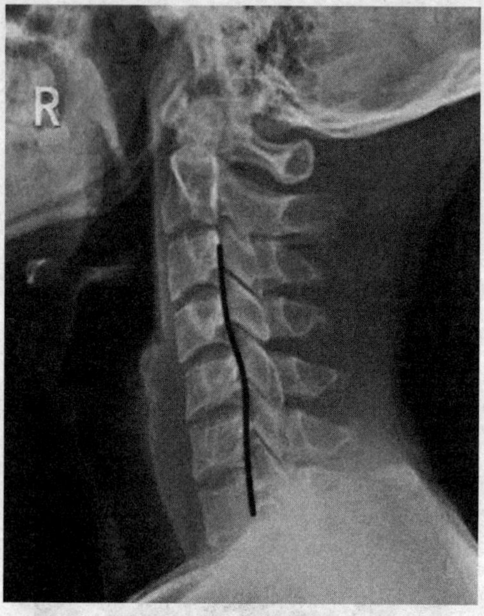

图 3－101　颈椎排列、序列欠佳，C5 椎体稍向后滑脱（不到一级）

第四章 颈椎触诊评估

触诊是物理治疗的关键组成部分。随着越来越多现代检测手段的增多，触诊似乎已经没那么重要，但是在物理治疗领域触诊是非常重要的检测手段。当现代检测手段提示结构没有问题但患者仍有症状时就需要触诊检查，如一个对位对线良好的关节结构也可能是引起症状的关键所在，因为有可能其活动性不足，这个活动性就需要去触诊。因为骨骼肌肉系统的损伤很多就是代偿引起的，而代偿的原因可能就是某一关节活动性的下降。还如某肌肉的扳机点需要用手去触诊，其他检测手段可能不能很好地进行检测。再如肌肉筋膜的张力及弹性均需要触诊才能获得相应的信息。

触诊需要我们有相关解剖及生理基础。“你无法感知你不知道的事物”，这句话简要地说明了解剖知识对触诊的重要性。每个解剖结构特征要在大脑里有其三维的结构及其与周围组织的生理关系。如果你无法想象颈椎的关节柱的形状或关节间的微小缝隙以及其空间位置那么就无法准确地触诊。因此，需要大家学习前几章的解剖知识。

触诊的过程就是触诊部位与大脑建立联系的过程。在触诊过程中要保持注意力集中于触诊部位，清晰地将触诊的感觉传导到大脑。这可能需要几个层次，第一个层次就是可以模糊地感觉到触诊目标，其次就是可以清楚地描绘触诊目标及周围的情况，最后就是要能感觉到触诊目标与周围目标的相对活动情况并结合其他检查作出相应的解释。这个过程需要慢慢地练习。另外，触诊过程中施加的压力不是由触诊部位直接施压，而是由其远端部位或更远端部位施加，这个压力通过触诊部位传导到目标。切忌对触诊部位过度施加压力，以免影响触诊部位的感觉灵敏性。

触诊的内容要根据其解剖结构及解剖特性进行判断，软组织及骨骼各有其触感，较难的是处在深层的肌肉或骨骼的触诊。如皮肤触诊时要注意其温度，湿度，质地，是否存在异物；浅筋膜触诊时要注意其厚度，移动性及是否存在异物；肌肉触诊要注意其柔韧性，僵硬程度，扳机点情况及双侧是否对称等；关节触诊要注意其疼痛肿胀情况，对位对线及附属运动情况等。

关节触诊需要动静态结合。脊柱静态触诊的首要原则是两侧对比，不仅要触摸脊柱骨性标志，更要重视对骨性标志间软组织的触摸，其阳性结果或许更能说明相关脊柱节段的功能障碍。脊柱触诊应结合患者整体情况综合评估，单纯静态触诊容易做出假阳性的判断，静态触诊应和动态触诊相结合，如果节段间组织静态触诊的阳性体征在动态触诊下仍为阳性反应，其诊断价值进一步提高。

第一节 骨性标志触诊

静态触诊的主要内容包括椎体骨性标志的位置和序列、是否伴有压痛、是否有滑动感以及脊柱相关区域软组织的触痛、局部高张性和皮肤表面温度等。由于位置浅表，棘突、关节突和横突等椎体骨性突起成为脊柱静态触诊的重点内容。

传统脊柱推拿尤其注重对棘突的触诊。但针对健康人群的调查显示，“发育性棘突偏歪”的两侧分叉在形态和长度上不尽相同，有些棘突分叉明显不对称，较长侧的分叉棘突可能会误导触诊判断，以骨性突起为主要内容的椎体亚脱位静态触诊的可靠性也因此受到质疑。有人认为发育性棘突偏歪没有临床意义；代偿性棘突偏歪会在棘突旁软组织伴有轻微的炎性反应（如肌紧张、有或无轻度压痛），但由于机械代偿机制的作用而未产生相应临床症状，也无直接临床意义；而病理性棘突偏歪则是发育正常的棘突在外力作用下偏离脊椎中轴线，棘突旁软组织有明显的肌紧张和压痛并有相应的临床症状，可作为临床诊断和手法治疗的依据。通过棘突偏歪判断椎体移位需具备病变处棘突偏离中轴线，棘突偏歪一侧软组织局限性压痛、肌紧张，同时伴有病变局部相关联的神经、血管分布区的临床症状等条件。

关节突和横突也是静态触诊的主要内容。颈段脊柱关节突关节在棘突两侧旁开1.3～2.5cm可触及，触诊时可能会有轻微的疼痛。通常感觉不到关节突是一个独特的结构，而是呈柱状分列棘突两侧，向尾侧触摸时可感觉到关节面间的关节线，如关节退变肥大比较明显，关节突变大，轮廓不清楚。C1横突在颈椎的两侧乳突与下颌角间隙凹陷处可触及，正常人存在一定程度压痛，向下可顺序触及相似的颈椎横突突起，通常在胸锁乳突肌下方颈椎椎体旁。李祖谟在判断“椎骨错缝”就将关节突和横突纳入其“隆、厚、痛”三字诀，并且注重指下脊椎周围软组织的变化，是否存在压痛点，指下软组织紧张与否，有无条索，筋结的形态等信息。龙层花等人总结的“龙氏三步定位法”为神经症状定位诊断、触诊定位诊断、X线定位诊断。其触诊内容包括横突、棘突及关节突偏歪，椎旁压痛，病理阳性反应物（硬结、摩擦音、弹响音、肌萎缩或代偿性肥大等）等，认为颈椎棘突分叉易导致触诊误差，以检查横突关节突较好，并且触诊结果应与神经症状及影像资料综合判定，以提高椎体移位判断的准确率。

颈椎触诊时需要注意的结构特点。颈椎生理曲度为向前突出，C3/C4 节段通常是水平的。颈椎分为上颈段与下颈段，上颈段包括 C0/C1，C1/C2，为无椎间盘节段，下颈段 C3～C7 为有椎间盘节段，颈椎椎板与棘突在同一水平，关节突从椎弓板末端突出，各关节突组成关节柱，横突在关节柱前方分叉为前后结节。C2～C6 颈椎棘突末端分叉，C2 分叉很大且及为不对称，C7 棘突最长且不分叉。颈椎的关节面向前上倾斜，和水平面呈 45°角，大概指向鼻尖方向，由于其特殊的关节排列，侧屈和旋转总是耦合在一起，如向右旋转同时伴随向右侧屈，向右侧屈也会伴随向右旋转，这在运动触诊时非常重要。

一、后面触诊

（一）枕外隆突及上项线

枕外隆突是位于枕骨后侧的一个骨性突起，在枕骨中间的皮下，常相对较大，很容易触及（图 4－1）。触及枕外隆突后沿两侧向外进行上项线的触诊，上项线向外水平走行，进行触诊时用指腹垂直于上项线进行触诊会更容易感觉到。

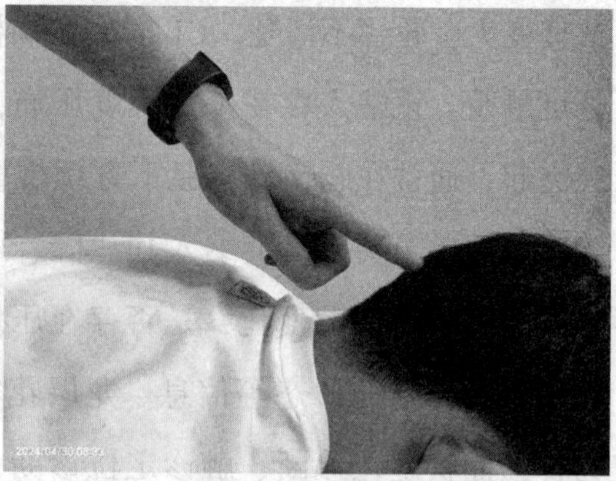

图 4－1 枕外隆突

下项线位于上项线的下方，通常难以触及，若要触诊可用同样的方法在上项线的下方进行触诊。

（二）第2、3颈椎棘突

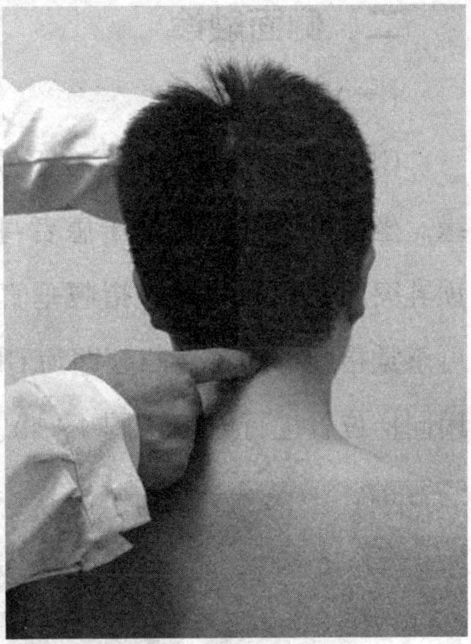
图4-2　C2的棘突

头颈中立位，手指触诊枕外隆突后沿身体后正中线向下触诊，首先触诊到的是枕骨下凹陷，继续往下触诊可触及一个明显的骨性凸起即为C2的棘突（图4-2），左右移动手指可触及棘突的分叉。触及第二颈椎棘突后，用拇指指尖在其下方可触及C3颈椎的棘突。

（三）第5、6、7颈椎棘突触诊

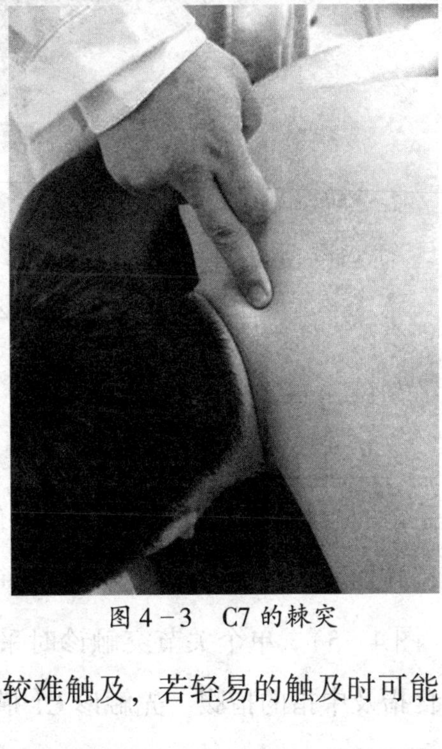
图4-3　C7的棘突

C7最大的特征是棘突最长、最凸，所以当低头时最凸的一节棘突便是C7的棘突（图4-3）。若低头时颈部的下缘出现两个明显的棘突，可将食指及中指分别放在凸起明显的棘突上，然后使其头颈部回到中立位并稍后伸，此时C6棘突会向前移动而脱离手指，C7棘突依然在手指下方，依此来确定C7棘突，脱离手指的便为C6棘突。颈椎回到中立位触及C6棘突后指尖再向上移动便可触及C5棘突。C4棘突因处在弧度的顶点且向下方贴靠在C5棘突上因此较难触及，若轻易的触及时可能提示颈椎生理曲度变直或反弓。

二、侧面触诊

（一）C1 横突

C1 的横突最宽，位置在下颌角与乳突中间，胸锁乳突肌上端的后缘。坐位触诊时医者站于患者身后双手拇指尖抵住乳突，指腹放在胸锁乳突肌上端的后缘，指腹垂直于皮肤施加一定的压力并前后滑动便可感觉指腹下的骨性凸起即为 C1 的横突。卧位触诊时可用食指或中指用同样位置进行触诊（图 4－4）。

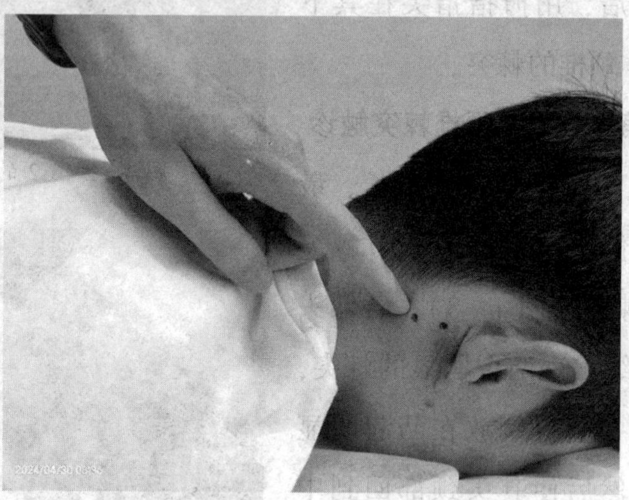

图 4－4　C1 的横突

（二）C2～C6 关节突

关节突在椎体的侧方形成关节柱，整体触诊时可用双手中间三节手指的指腹进行触诊，方法为坐位或卧位双手掌平行置于颈部的两侧，稍施加压力并前后滑动指腹便可感觉指腹下的骨性感觉即是关节柱（图 4－5）。单个关节突触诊时采用仰卧位较为容易，触诊时可以双手食指及中指的指腹。先触诊 C1 横突然后沿关节柱向下方触诊，首先触诊到的是 C1 与 C2 之间的间隙，然后是 C2 的下关节突，可通过左右旋转来感觉 C1 与 C2 之间的相对运动。继续向下触诊可以触及 C2/C3 关节间隙及 C3 上关节突，可以通过左右摆动来感觉 C2/C3 之间的相对运动，依次向下触诊便可以一直触诊到 C6/C7 关节。

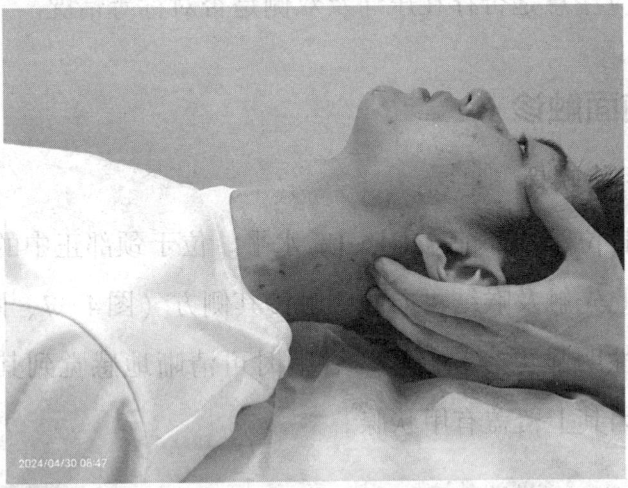

图 4-5　关节柱与 C1 横突

（三）第 1、2 肋骨

第 1、2 肋骨位于颈椎的最下端，也是胸廓的最上端，由于斜角肌附着在上两个肋骨，当斜角肌缩短时会向上方牵拉第一肋骨而引起上肢的放射症状，因此有必要对其进行触诊。触诊时患者坐位或卧位均可，医生触诊手指可用拇指或食指、中指指腹，将触诊手指置于锁骨内侧段的后上方轻轻向下按压即可产生骨性抵抗，该位置就是第一肋骨（图4-6），沿着前后

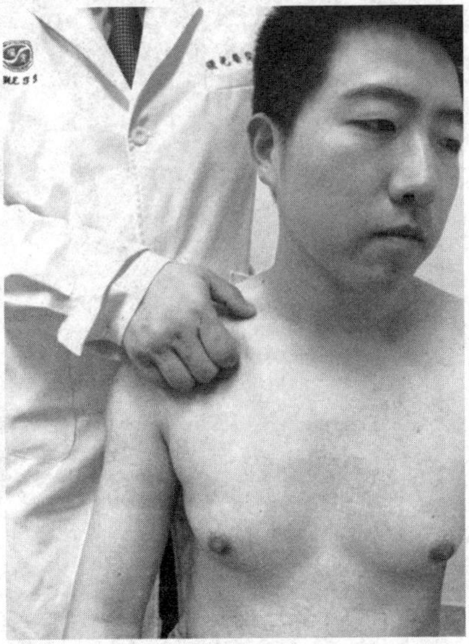

图 4-6　大拇指下方为第一肋骨

进行触诊可触及整个肋骨。在第一肋骨外侧约一横指的位置向下按压即可触诊到第二肋，沿其向后触诊可以触诊到第二肋的后半段，其前半段位于锁骨下方和前方。触诊第一肋骨时如出现神经刺激症状切勿用力按压。应注意是否存在压痛及双侧是否对称等情况。

三、前面触诊

（一）甲状软骨

甲状软骨位于颈部前方 C4～C5 水平。位于颈部正中的喉结就是其一部分，因此先触及喉结再向两侧触诊其侧方（图4－7、图4－8）。通常男性较女性明显更容易触诊。吞咽时可清晰地感觉到其运动。触诊时需轻柔，因其上覆盖有甲状腺。

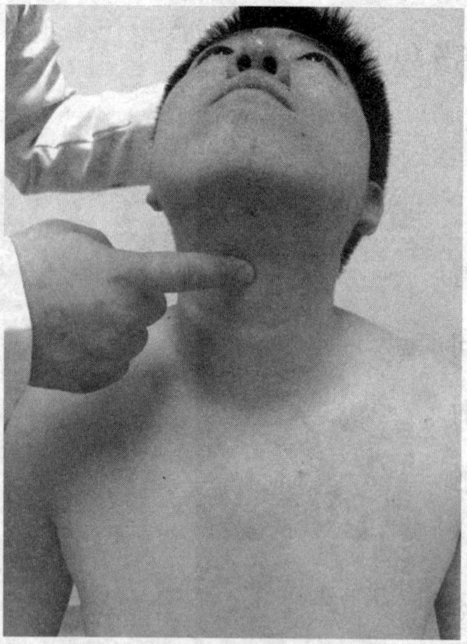

图4－7　喉结

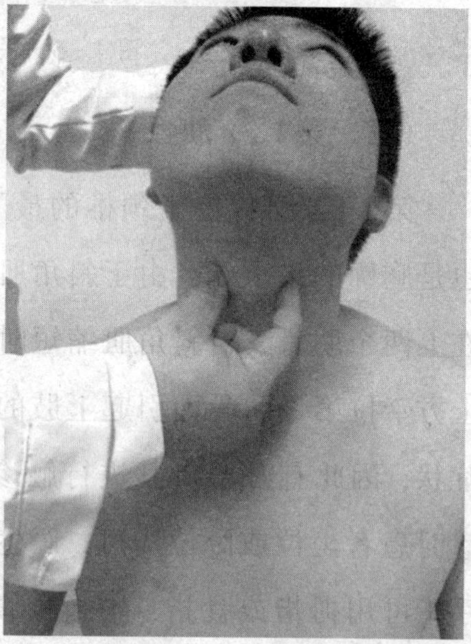

图4－8　甲状软骨侧方

（二）舌骨

触及喉结后手指向上移动可以触及舌骨体（图4－9），位于 C3 水平，其中正中结节在皮下很容易触及。用食指和拇指在体部外侧可触及两个骨性突起（方向向上）即为舌骨小角（图4－10），再以同样的方式沿着舌骨向后触诊在其末端部位亦可触及两个结节即为舌骨大角（图4－11）。吞咽时可以感受到舌骨的上下运动，舌骨也可以很容易地被左右移动。

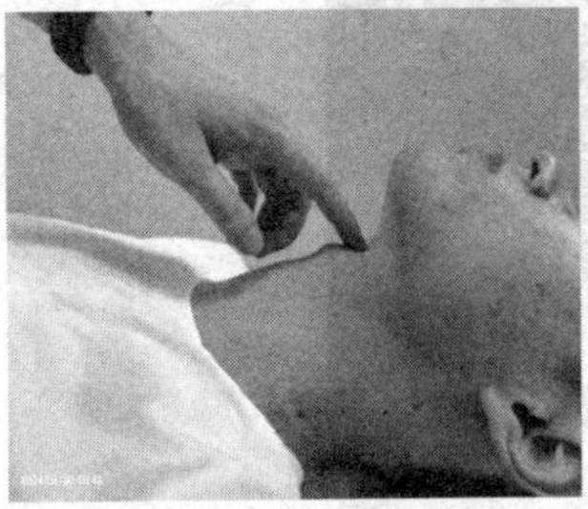

图4－9 舌骨体

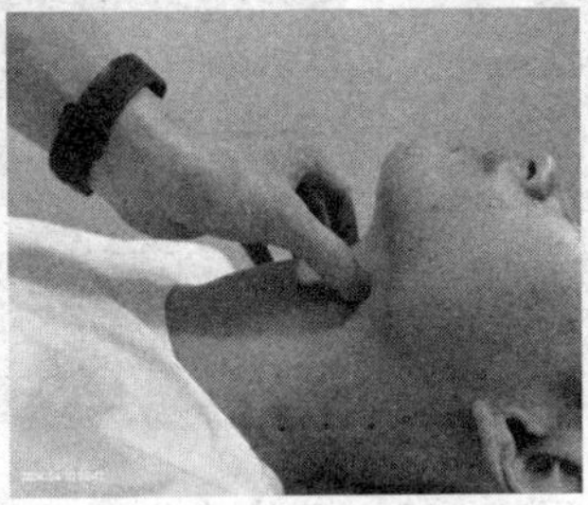

图4－10 舌骨小角

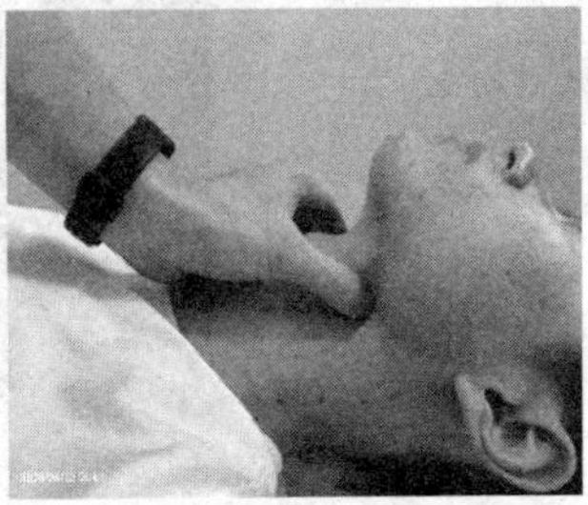

图4－11 舌骨大角

（三）环状软骨

触及喉结后触诊手向下移动直到触及一条小的关节线，关节线下方的骨性突起即为环状软骨（图4－12），在C6水平。触诊时需要轻柔，因甲状腺覆盖其上。

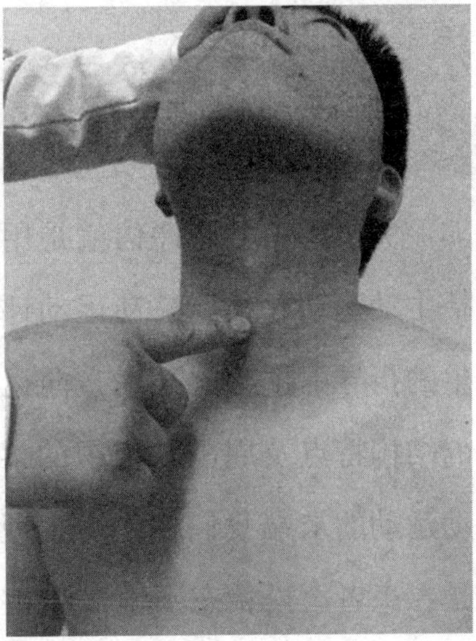

图4－12 环状软骨

（四）颈椎椎体前面

将手指尖置于甲状软骨与胸锁乳突肌之间的凹陷处，贴着甲状软骨向深层触诊可扪及平坦坚硬的椎体前面（图4－13），可上下移动进行触诊。注意触诊时不要压迫颈部动脉，遇到动脉搏动时可适当将甲状软骨向对侧推移再向深层触诊。

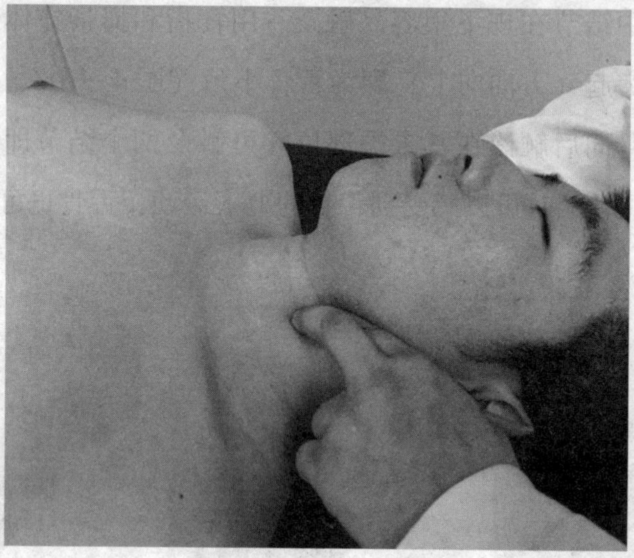

图 4-13　颈椎椎体前面

第二节　关节活动评估

关节运动触诊评估就是用手去评估关节的活动。常评估的内容包括主动运动评估、被动运动评估及附属运动评估。主动运动就是在医生的指导下主动向某一方向运动，限制其运动的主要因素包括其本身的结构特点及周围软组织的柔韧性如肌肉、筋膜和关节囊韧带等，主动运动的末端我们称之为生理障碍（Physiologic Barrier）。被动运动就是在患者放松状态下由医生被动地将关节活动到末端，一般来说由于关节周围肌肉的放松被动活动的幅度较主动运动要大一些，被动活动的末端时我们会感觉到弹性的抵抗，直到弹性障碍出现（Elastic Barrier，EB），此区域称之为关节活动末端区域（End-Play Zone，EPZ）。关节触诊过程中双手要很好地配合，往往一只手带动关节活动，另外一只手仔细地感觉关节的活动范围、运动模式及运动质量。

关节附属运动是关节面之间不能独立完成的非随意运动，是维持关节正常活动必不可少的一部分，一般不能主动完成，主要包括两个方面的内容：一个为关节内活动（Joint Play，JP），另外一个为关节终末感（End-Play，EP）。

JP 评估的是在关节中立位（放松位）时其对运动的阻碍情况，施加于关节的被动运动幅度较小一般不会超过第一障碍点，其可以很好地将关节活动独立于周围的肌肉，因此该评估可以确定疼痛或功能障碍是否来源于该关节，当然其也能很好地评估关节失稳的情况，评估过程中应注意是否有疼痛、阻力的大小及运动的质量。

EP 是指被动运动的关节达到关节活动范围终末时检查者的手感，评估需要在 EPZ 区域进行评估即关节被动运动时的第一个阻力点和第二个阻力点之间，也可以认为 EP 是 JP 在关节末端的评估。注意被检查关节的运动是否过早受到限制或者抵抗，如果出现了被动运动的抵抗，应仔细体会和判断生理性运动终末感和病理性运动终末感的区别。常见生理性关节终末感包括骨抵抗型、结缔组织抵抗型和软组织抵抗型。颈椎被动运动正常终末感是组织被拉紧的感觉，应注意体会是否存在关节囊紧张模式，能为活动障碍的脊柱节段确定提供信息。如果被动施压时出现根性症状、局限性疼痛、眩晕或恶心，则有可能是由于神经根病变、骨性关节增生或椎动脉的原因。

一、主动的关节活动评估

关节主动运动是人体自身主动随意运动而产生的，其活动度反映了被检查者肌肉收缩力量对关节活动度的影响。颈椎主动运动的评估应从运动的“量”和“质”两方面进行。“量”的评估主要是确定每个特定被检查者的主动运动范围，左右两侧对比非常重要。主动运动的“质”说的就是整个动作要平滑流畅，每个节段都要正常参与，例如虽然整个屈曲活动范围正常，但是下颈段或颈胸段过度屈曲而中上颈段活动不足，此即为量正常而质欠佳，这是引起疼痛的重要方面。

主动运动检查时采用坐姿，医生站于患者侧方或后方以引导其正确做出动作并观察及测量活动的角度（图4－14）。检查时注意患者肩部不要出现代偿活动或在患者活动颈部时帮助其固定肩部。当患者做主

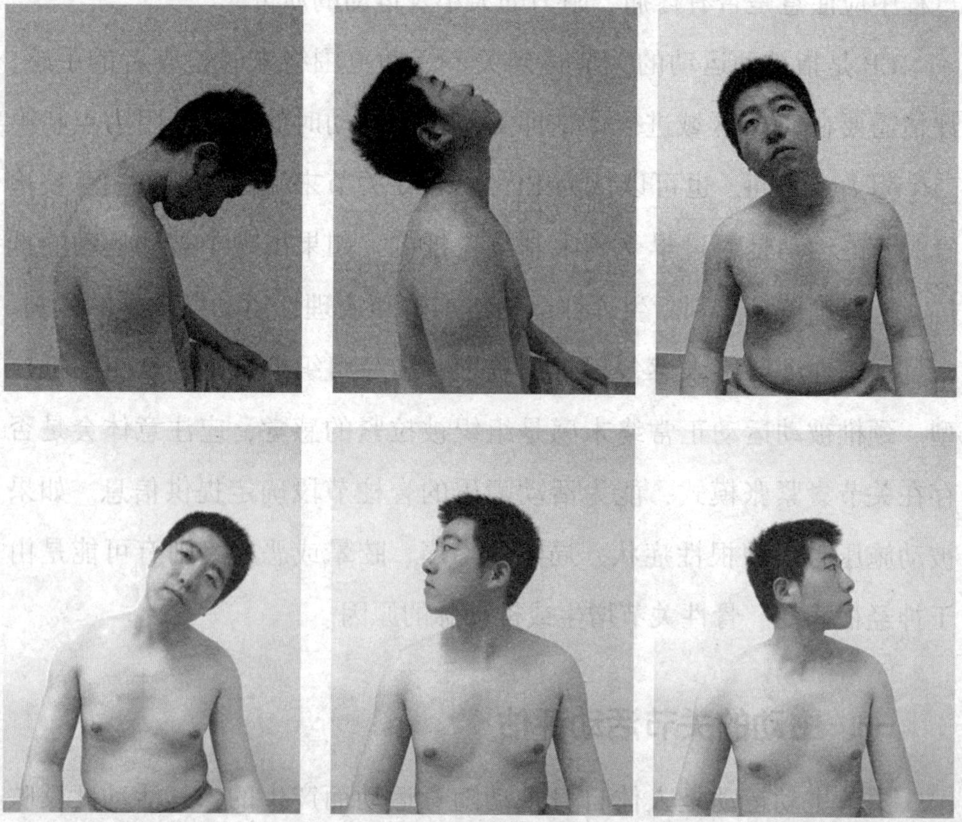

图4－14　颈椎的主动关节活动

动运动时注意观察其活动是否受限还要观察是否出现疼痛、是否某些节段过度活动或某些节段过度僵硬，是否双侧活动不对称以及屈伸时是否伴随着向一边侧屈等。

正常情况下颈椎屈曲角度为45°，闭口时下颌可触及胸骨，但通常情况下下颌距离胸骨在两横指范围内均算正常。常见异常情况为：角度不足45°；颈胸交界处过度屈曲；中上颈段屈曲不足；屈曲时伴随侧屈或旋转。角度不足的常见原因：软组织问题如颈部固有肌群、颈胸部肌群、颈后部筋膜柔韧性不足；关节问题如多节段功能障碍；运动控制问题如颈部深层稳定肌无力。

颈椎后伸角度为70°，即后伸时面部基本与水平面平行，但一般面部与水平面角度在15°～20°内均为正常。常见异常为：角度不足；中上颈段过度后伸；上胸段后伸不足；后伸过程中出现侧屈或旋转。角度不足的常见原因：软组织问题如斜角肌、胸锁乳突肌、舌骨上下肌群、颈前筋膜柔韧性不足；关节问题如多节段功能障碍；运动控制问题如颈部深层稳定肌无力。

颈椎旋转角度为80°。常见异常为：角度不足；双侧角度不对称；旋转时伴有侧屈或后伸或上颈段过度后伸。角度不足的常见原因：软组织柔韧性异常如同侧斜角肌、胸锁乳突肌、上斜方肌等，对侧如肩胛提肌、头颈夹肌等；关节问题如多节段功能障碍；运动控制问题如颈部深层稳定肌无力。

颈椎侧屈角度为45°。常见异常为：角度不足；双侧角度不对称；侧屈时伴有旋转或上颈段过度后伸。角度不足的常见原因：软组织柔韧性问题如对侧上斜方肌、斜角肌、胸锁乳突肌、颈侧方筋膜等；关节问题如多节段功能障碍；运动控制问题如颈部深层稳定肌无力。

二、被动的关节活动评估

主动运动的幅度达不到最大活动度或者需要检查颈椎整体活动时的终末感情况就需要进行被动活动检查。检查内容包括颈椎整体活动情况，上段颈椎活动情况及节段活动情况（在附属运动检测内容中介绍）。该检查需要在患者放松的情况下进行，因此一般采用仰卧位检查，因患者肌肉较为放松，被动的活动范围往往较主动要大（图4-15），在活动的末端施加一定的压力去感觉运动的终末感。该检测可以

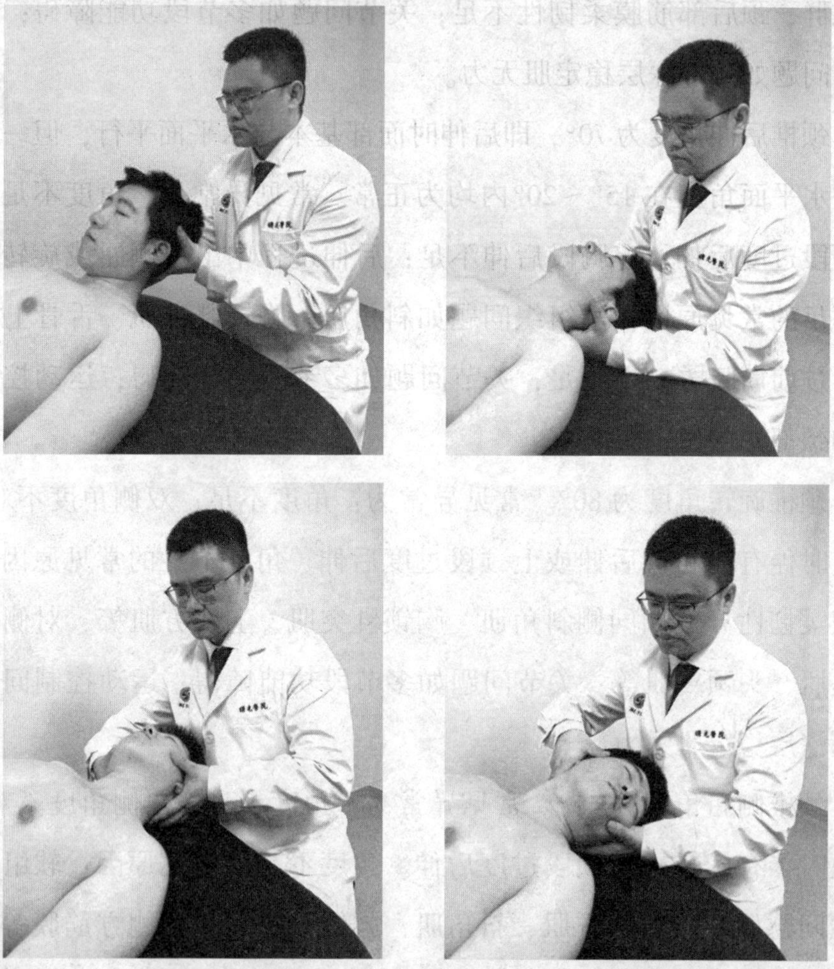

图4-15　颈椎的被动关节活动

评估关节周围组织如关节囊及韧带等对运动的限制程度。上段颈椎被动检查需要被动地让患者产生收下颌及下颌前伸以评估屈伸活动，让头部侧屈以评估侧屈情况，在被动屈曲颈椎的情况下左右转动头部以评估其旋转情况，上颈段旋转幅度较大可以达到整体旋转活动的一半即40°。

若主动活动异常而被动活动正常往往说明颈椎的运动控制出现异常。颈椎运动控制异常时常伴随颈深屈伸肌群的无力，呼吸模式的异常以及伴随驼背或平背的异常体态。

三、附属运动（JP及EP）及节段活动评估

（一）JP评估

JP评估时患者卧位放松，颈椎中立位，医生坐于其头侧，评估内容为前后滑动及内外滑动。前后滑动时医生使用双侧食指、中指的指腹放在小关节的下关节突下方，向面部施加一个前后方向的力（图4－16）。评估内外侧滑动时医生可以使用食指、中指指腹也可使用食指的桡侧置于小关节的下关节突侧面，施加一个由外向内的力（图4－17）。检

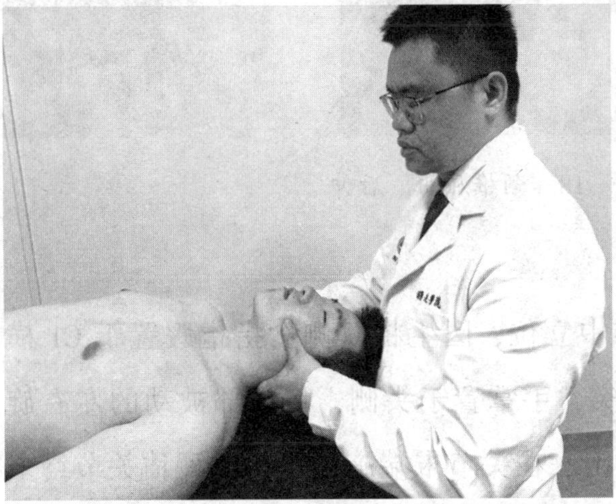

图4－16 前后向滑动

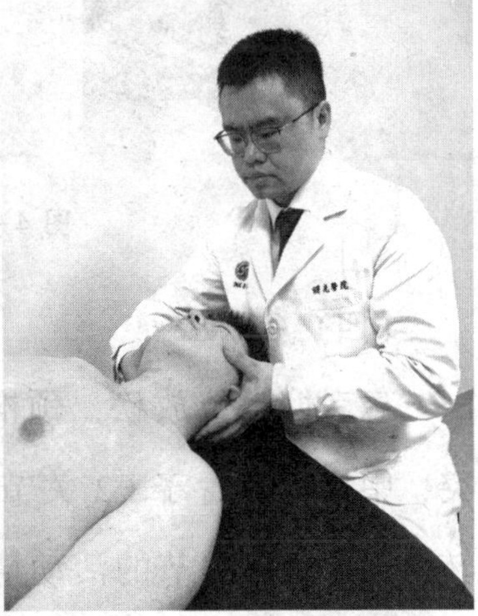

图4－17 侧向滑动

测时要能感觉到关节间的滑动及力量撤掉后的回弹感和双侧的对称性，还要注意有没有疼痛出现。

（二）节段活动度及EP评估

上段颈椎是神经学上的一个复杂区域。该节段功能障碍可能会引起以下体征和症状：疼痛、头痛、头晕、共济失调、眼球震颤、视觉障碍和眩晕。该区域的力学功能障碍或头颈肌肉组织的扳机点都可引起头痛。除有信号的伤害感受外，颈部的本体感觉系统也可能影响颈部、眼睛、肢体、呼吸肌以及某些神经节前神经的运动控制。

（三）C0/C1

患者仰卧位放松，颈椎中立位，医生将双侧食指、中指指腹置于C1横突和枕骨之间，手掌置于头侧，将头被动地屈曲，后伸（下颌前伸及后缩）及左右侧屈（图4－18），以评估该关节的活动情况，在关节活动的末端施加压力评估终末感。

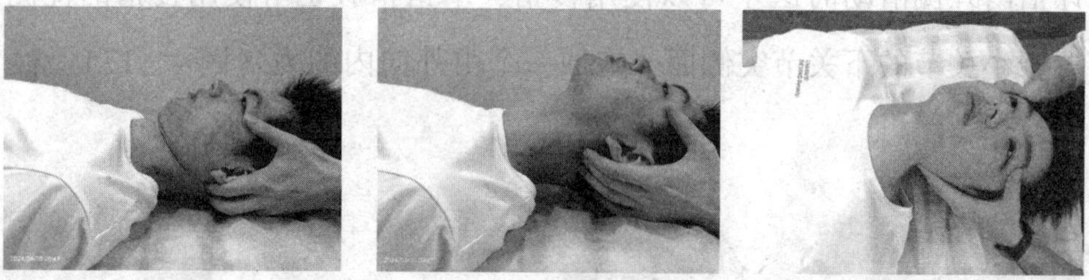

图4－ 18 颈椎屈曲、后伸

（四）C1/C2

患者仰卧位放松，颈椎中立位，医生将双侧食指指腹置于C1横突，中指指腹置于C2关节突，手掌置于头侧，将头部被动的左右旋转，以评估该关节的活动情况，在关节末端施加压力以评估关节终末感（图4－19）。此评估还有一种评估方式（图4－20），即将头部置于屈曲位以锁定下段颈椎，再进行左右旋转，正常情况该关节每侧可以旋转40°。

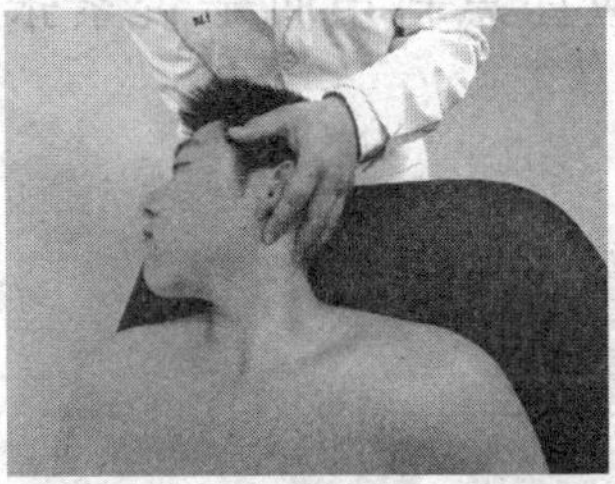

图4-19 平躺位旋转

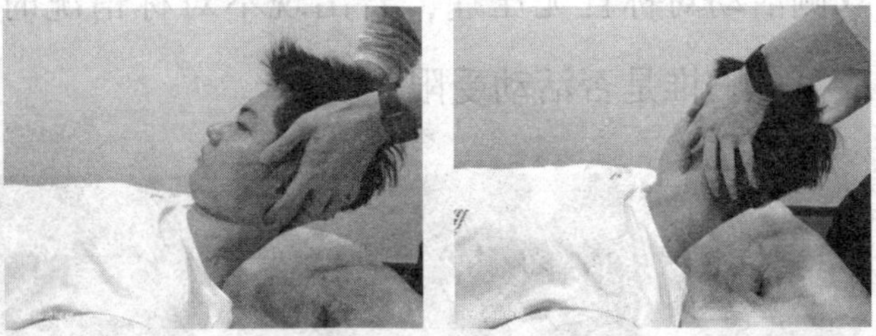

图4-20 颈椎屈曲位旋转

（五）C2～C7

患者仰卧位放松，颈椎中立位，医生将食指、中指指腹或食指桡侧置于关节突，双手掌置于头侧将触诊部位和头部固定以作为一个整体进行活动，然后被动地将触诊部位进行屈伸、侧屈及旋转，以评估该关节的活动情况，在关节活动的末端施加压力评估终末感（图4-21）。

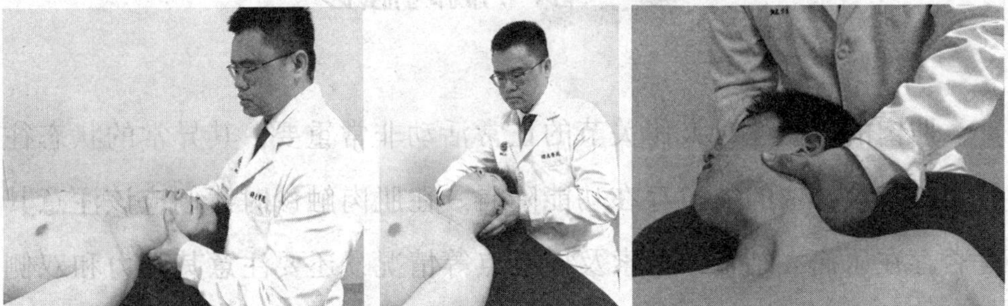

图4-21 颈椎屈曲、侧屈、旋转

（六）第一肋骨活动触诊

第一肋骨活动异常常会引起上肢或颈部症状，因此在症状出现时需要对其活动进行检查。检查时患者卧位，医生坐于其头侧，双手拇指置于第一肋骨后上方。嘱患者用力吸气及呼气，感觉双侧肋骨的向上和向下运动以及双侧的对称性。然后嘱患者放松，双手拇指向下按压第一肋骨评估其双侧的活动情况及终末感（图 4 - 22）。正常情况下双侧活动对称且无压痛，若出现不对称情况时应注意斜角肌是否紧张或第一胸椎是否活动受限。

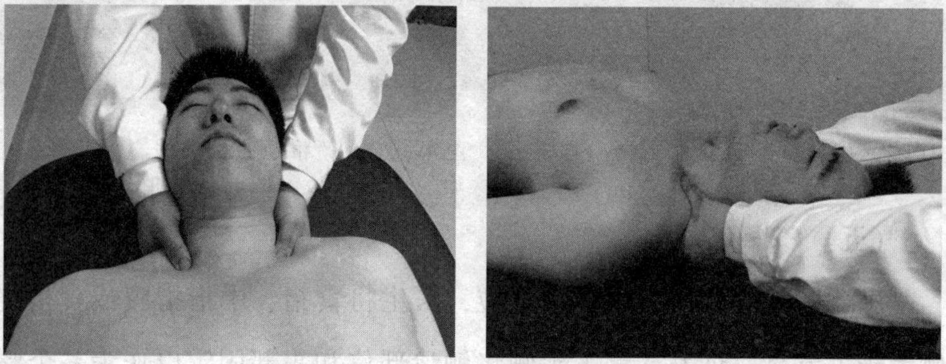

图 4 - 22　第一肋骨活动触诊

第三节　肌肉触诊

肌肉的柔韧性对人体关节的正常活动非常重要，其异常的状态往往也提示该部位的关节存在功能障碍。在肌肉触诊时我们应该注意其是否存在压痛、结节、条索及扳机点等情况，还要注意其张力和双侧的对称性。

一、上斜方肌

1 **上端附着点**　枕外隆突外侧部，上项线内侧 1/3，全部的项韧带和第七颈椎棘突。

2 **下端附着点**　锁骨外侧部及肩胛骨肩峰部。

③ **功能**　上固定时，上提肩胛，上回旋肩胛；下固定时，头颈部后伸（双侧收缩），侧屈头颈，对侧旋转头颈（单侧收缩）。

④ **触诊**（图 4－23）：

（1）以触诊右侧为例，患者坐位，头转向左侧，医生站于其后方；

（2）嘱患者抗阻后伸颈部，此时上斜方肌主动收缩，尤其是上端附着点部位，若要明显感受锁骨附着部分可令患者抗阻耸肩；

（3）找到上斜方肌后嘱患者放松对其进行触诊并双侧对比。

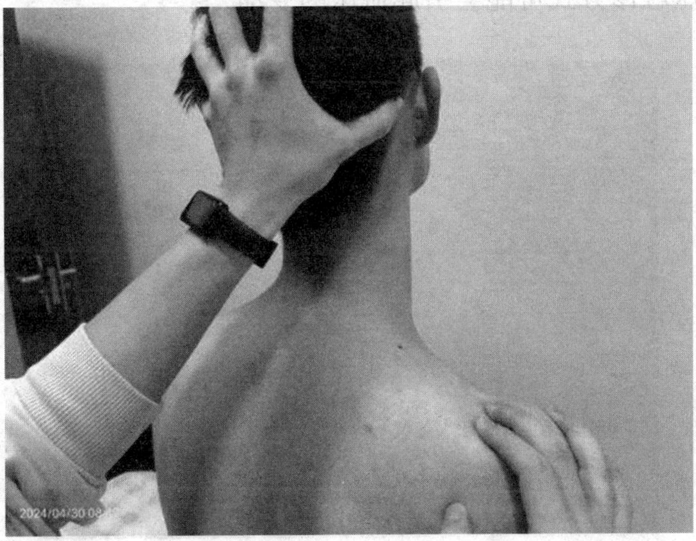

图 4－23　上斜方肌

二、胸锁乳突肌

① **上端附着点**　胸骨柄及锁骨内侧 1/3 处。

② **下端附着点**　颞骨乳突及上项线外 1/2。

③ **功能**　下固定可伸上颈椎，屈下颈椎（双侧收缩），头颈向同侧侧屈对侧旋转（单侧收缩）；上固定可上提胸骨和锁骨。

4 触诊（图4－24）：

（1）以右侧为例，患者仰卧位，头转向左侧，医生坐于头端；

（2）嘱患者将头稍抬离床面，必要时可辅助施加阻力，此时胸锁乳突肌的形状轮廓会清晰地呈现出来；

（3）用拇指及其余四指将肌肉捏起，嘱患者放松，从下往上触诊该肌肉。下端触诊时注意锁骨头与胸骨头均要触诊到；

（4）注意触诊时采用夹捏法较为安全，因为颈动脉窦位于其深层若采用按压触诊方式可能会引起血压的变动。

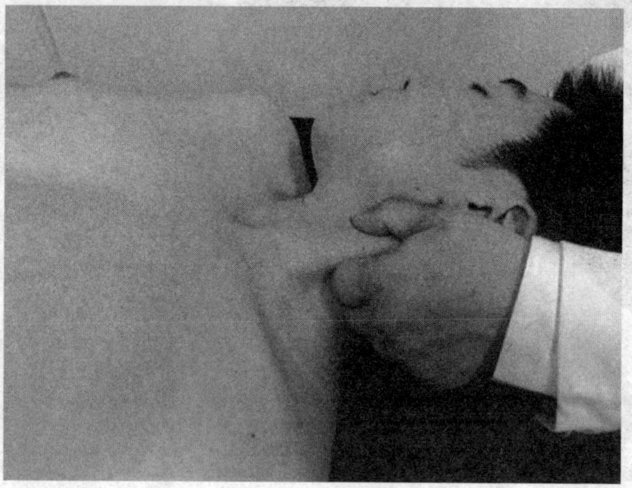

图4－24　胸锁乳突肌

三、斜角肌

1 上端附着点　①前斜角肌起于C3～C6横突前结节；②中斜角肌起于C2～C7横突后结节；③后斜角肌起于C5～C7横突后结节。

2 下端附着点　①前斜角肌止于第一肋骨内上缘；②中斜角肌止于第一肋骨外上缘；③后斜角肌止于第二肋骨外面。

③ **功能** 下固定前中斜角肌屈曲颈椎（双侧收缩）；侧屈颈部，对侧旋转颈部（单侧收缩）；上固定上提第1、第2肋骨。

④ **触诊**（图4－25）：

（1）以触诊右侧为例，患者仰卧位，医生坐于其头侧；

（2）嘱患者向右侧屈同时抗阻，触诊手先找到关节柱上端，沿斜角肌的走行进行触诊，注意前斜角肌下端位于胸锁乳突肌锁骨头的后缘，令患者短促吸气同时上提肋骨可明显感到斜角肌的收缩；

（3）找到斜角肌后，嘱患者放松，再对斜角肌进行触诊；

（4）注意触诊时患者出现臂丛刺激症状时要轻柔。

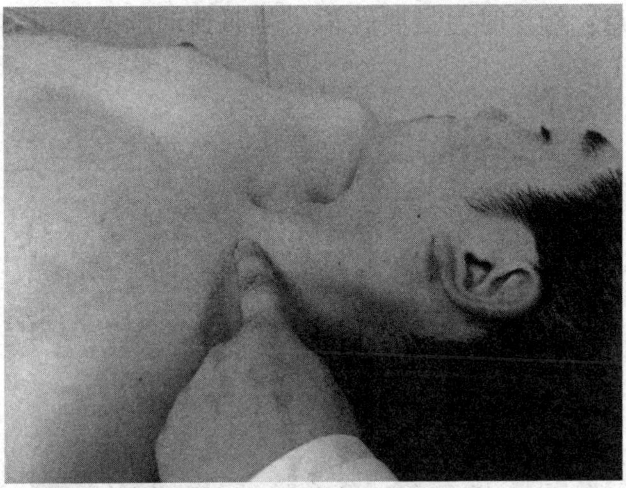

图4－25　斜角肌

四、颈长肌与头长肌

① **颈长肌** 位于C1～T3。

下端附着点：下端椎体的横突和椎体前表面。

上端附着点：上端椎体的横突和椎体前表面。

2 头长肌

下端附着点：C3～C5 的横突。

上端附着点：枕骨部。

3 功能 屈曲头颈部；维持颈椎的稳定性。

4 触诊（图 4－26）：

（1）以触诊右侧为例，患者仰卧位，医生坐于其头侧；

（2）触诊手置于胸锁乳突肌和甲状软骨中间，轻轻向下按压直到触到坚硬的椎体；

（3）嘱患者抬头即可感觉到靠近椎体部位的肌肉收缩，令患者放松沿着椎体向上下方向触诊；

（4）注意：触诊时力量要轻柔，若遇到动脉搏动可将其推向一边切勿按压。

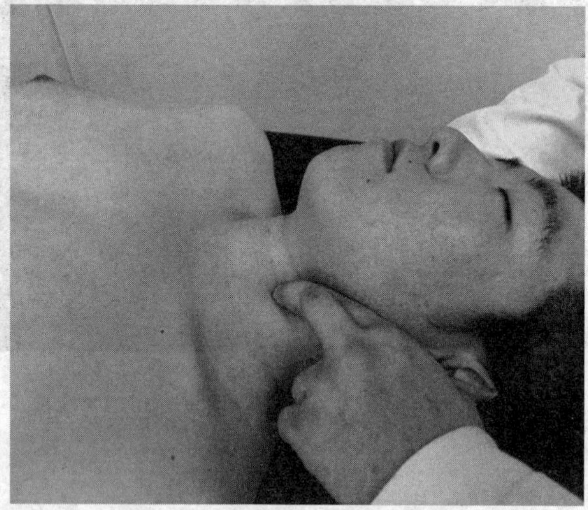

图 4－26 颈长肌与头长肌

五、肩胛提肌

1 下端附着点 肩胛内上角。

2 **上端附着点** C1～C4 的横突。

3 **功能** 上固定时，上提及下回旋肩胛骨；下固定时，颈部后伸（双侧收缩）、侧屈并同侧旋转颈部（单侧收缩）。

4 **触诊**（图 4－27）：

（1）以触诊右侧为例，患者坐位，医生站于其右侧或右后侧；

（2）嘱患者将右手放在腰部，医生触诊手置于上斜方肌前缘（肩胛内上角上方区域），令患者提起肩胛内上角，此时触诊手可触及肩胛提肌的收缩，循着肌肉一直触诊到横突部位；

（3）确定肌肉位置后令患者放松，再触诊肩胛提肌。

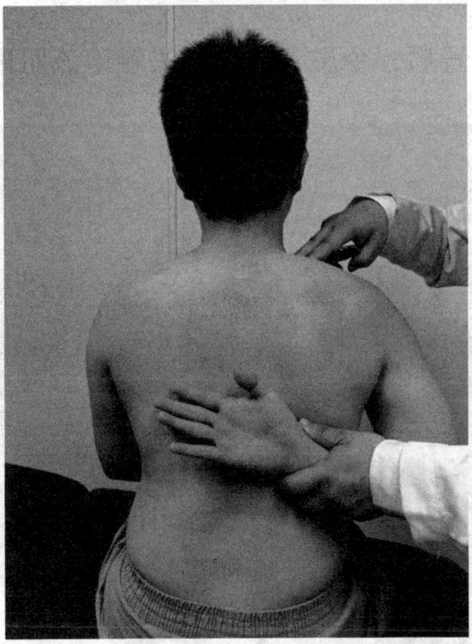

图 4－27 肩胛提肌

六、头夹肌

1 **下端附着点** C3～C6 区域项韧带及 C7～T4 的棘突。

② **上端附着点** 枕骨上项线外侧 1/3 及乳突。

③ **功能** 后伸头颈（双侧收缩）；侧屈并同侧旋转头颈（单侧收缩）

④ **触诊**（图 4－28）：

（1）以触诊右侧为例，患者坐位，医生站其后方；

（2）嘱患者头颈转向右侧，触诊手置于上项线外侧下缘，胸锁乳突肌后方；

（3）令患者后伸抗阻，此时触诊手会感觉到该肌肉的收缩。肌肉的下方部分被斜方肌覆盖，可让患者反复地抗阻-放松去感觉这部分肌肉；

（4）确定其位置后，令患者放松再去触诊该肌肉是否存在异常。

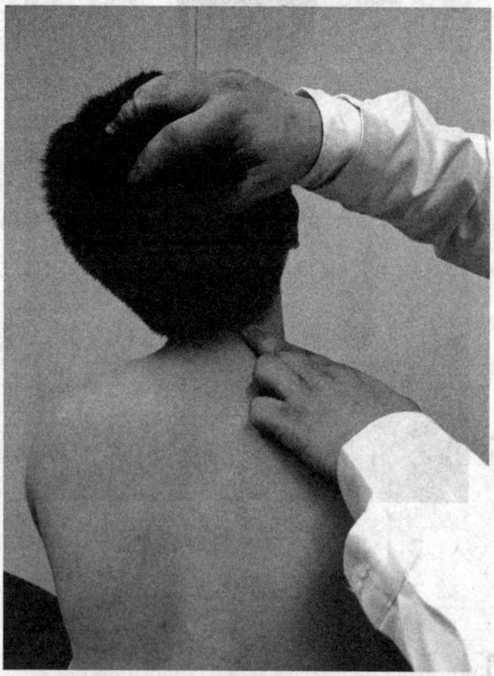

图 4－28 头夹肌

七、枕骨下肌群

1 头后大直肌

(1) 下端附着点：C2 棘突。

(2) 上端附着点：下项线外侧。

2 头后小直肌

(1) 下端附着点：C1 后结节。

(2) 上端附着点：下项线内侧。

3 头下斜肌

(1) 下端附着点：C2 棘突。

(2) 上端附着点：C1 横突。

4 头上斜肌

(1) 下端附着点：C1 横突。

(2) 上端附着点：上下项线间的枕骨外侧部。

5 功能　作为一个肌群以调整寰枕关节及寰枢关节的运动。

6 触诊（图 4－29）：

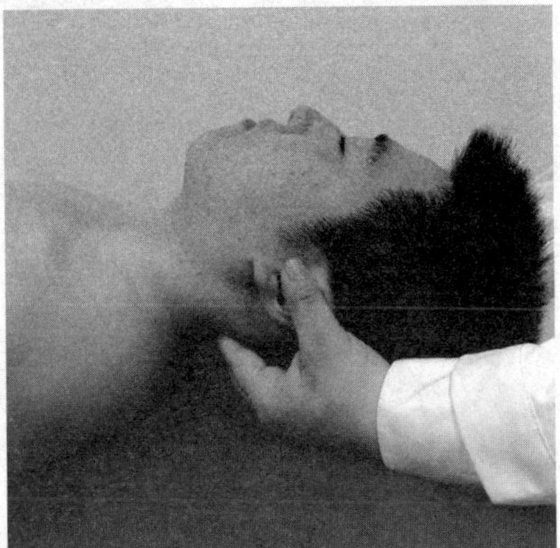

图 4－29　枕突下肌群

（1）以触诊右侧肌群为例，患者仰卧位，医生坐于其头侧；

（2）医生左手将患者头部置于轻度后伸的位置，以使浅表肌肉放松，右手触诊手指置于C2棘突外上侧以触诊头后大直肌，垂直于肌纤维方向进行触诊，可嘱患者轻轻做头前引的动作，或左右转动眼球均可明显感觉到其收缩，头后大直肌较易触诊。头后小直肌以同样的方式进行触诊。触诊头下斜肌时触诊手指置于C2棘突与C1横突之间，嘱患者转动眼球或头部向右旋转可触及其收缩。头上斜肌较难触诊，若要触诊可将触诊手置于头后大直肌的止点的外侧缘，以同样的方式进行触诊；

（3）当找到肌肉位置时，嘱患者放松再触诊其是否存在异常。

第五章　颈肩姿势评估

一、姿势定义

姿势是描述人体维持和保证功能状态的空间位置，是保持身体稳定和调整肢体摆放位置来适应环境的外在表现。

二、标准姿势

理论上标准的姿势是指身体各个部位维持在相对平衡的位置上，身体的骨骼有正确的排列顺序，软组织不需要提供额外的张力，肌肉也不需要增加额外的做功使姿势改变，主要靠韧带和深层骨骼肌来维持关节稳定。标准姿势中，脊柱存在正常的 4 个弯曲，称为生理性弯曲，即稍向前的颈曲、稍向后的胸曲、较明显向前的腰曲和较大幅度向后的骶曲，正常的生理曲度不仅可以减轻震荡、保护脏器，还有辅助维持人体重心的作用。

当观察标准姿势时，一般根据铅垂线作为参考线，铅垂线是根据重力方向垂直向下的原理制成的。在评估标准姿势时，铅垂线可以作为不同个体的统一参考，一般使用网格测量纸作为背景来进行姿势的评估。身体和铅垂线的偏差主要用轻微、中度或过度来描述，常规检查中不太会精确到具体角度。大多数人的姿势都会存在轻微偏差，属于正常现象。但由于个体原因以及外在因素影响，身体的位置会随时进行调整来维持各种生理上的代偿功能，所以理想上的标准姿势几乎不太可见。

标准姿势下，头、颈、肩、上背部的位置也会有其各自特征。

头颈部的理想排列，是在最小肌肉受力作用下将头部维持在平衡位置。从前面观察，眼睛平视时头部处于水平位置。从侧面观察，参考线恰好经过耳垂，并且颈部呈现出正常的向前弯曲形态。从后面观察，参考线与头部的中线和颈椎棘突相吻合。标准姿势下的头颅状态，头部不向上下屈伸，不向单侧倾斜或旋转，下颌也不回缩，颈部肌肉承受最少应力。良好平衡的直立站姿可以使胸廓和上背部处于维持呼吸器官最佳功能的位置。

肩部的理想排列，肩胛骨贴合胸壁，从侧面观察参考线途经肩关节。并且肩胛骨和上背部的位置也决定手臂和肩部的位置，从后面观察，两侧肩胛骨内侧缘距离脊柱位置相近，肩峰也是等高。

上背部的理想排列，胸段脊柱稍向后凸，上背部的理想排列对于头颈部的良好姿势来说必不可少。当然，胸椎位置也受下背部和骨盆位置的影响，胸椎的理想位置依赖于腰椎和骨盆的理想排列状态。

标准姿势可以让身体各个关节受力均匀，且应力相对较小，不会让其他关节代偿承受过多重量，从而避免身体功能障碍和疾病的产生。

三、异常姿势

当头颈位置过度偏离铅垂线时就会表现出异常姿势体态，较为常见的就是头部的倾斜旋转，或是肩膀的下垂前缩、耸肩、圆肩、驼背、颈胸椎生理曲度变化等。在坐位或者站立位时，如果上背部呈圆肩姿势，这时候头颈部位置也会出现代偿性改变，头部为了保持颈部处于正常的前凸，就会相对于正常位置向前倾斜。因此，错误的上背部排列不利于头颈部的正常姿势位置，也会相互影响。同样，错误的肩胛骨位置也对肩部位置存在不利影响，盂肱关节紊乱容易引起慢性损伤和疼痛。

由错误姿势导致身体力学改变而引起的疼痛症状较为常见，姿势性疼痛开始的方式和症状的严重程度也是极其多变的。异常姿势会导致疼痛，而疼痛导致的姿势代偿又会造成保护性肌肉痉挛或僵硬，需要进行准确的姿势评估来指导治疗。常见导致异常姿势的原因包括，①结构性因素：如脊柱侧弯、结构性的长短腿、骨质增生。②年龄因素：不同年龄体态差异较大。③不良习惯因素：如长期伏案工作，跷二郎腿，长时间低头看手机。④病理因素：如长时间抑郁情绪会形成低头垂肩的习惯性姿势，强直性脊柱炎或较长时间的疼痛会导致特定的异常姿势。

四、姿势评估

为指导治疗，快速获得方案，姿势评估必不可少。对患者进行动静态姿态评估和肌肉骨骼系统解剖学的功能分析，可以为治疗提供很多有价值的信息，例如关节位置、肌肉力量、张力及特定动作模式等。良好的身体平衡、正确的肌肉募集顺序对于动作模式的流畅高效不可或缺，人体动静态姿势的异常与骨骼肌募集和协调能力的失衡与受损有关，都会表现出错误的动作模式。

评估静态姿势时，往往选取站立位，并从正面、侧面、后面进行观察。提到“面”的概念就不得不介绍下空间维度的三个互相垂直的参考平面，即冠状面、矢状面和水平面。冠状面是人体左右方向垂直延伸，名字来源于颅骨的冠状沟方向，将人体分为前后两部分。矢状面是从前向后方向的垂直延伸，来源于颅骨的矢状沟方向，正中矢状面将人体分为左右相等两部分。水平面即与地面平行，将人体分为上下两部分。三个参考平面在身体盆腔中段相交的点是重心，重心是每个个体由众多的受万有引力定律吸引的微粒构成，重力线就是通过重心的垂直线。正常重力是通过被动的韧带张力和深层骨骼肌主动激活产生的力矩得以均衡，并使压力均匀地分布在负重面上。过度的拉力施加于韧带和肌肉或异常的负重面都将影响重力线的位置，从而改变人体的姿势。在姿势出现异常的情况下，错误的关节排列可能会导致骨骼、肌肉和韧带承受过大的压力和张力，发生慢性损伤和疼痛。

动态姿势的评估，主要观察关节活动度和检查肌肉长度、测试肌肉力量等。姿势出现异常，说明相应的肌肉骨骼负荷超出正常生理范围限制，骨骼发生结构性改变，肌肉发生张力升高和/或力量下降等功能性改变。在正常的姿势中，为了身体保持平衡稳定状态，主动肌和拮抗肌各有不同的作用方向。关节活动度降低两级、肌肉长度不一、肌肉力量减少等可以表明骨骼、肌肉、关节、韧带存在过度的应力和张力。相应的肌肉会有拉长或缩短，肌肉短缩会使肌肉的起、止点紧密靠近，肌肉拉长会使肌肉的起、止点分离，肌肉维持在短缩状态会引起肌肉适应性短缩，维持在拉长状态的单关节肌肉会发生拉伸无力。

五、姿势和骨骼肌关系

肌肉组织的变化与骨骼位置的变化都在相互联系，姿势评估就是通过观察身体的肌肉组织去评估骨骼结构的位置，观察骨骼结构的位置来评估肌肉组织的功能变化。

骨骼肌的主要功能是在中枢神经系统的支配下产生和控制运动，稳定及保护关节。损伤、慢性过度使用、病理因素和久坐习惯等引起的运动系统的功能紊乱通常会导致骨骼肌功能发生改变。此外，关节功能紊乱导致骨骼肌功能发生变化，通常表现出肌肉抑制或痉挛，随之发生运动表现和姿态控制能力下降。

骨骼肌失衡时在静止状态下肌张力会发生变化，从而导致人体姿势改变。通过对骨骼肌状态的分析，能够清晰理解运动系统的状态及其与患者症状的关系。而分析姿势与骨骼肌的关系时，要观察骨骼肌的对称性、形态和张力，因为在静态下能观察到肌肉过度激活、紧张、肥大或挛缩、薄弱和抑制的情况。

因此姿势评估可以快速找到异常姿势的骨骼肌功能问题，配合动作模式和精确的触诊，可为解决姿势异常导致的骨骼肌问题提供坚实保障。

六、静态姿势评估

（一）冠状面

1 头颈部倾斜

【评估方法】

后面观察：耳垂高度，两侧是否等高（图 5－1）；

前面观察：头部的位置是否使得鼻位于中线，与胸骨柄及剑突连成一线，或是偏离中线（图 5－2）。

【姿势异常与肌肉功能】

耳朵高度双侧不等高或鼻位偏离中线提示头颈部侧倾，该异常姿势可能是由于倾斜侧的肌肉短缩所导致，对侧肌肉容易被拉长。比如头颈部倾斜到左侧，则左侧上斜方肌容易紧张，同时左侧肩胛提肌、胸锁乳突肌和斜角肌也可能较对侧存在短缩情况。

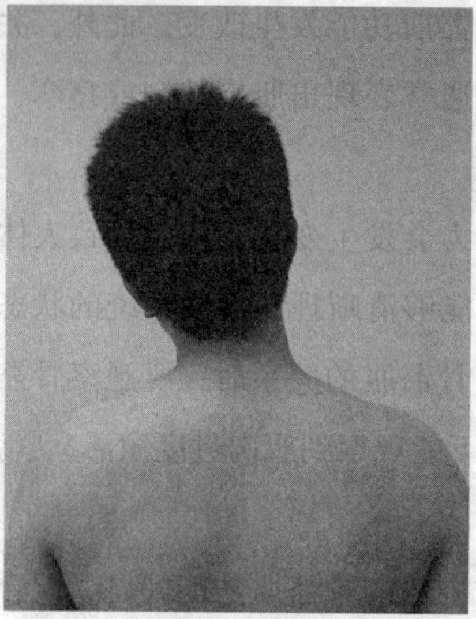

图 5-1 后面观察头颈部倾斜

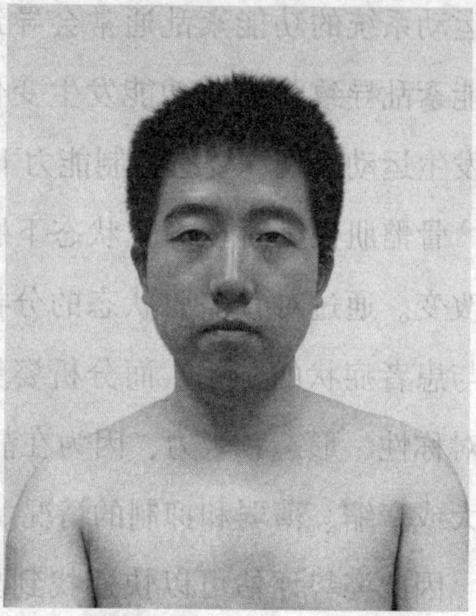

图 5-2 前面观察头颈部倾斜

② 颈椎序列

【评估方法】

后面观察：轻轻触诊颈椎棘突，用标记笔画出大致虚线，观察颈椎排列（图 5-3）；

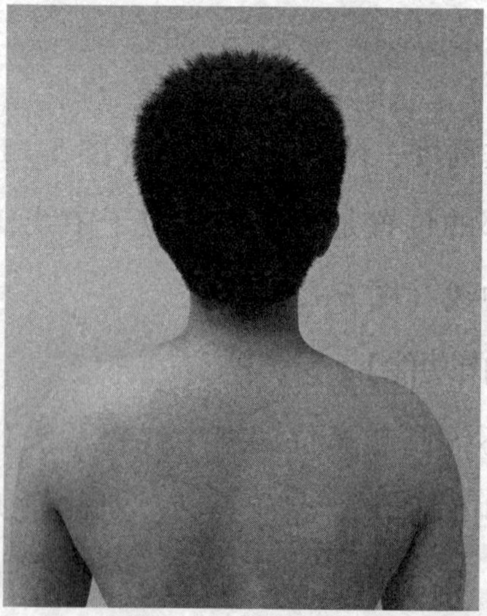

图 5-3 后面观察颈椎排列

【姿势异常与肌肉功能】

颈椎排列不整齐是较为普遍的正常现象，触诊判断容易因为骨骼结构和肌肉厚度等存在差异，需要由影像学检查来确定姿势异常是否由颈椎关节紊乱错位导致。

3 肩膀高度

【评估方法】

后面观察：两侧肩峰或肩胛下角水平是否等高（图 5－4）；

前面观察：两侧肩峰或锁骨水平是否等高，也可以观察两侧斜方肌面积是否存在大小差异（图 5－5）。

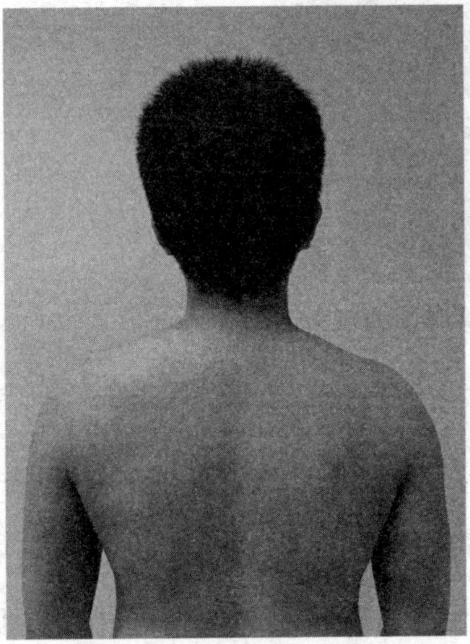

图 5－4　后面观察肩膀高度

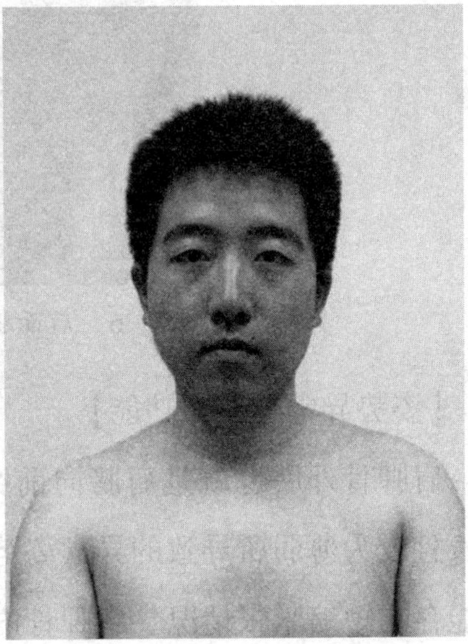

图 5－5　前面观察肩膀高度

【姿势异常与肌肉功能】

惯用手的肩膀高度比另一侧稍低是常见现象，容易伴有轻微向内侧旋转的情况。一侧肩膀高可能是由于肩胛提肌和上斜方肌短缩导致，同时也可能是较低侧肩膀的前锯肌、下斜方肌和背阔肌短缩紧张导致。

4 肩胛骨内收外展

【评估方法】

后面观察：根据肩胛骨内侧缘与脊椎的相对位置，判断肩胛骨是否有相对内收或外展的情况（图5-6）。

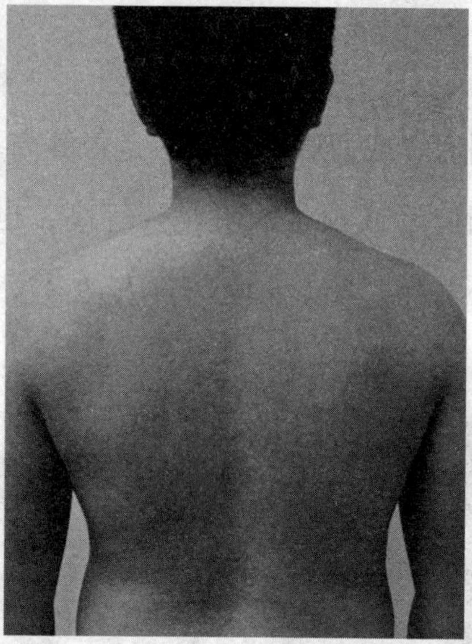

图5-6　后面观察肩胛骨内收外展

【姿势异常与肌肉功能】

肩胛骨外展也就是肩膀向前突出，通常可能是菱形肌和中斜方肌较长且较为薄弱所导致的异常姿势，同时前锯肌和胸小肌也参与其中，可能存在短缩紧张情况。肩胛骨内收也就是肩膀后缩的情况相对少见，出现较多的就是军人站姿（抬头挺胸、肩膀往后下方压）的时候，这就是由于双侧菱形肌和斜方肌主要发力所导致。

5 肩胛骨旋转

【评估方法】

后面观察：肩胛骨内侧缘、下角与脊椎的关系，向上旋转描述肩胛窝向上的位置，向下旋转描述肩胛窝向下的位置（图5－7）。

【姿势异常与肌肉功能】

肩胛骨向上旋转时，上角内收和下角外展，内侧缘会远离脊椎，提示小菱形肌、肩胛提肌和上斜方肌紧张发力，大菱形肌、前锯肌、下斜方肌较弱则被拉长。肩胛骨下回旋时，上角外展和下角内收，内侧缘会向脊椎内收，提示大菱形肌、前锯肌、下斜方肌较为紧绷短缩，而肩胛提肌、小菱形肌和中上斜方肌较弱被拉长。

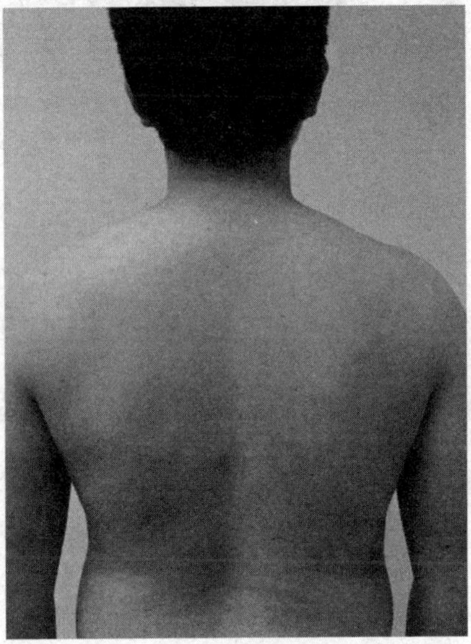

图5－7　后面观察肩胛骨旋转

（二）矢状面

1 头前倾

【评估方法】

侧面观察：若头部超过人体重心的垂直线，提示头前倾（图5－8）。

【姿势异常与肌肉功能】

头往前倾的异常姿势往往会影响颈椎和胸椎，甚至伴有颈椎生理曲度变直或反弓，因为头颈部朝前的缘故，颈部伸展肌群如上斜方肌和肩胛提肌等容易因力量薄弱被拉长而张力增高，颈部屈曲肌群如胸锁乳突肌、斜角肌和枕下肌群则容易短缩紧张。

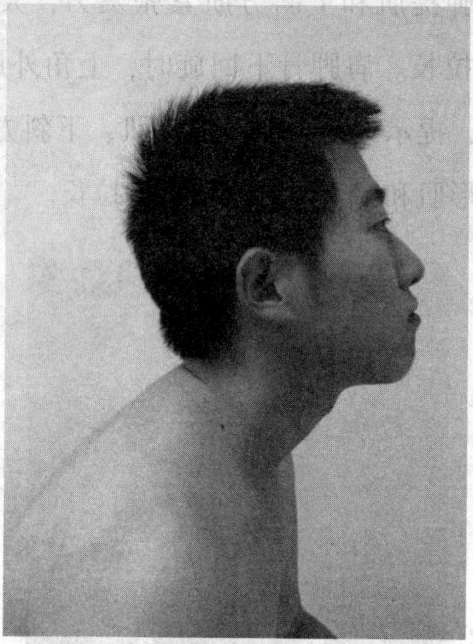

图 5-8　侧面观察头前倾

2 颈椎曲度

【评估方法】

侧面观察：颈椎前凸弧度是否正常或过大，下颌与颈部夹角是否过大，头是否向上向后抬起（图 5-9）。

【姿势异常与肌肉功能】

颈椎前凸角度增加，可能是由于颈部屈曲肌群薄弱而伸展肌群短缩。此类异常姿势可能与胸椎后凸增加有关，胸椎后凸与肋间肌、胸小肌及肩内收和内旋肌群缩短会导致胸腔变小，而胸椎伸展肌群和中下斜方肌相对薄弱。

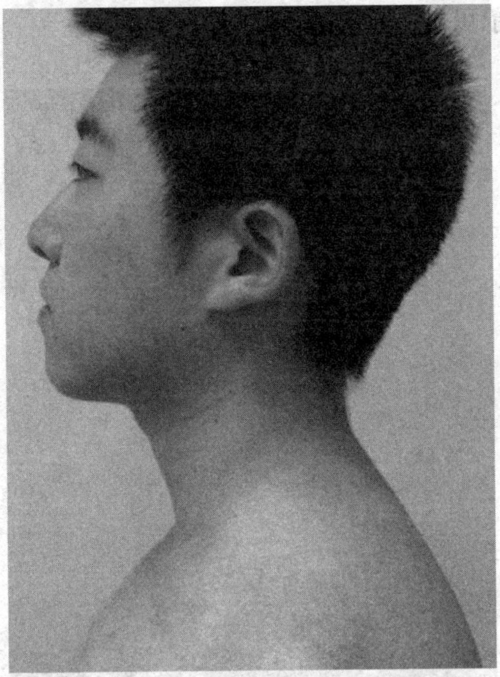

图 5－9 侧面观察颈椎曲度

③ 圆肩

【评估方法】

侧面观察：两侧肩胛骨和肱骨位置是否前移（图 5－10）。

【姿势异常与肌肉功能】

圆肩通常和驼背姿势有关，多是由于前胸和肱骨内旋肌群较为紧张短缩导致，常伴有肩胛骨的前倾或上旋。圆肩的异常姿势容易出现上交叉综合征，中下斜方肌、菱形肌、前锯肌、颈深屈肌及斜角肌趋于薄弱与受抑制，而上斜方肌、肩胛提肌、胸大肌、胸小肌及颈伸肌趋于紧张和挛缩。同时会发生头前倾、颈椎曲度变直等改变，容易导致枕部伸肌群紧张，枕骨后旋与颈椎伸展，寰枕间隙变窄。此外，肩胛骨内旋时，从前面或者后面也可以观察到手掌和手背方向位置的改变，前面观察时可以看到更多的手背表面，从后面则观察到更多的手掌表面，这也提示可能是圆肩表现。

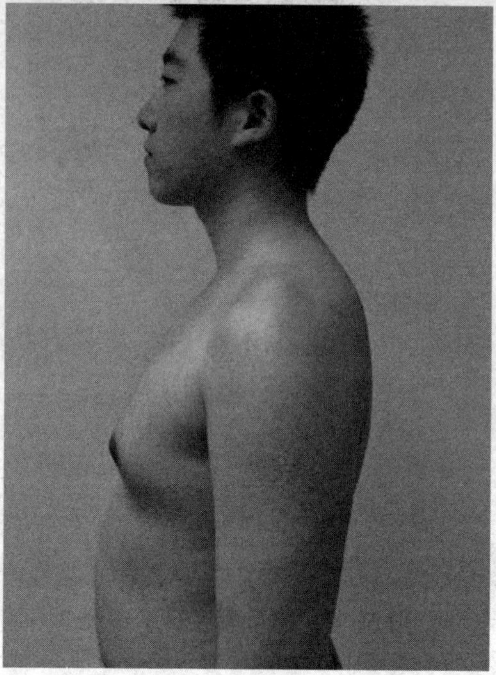

图 5－10　侧面观察圆肩

4 驼背

【评估方法】

侧面观察：颈胸结合段，即第 7 颈椎和第 1 胸椎交接处，观察是否有软组织增生（俗称富贵包）；或观察胸椎弧度是否过大（图 5－11）。

【姿势异常与肌肉功能】

严重的胸椎角度后凸姿势异常与胸肌缩短和肋间肌收紧有关，胸部容积变小也会导致呼吸变浅，胸椎伸展肌、中下斜方肌和菱形肌都有可能存在薄弱被拉长的情况。而驼背时常伴随肱骨前移内旋导致的圆肩出现，除胸肌外，上斜方肌、肩胛提肌以及肩胛下肌也容易紧张收缩，前锯肌则相对薄弱。

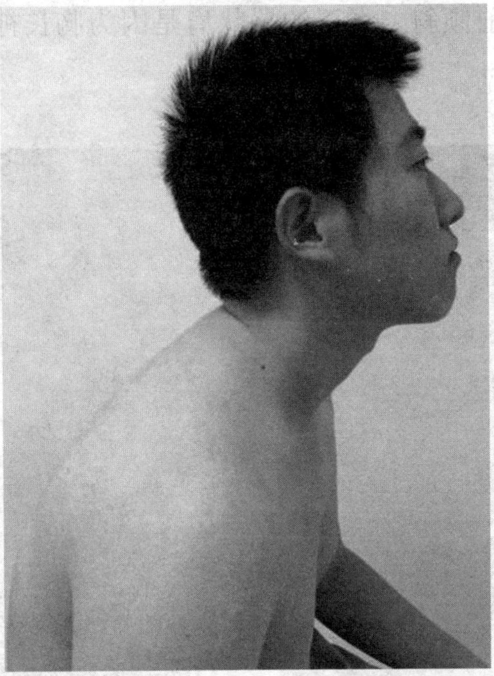

图 5－11　侧面观察驼背

此外，胸椎后凸角变小的姿势，即后背过于平坦而没有正常生理弧度，可能由于过大的柔软度或活动度导致，与长期保持笔直站立或坐立姿势有关，还有可能是由于脊柱侧弯导致的胸椎曲度代偿变化。

5 翼状肩

【评估方法】

后面观察：肩胛骨内侧缘和下角背离肋骨缘翘起（图 5－12 示例无翘起）；

侧面观察：肩胛骨向前方倾斜，肩胛下角凸起（图 5－13 示例无凸起）。

【姿势异常与肌肉功能】

翼状肩是指肩胛骨背离肋骨缘翘起，常伴肩胛下角突起，主要由于前锯肌无力导致，而附着于肩胛骨前方的胸小肌等肌肉短缩紧张，就会使肩胛骨向前倾斜。真正的翼状肩是因为胸长神经或前锯肌受损导致，并不很常见。

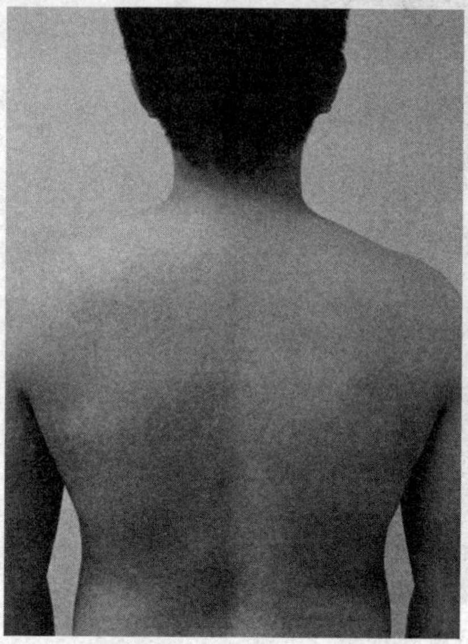

图 5-12　后面观察翼状肩

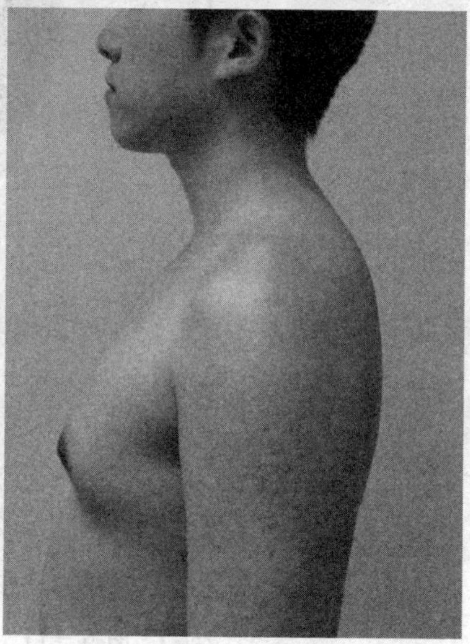

图 5-13　侧面观察翼状肩

（三）水平面

头颈部旋转

【评估方法】

后面观察：耳朵或下颌骨位置，是否有一侧耳朵或面颊较另一侧露出更大面积（图 5-14）；

前面观察：耳朵或两侧面颊裸露位置，判断头颈部是否有旋转（图 5-15）。

【姿势异常与肌肉功能】

头颈部旋转异常姿势可能是由于胸锁乳突肌和斜角肌紧张所导致，如果头颈部向左侧旋转，提示右侧胸锁乳突肌和左侧斜角肌可能较为紧张，左侧肩胛提肌和头夹肌、颈夹肌也可能短缩紧张。

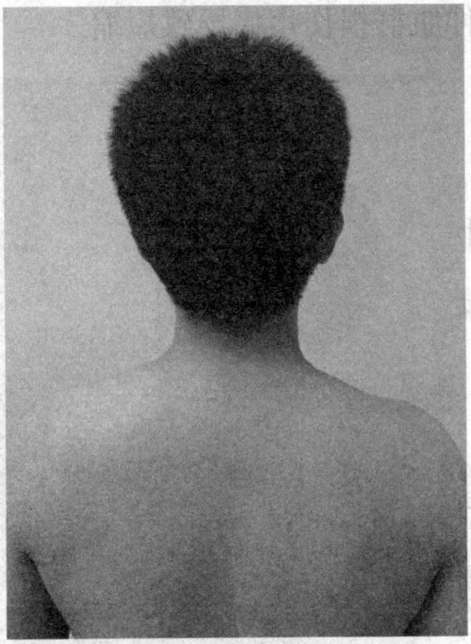

图 5－14 后面观察头颈部旋转

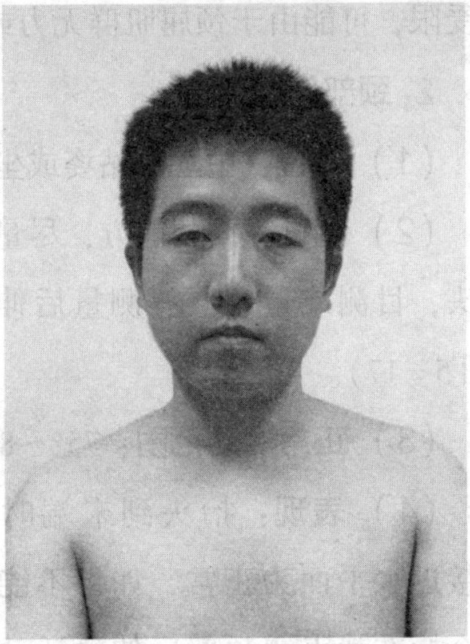

图 5－15 前面观察头颈部旋转

七、动态姿势评估

（一）关节活动度

1 颈部屈曲评估

（1）体位：中立位站姿或坐姿。

（2）测试：面朝前方，尽量向下低头，目测或量角器等测量屈曲角度（图 5－16）。

（3）正常活动范围：45°～50°。

（4）表现：到末端时下颌可以接近锁骨为正常，因为这时颈部屈曲角度接近它的正常活动范围，如果不能达到这个标准就表示颈部屈曲的活动

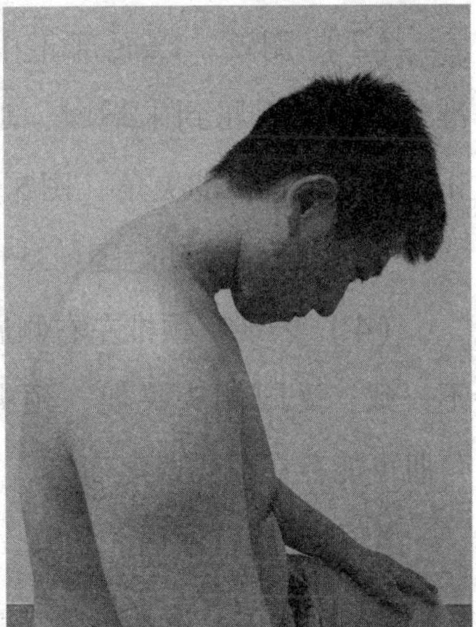

图 5－16 颈部屈曲

度受限，可能由于颈屈肌群无力或后伸肌群损伤疼痛导致短缩。

2 颈部伸展评估

（1）体位：中立位站姿或坐姿。

（2）测试：面朝前方，尽量向上抬头，目测或量角器等测量后伸角度（图5－17）。

（3）正常活动范围：75°～80°。

（4）表现：抬头到末端时面部能接近水平面为正常，如果不能达到这个标准就表示颈部后伸的活动度受限，可能由于颈伸肌群无力或损伤疼痛。

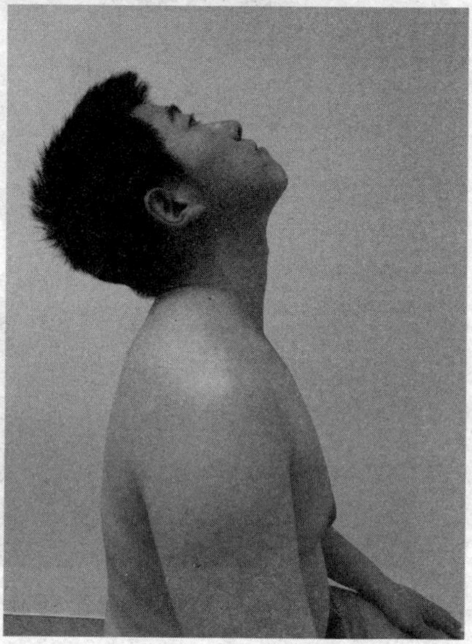

图5－17　颈部伸展

3 颈部侧屈评估

（1）体位：中立位站姿或坐姿。

（2）测试：以面部正中线为基准，当颈椎侧屈到末端时，观察面部正中线与垂直线的夹角（图5－18）。

（3）正常活动范围：35°～40°。

（4）表现：颈椎左右侧屈活动度不一致，受限侧头夹肌、颈夹肌、斜角肌可能存在损伤或疼痛。

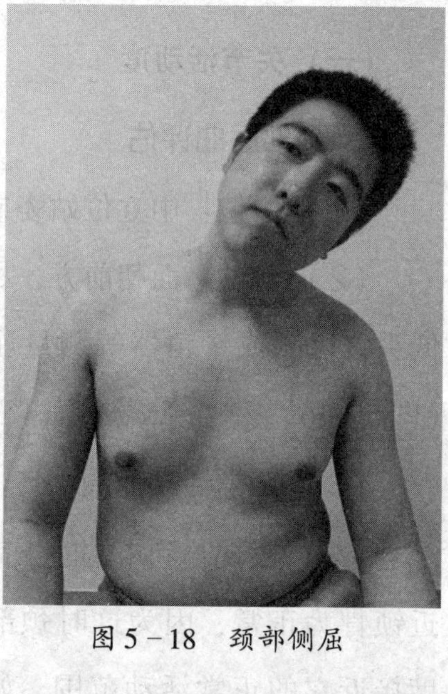

图5－18　颈部侧屈

4 颈部旋转评估

（1）体位：中立位站姿或坐姿。

（2）测试：躯干保持不动，将面部转向一侧，如果鼻尖能到锁骨

1/2 的正上方，就表示正常（图 5－19）。

（3）正常活动范围：80°。

（4）表现：颈部旋转功能是一项与人体视听觉密切相关的重要运动功能，约有 1/2 的旋转活动度是由寰枢关节复合体提供。达不到这个标准说明活动受限，可能由于对侧肌肉不能被过度拉长或同侧肌肉无法激活收缩导致。旋转同侧参与收缩肌肉有肩胛提肌、后斜角肌、头最长肌和头夹肌；对侧参与肌肉有胸锁乳突肌、前斜角肌、头半棘肌和上斜方肌。如果患者是向左侧旋转受限表现为左侧疼痛，则患者首先为左侧肌肉损伤；向左侧旋转拉长了向右侧旋转的肌肉，所以该患者为左侧的，功能为向右侧旋转的肌肉损伤。可根据肌肉功能锁定为左侧的上斜方肌、头半棘肌、前斜角肌和胸锁乳突肌损伤。

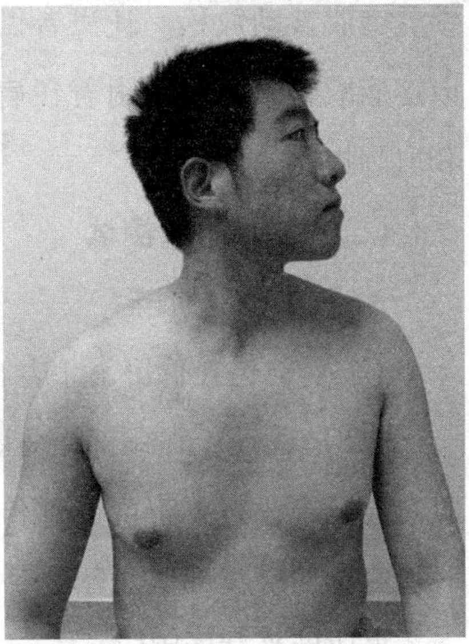

图 5－19　颈部旋转

5 肩关节上抬

（1）体位：中立位站姿或坐姿。

（2）测试：做耸肩动作（图 5－20）。

（3）表现：耸肩后，肩胛骨和锁骨被动抬高，附着在肩胛骨上的肩胛提肌和附着在锁骨上的上斜方肌、胸

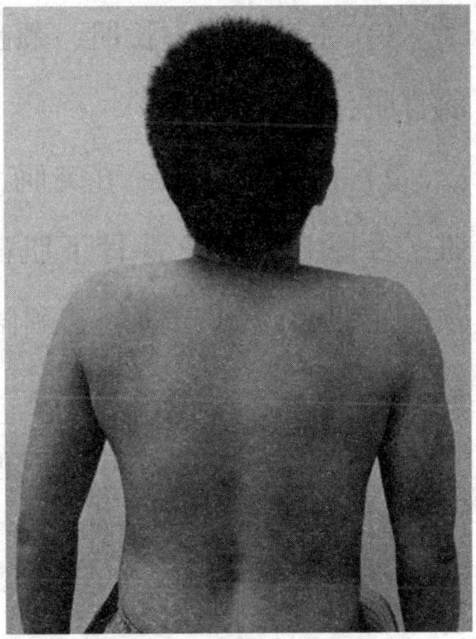

图 5－20　肩关节上抬

锁乳突肌被动放松。让患者做活动受限或疼痛的动作，如果活动改善或疼痛减轻，说明是附着在肩胛骨和锁骨上的肌肉损伤，即上斜方肌和肩胛提肌的损伤。

（二）肌肉力量测试

1 颈椎屈曲肌群

（1）体位：仰卧，手臂自然放松置于身侧。

（2）固定：在颈部屈曲肌群收缩将头抬离床面之前，前侧的腹部肌肉会配合，需要将由胸部传来的前屈力量传至骨盆，保持躯干的相对稳定。如果腹部肌力不足，测试者可以在胸部施加一个垂直向下的力，来协助受试者固定。

（3）测试：嘱受试者在收缩下颌，尽量靠近胸骨的同时，将头抬离床面（图 5－21）。

（4）压力：施加压力方向与头抬起方向相反。

（5）肌肉：

1）主动肌：头长肌、颈长肌、头前直肌；

2）协同肌：胸锁乳突肌、前斜角肌、舌骨上肌群及舌骨下肌群。如果颈前屈肌力量过于薄弱，颈阔肌也会参与。

（6）表现：肌力不足：使颈椎过度的前凸，导致头向前伸姿势。

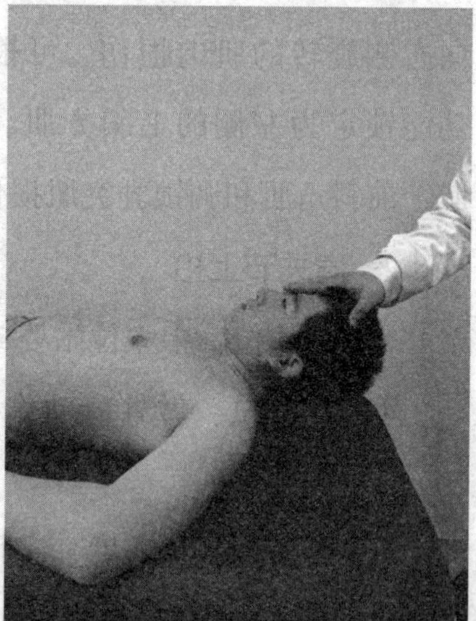

图 5－21　颈椎屈曲肌群

2 颈前外侧屈肌

（1）体位：仰卧，将手与肘自然

放置于头两侧。

（2）固定：如果腹部肌力不足，可以通过胸部施加一个垂直向下的力量来协助受试者。

（3）测试：嘱受试者颈部向前外侧屈曲（图5-22）。

（4）压力：将手放在对侧颈部，施加与头部运动相反方向的力。

（5）肌肉：胸锁乳突肌和斜角肌。

（6）表现：

1）肌力短缩：右侧胸锁乳突肌挛缩可致右侧斜颈，表现为脸转向左侧，而头朝右侧倾斜（侧屈）。长期姿势不良或头部长期固定，胸锁乳突肌会保持短缩姿势，导致胸锁乳突肌缩短。

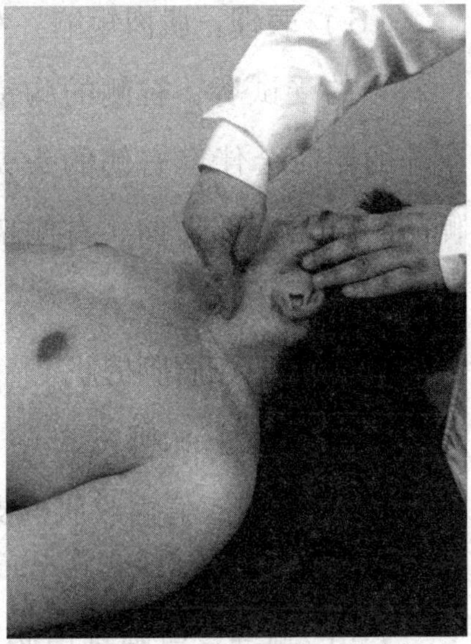

图5-22　颈前外侧屈肌

2）肌力不足：右侧挛缩性斜颈将致脊柱向左侧凸及左侧胸锁乳突肌被拉长和肌力不足，左侧挛缩性斜颈的表现则恰恰相反。

3 颈后外侧伸肌

（1）体位：俯卧，手肘自然弯曲放在检查床上。

（2）固定：无须固定。

（3）测试：颈部向后外侧伸展，逐渐将脸转向检查者一侧（图5-23）。

（4）压力：在头的后外侧部施加一个朝向前外侧方向的力。

（5）肌肉：

1）主动肌：头夹肌、颈夹肌、头半棘肌、颈半棘肌、颈竖脊肌。

2）协同肌：上斜方肌。

（6）表现：肌肉短缩：左侧挛缩性斜颈的受试者，右侧的胸锁乳突肌挛缩的同时会伴有右侧的头夹肌及左侧的斜方肌上部短缩。右侧挛缩性斜颈的表现则相反。

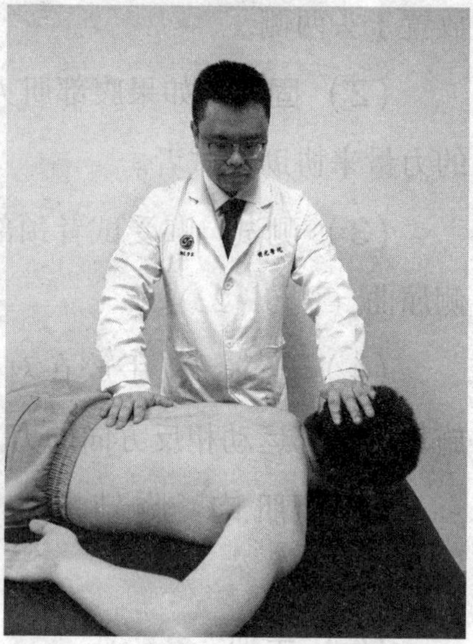

图 5－23　颈后外侧伸肌

4 菱形肌和肩胛提肌

（1）体位：俯卧位。

（2）固定：肩内收肌群支撑上臂成为杠杆。

（3）测试：肩胛骨内收及后伸，伴随肩胛下角内旋。肘部屈曲，肱骨向躯干内收并轻微后伸和外旋（图 5－24）。

（4）阻力：按压受试者肩关节，于手臂处施加使其肩胛骨外展和外旋的力。

（5）表现：

1）肌肉短缩：肩胛骨被拉至内收和后伸状态。菱形肌短缩易伴随前锯肌麻痹或无力，因为菱形肌是前锯肌的拮抗肌。

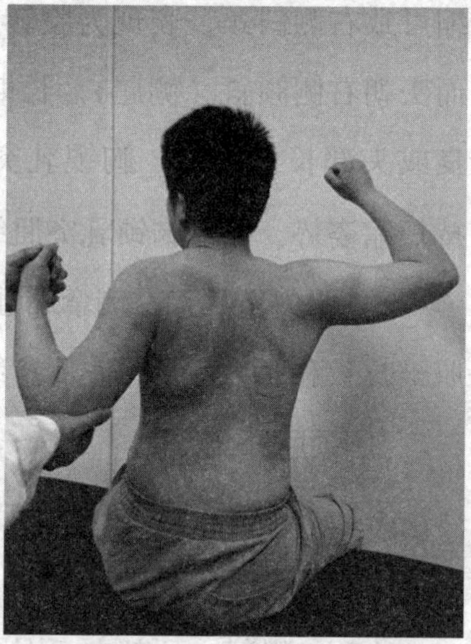

图 5－24　菱形肌和肩胛提肌

2）肌力不足：会导致肩胛骨外展，肩胛下角外旋。因菱形肌无力导致肩胛骨的稳定性变弱，从而使肱骨内收和后伸的力量受限。

5 大圆肌和肩胛下肌

（1）体位：俯卧位。

（2）固定：将待检查侧肩膀固定。

（3）测试：肱骨内旋，手置于骶髂后，做肩关节后伸和内收的动作（图5－25）。

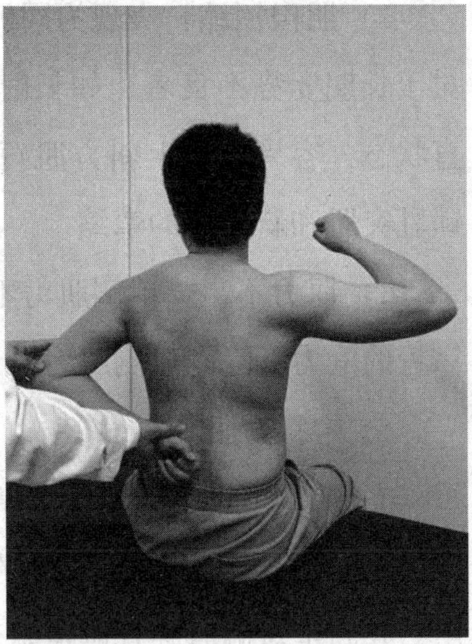

图5－25　大圆肌和肩胛下肌

（4）压力：于肘关节水平手臂处，施加相反方向的力。

（5）表现：

1）肌肉短缩：大圆肌和肩胛下肌短缩程度限制肱骨外旋和外展活动度，影响肩关节屈曲和外展过程中伴随的肩胛骨运动。

2）肌力不足：与肱骨内收和后伸一样，内旋力量减弱。

6 上斜方肌

（1）体位：坐位。

（2）固定：无须固定。

（3）测试：嘱受试者抬高肩膀，同时侧屈同侧颈部（图5－26）。

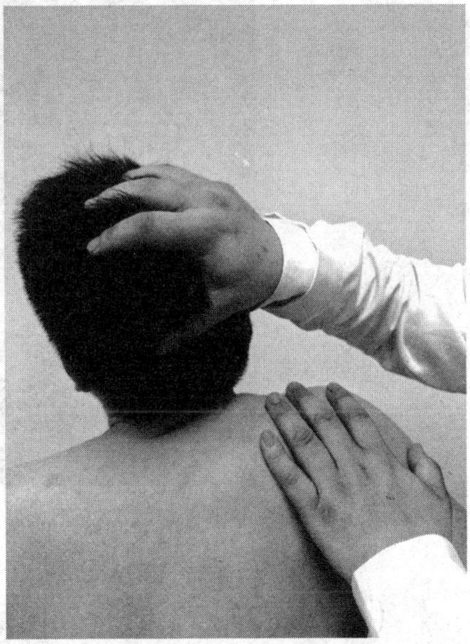

图5－26　上斜方肌

（4）压力：一只手施加使肩膀下沉的压力，另一只手在头部施加反方向的力。

（5）**表现**：

1）肌肉短缩：表现为同侧的肩膀上抬（拳击和游泳运动员常见），对于长期姿势不良者，如长时间低头伏案或者圆背，由于颈椎处于伸直状态，容易导致上斜方肌短缩。单侧的斜方肌挛缩时常伴有同侧胸锁乳突肌和斜角肌的挛缩。

2）肌力不足：单侧肌力不足时，表现为使肩峰和同侧后枕部相互靠近的能力下降。双侧肌力不足时，表现为颈后伸肌力不足。

7 中斜方肌

（1）**体位**：俯卧位，前臂伸直。

（2）**固定**：将肱骨固定在肩胛骨上，以此实现测试中上臂杠杆作用。并固定对侧肩胛骨避免躯干出现旋转。

（3）**测试**：肩胛骨内收，同时伴有向上的旋转（肩胛下角外旋）且肩部没有上提（图5－27）。

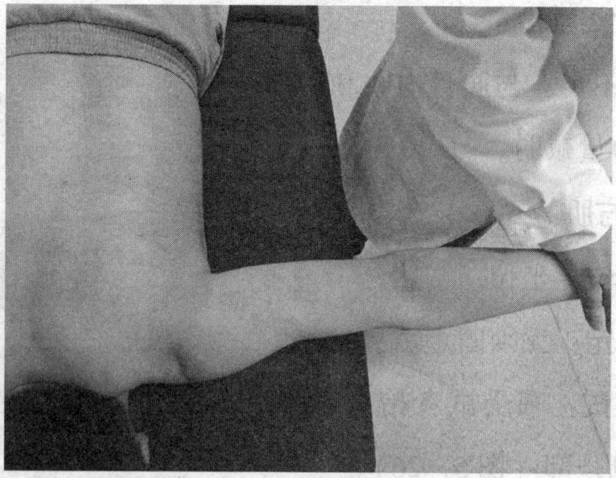

图5－27　中斜方肌

（4）**压力**：于前臂处向反方向施加阻力。

（5）**表现**：肌力不足：导致肩胛骨外展和肩关节前伸。中下斜方肌可以增强竖脊肌，肌力不足会增加驼背倾向。

8 下斜方肌

（1）体位：俯卧位，前臂伸直。

（2）固定：给予充分的外力于肩关节伸肌止点处，特别是三角肌后束固定肱骨于肩胛骨，同时施加外力于伸肘肌群，以保持前臂伸展。固定对侧肩胛骨避免躯干出现旋转。

（3）测试：肩胛骨内收下沉，肩胛下角外旋（上回旋）。上臂在对角线上方放置，与下斜方肌肌纤维走向一致。使肩关节外旋并上抬（图 5－28）。

（4）压力：于前臂处向下方施加阻力。

（5）表现：肌力不足，导致肩胛骨上提和前倾，伴随喙突的下沉。如果上斜方肌紧张，则会上拉肩胛骨，这与下斜方肌是相互拮抗的，肩押骨的抬高是下斜方肌力量不足的表现。

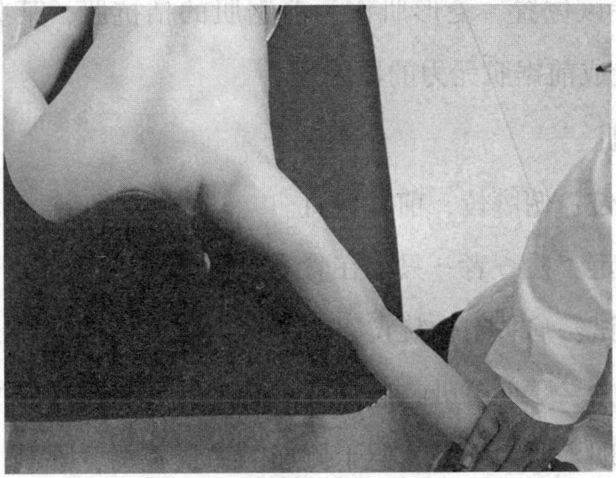

图 5－28　下斜方肌

9 前锯肌

（1）体位：坐位，前臂伸直。

（2）**固定**：躯干固定，允许受试者用一只手握住桌子。

（3）**测试**：手臂在 120°左右屈曲，在外展姿势下进行前锯肌的上旋运动（图 5-29）。

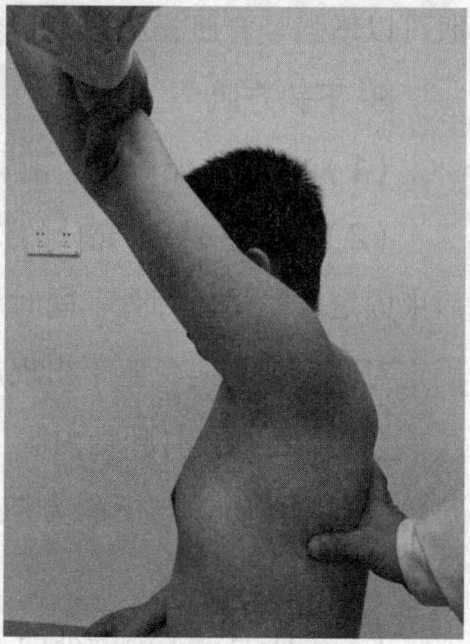

图 5-29　前锯肌

（4）**压力**：在肘关节背面，向肩关节后伸方向施加阻力，将拇指放置在肩胛骨外侧缘，在肩胛骨内旋方向上施加轻微的阻力。手的作用更多是感受肩胛骨运动而不是提供阻力。

（5）**表现**：肌力不足，难以在屈曲状态下举起手臂，导致翼状肩。如有明显无力，受试者无法保持测试的初始姿势。伴有中度或轻度无力时，当阻力施加在手臂上时，肩胛骨不能保待该位置。菱形肌作为前锯肌的拮抗肌，某些情况下菱形肌的紧张是造成前锯肌无力的原因。

10 背阔肌

（1）**体位**：俯卧位，前臂伸直。

（2）**固定**：检查者一只手在骨盆外侧施加压力。

（3）**测试**：肩关节内旋位，使上臂内收、后伸（图 5-30）。

（4）**压力**：于前臂处，施加使手臂外展和轻微屈曲的力。

（5）**表现**：肌力不足，躯干侧屈的力量减弱，限制上臂内收或躯干靠近上臂的动作。

（三）肌肉长度检查

在上臂前屈或外展动作中，肩胛和肱骨连接及肩胛骨正常的活动，

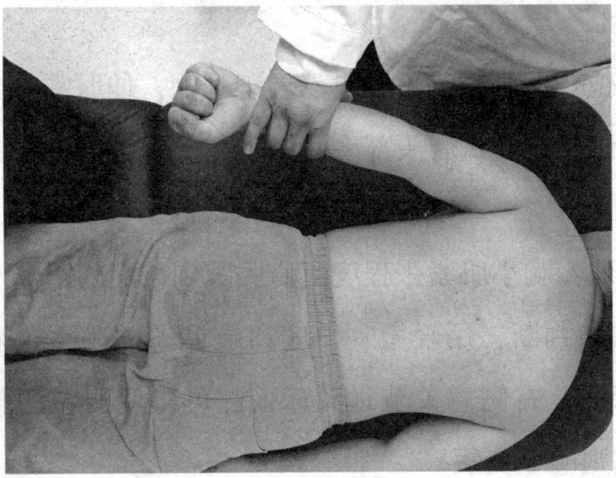

图 5－30　背阔肌

需要相关肌肉具备适宜的长度，这些肌肉包括胸大肌、胸小肌、背阔肌、大圆肌、肩胛下肌和菱形肌。

外旋的动作需要内旋肌群具有正常的肌肉长度，即胸大肌、背阔肌、大圆肌，以及肩胛下肌；内旋动作则需要外旋肌群具有正常的肌肉长度，即小圆肌、冈下肌、三角肌后束。

为正确评估不同的动作，避免躯干的代偿活动。在评估过程中，躯干的摆放位置必须标准，受试者仰卧、屈膝，下背部平躺在一个平整的表面。测试台不需要铺软垫，但可以垫薄毯为受试者提供舒适的体位。

相较于肩关节和肩胛骨真实的活动度，如果受试者的下背部与平面有弧形的空间，肩关节的屈曲和外旋幅度会更大，而内旋的活动度则可能减小。如果受试者胸部下沉，则肩关节屈曲和外旋幅度会减少，而内旋幅度较会变大。

如果受试者的躯干向被测试的对侧侧屈，即凸向被测试一侧，则外展活动度较真实准确的活动度来说会明显增加。

1 胸小肌

（1）体位：仰卧位，手臂自然置于身侧，伸肘掌心向上。

（2）测试：在受试者头部一端的平面上观察肩关节是否抬离床面（图5－31）。

（3）表现：胸小肌紧张程度由肩关节到床面的距离和对肩关节施加压力的大小来判断，用轻微、中度和严重来描述。如果观察到左侧肩关节接触床面，右侧肩关节远离床面，可以说明左侧胸小肌的长度正常，而右侧则明显变短。

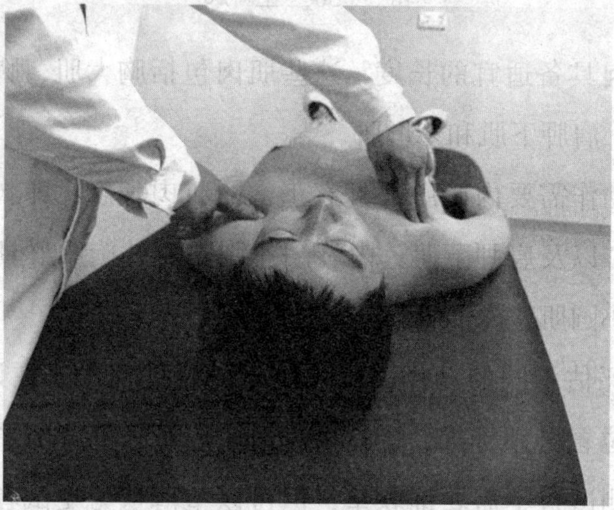

图5－31 胸小肌

2 胸大肌

（1）体位：仰卧位，屈膝屈髋，腰背贴在床面。

（2）测试：

1）胸大肌下束（胸骨部分）：将受试者的肩关节摆放至外展135°左右（与肌纤维走向一致），使肘关节伸展，此时肩关节为外旋状态（图5－32）。

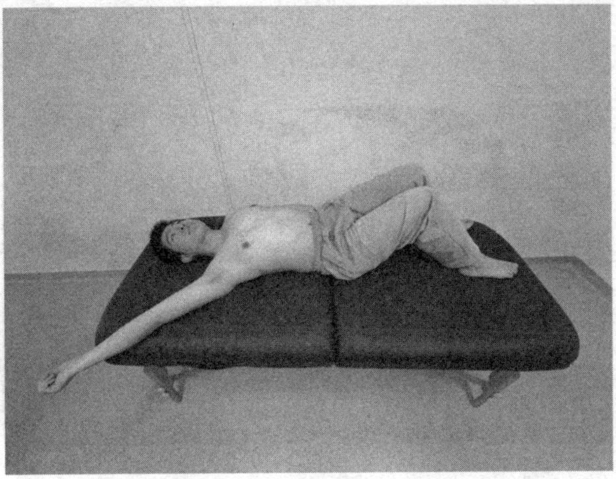

图 5－32 胸大肌下束

2）胸大肌上束（锁骨部分）：将受试者的肩关节摆放至水平外展位置，使肩关节外旋（掌心向上），手臂平放在床面上（图 5－33）。

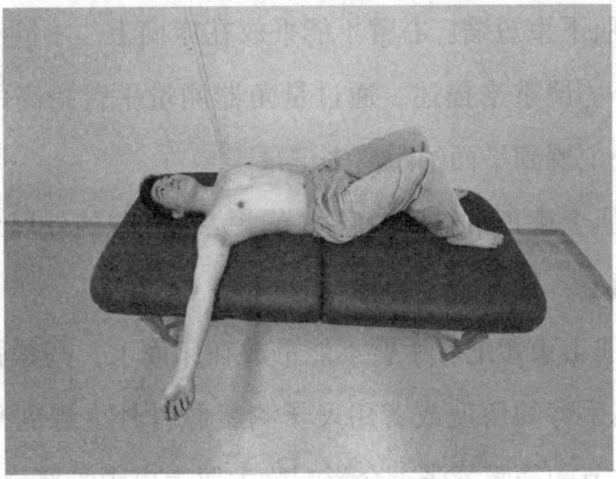

图 5－33 胸大肌上束

3）胸大肌过长：将受试者肩关节置于台面边缘，使肩关节在水平外展时，前臂可以悬挂到床面水平之下。用量角器记录下降的角度来判断过长程度（图 5－34）。

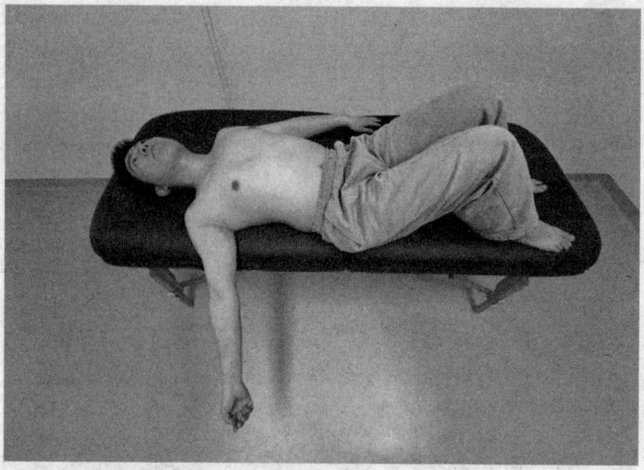

图 5－34　胸大肌过长

（3）表现：

1）胸大肌下束正常长度：右臂可以平放在床面上，且腰背部仍能贴于台面。

2）胸大肌下束短缩：右臂不能平放在床面上。不同程度的短缩可用轻微、中等、严重来描述。通过量角器测量手臂抬高的角度或者尺子测量肱骨外上髁到平面的距离来记录。

3）胸大肌上束正常长度：肩关节能完成充分的外展外旋，右臂可以平放在床面上，且无躯干旋转。

4）胸大肌上束短缩：手臂不能平放在床面上，其紧张程度可用量角器测量抬高手臂的角度或者用尺子测量肱骨外上髁到平面的距离来记录。肩锁关节的筋膜紧张也会影响胸大肌上束锁骨部分的长度。

3 大圆肌、背阔肌、菱形肌

（1）体位：仰卧位，屈膝屈髋，双手置于身侧，伸肘屈膝，腰背贴在床面。

（2）测试：受试者肩关节屈曲至过头，将前臂放置在床面上。上腹部的紧张将会挤压胸腔并且会将肩关节向前拉，背部脊柱的后凸会使手臂无法平放在床面上，会影响测试。

（3）表现：

1）正常长度：双臂可平放在床面上，并靠近头部（图5-35）。

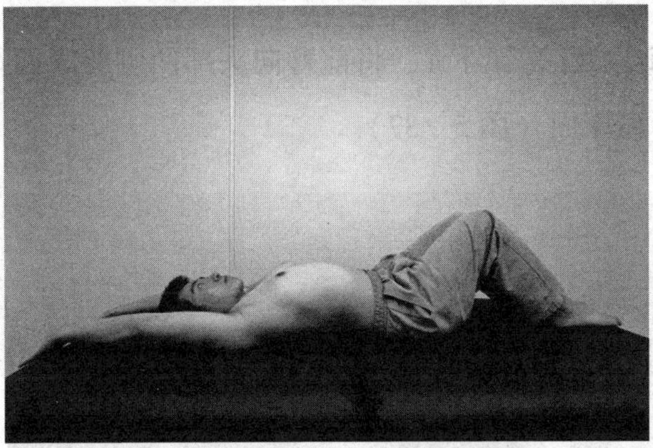

图5-35 正常长度

2）短缩：双臂不能平放在床面上，用量角器测量肱骨与平面的夹角，或用尺子测量肱骨外上髁到床面的距离来确定受限程度（图5-36）。胸小肌的收缩使肩胛骨前倾，肩带向前向下牵拉，使双臂不能平

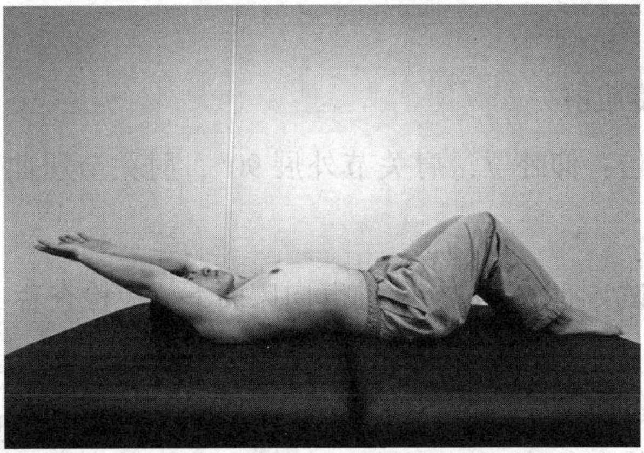

图5-36 短缩

放在床面，表现为盂肱关节的屈曲活动受限，虽然其实际的屈曲活动度是正常的。

④ 肩内旋肌群

（1）**体位**：仰卧位，肩关节外展90°，肘关节屈曲90°，前臂垂直于床面。

（2）**测试**：肩关节外旋，将前臂向头部两侧的床面往下放，腰背部不能拱起抬离床面（图5－37）。

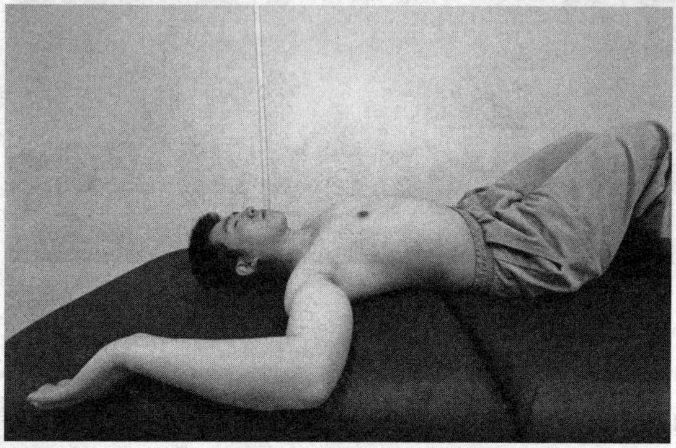

图5－37　肩内旋

（3）**表现**：正常的活动范围：90°（前臂可以平放在床面上，腰背部不拱起）。

⑤ 肩外旋肌群

（1）**体位**：仰卧位，肩关节外展90°，肘关节屈曲90°，前臂垂直于台面。

（2）**测试**：肩关节内旋，前臂向床面下放。检查者一只手固定肩关节，避免出现肩关节向前移动的代偿（图5－38）。测试肩关节过度外旋的活动度，需让肘关节贴在床面边缘，使前臂稍降于床面水平以下，过度外旋的情况十分常见（图5－39）。

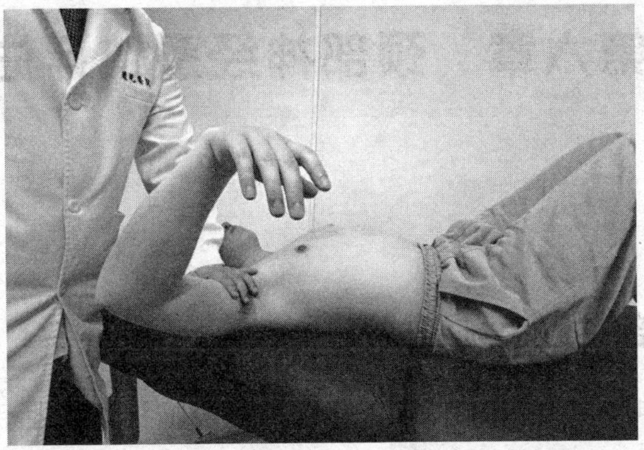

图 5－38 肩外旋

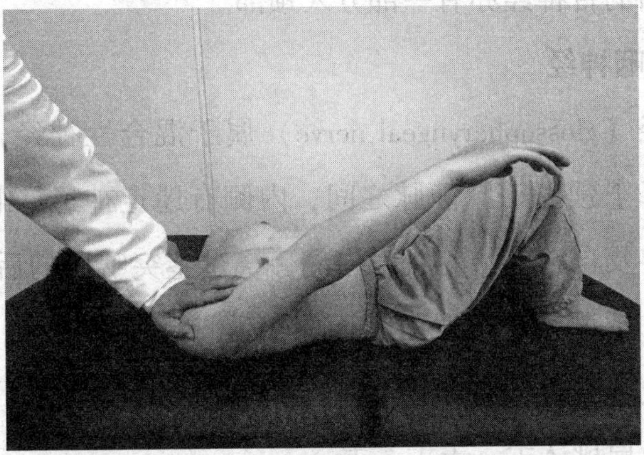

图 5－39 肩过度外旋

（3）表现：正常活动范围：70°（前臂与床面成 20°夹角）。

第六章 颈部神经系统评估

一、颈部神经系统组成及功能

颈部的神经主要包括脑神经和脊神经。脑神经包括舌咽神经、迷走神经、副神经和舌下神经。脊神经形成颈丛和臂丛。由三叉神经的下颌神经分出的舌神经亦有一部分入颈部。

（一）舌咽神经

舌咽神经（glossopharyngeal nerve）属于混合性神经，其穿出颈静脉孔后，下降于颈内动脉静脉之间，内侧有迷走神经。继而向前内侧弯曲，经茎突及自它起始的肌肉内侧，绕过茎突咽肌的后缘，经颈内、外动脉之间，越过茎突咽肌的浅面，于舌骨舌肌的内侧，向前上方横越咽中缩肌及茎突舌骨韧带达舌根。舌咽神经共分咽支、颈动脉窦支、茎突咽肌支、扁桃体支、舌支5支。

功能：

① **感觉传导** 舌咽神经负责传导咽喉部黏膜的感觉，包括触觉、痛觉和温度觉等。此外，它还负责传导来自耳后部的感觉。

② **运动控制** 舌咽神经与第十对迷走神经一起主管咽喉部肌肉的运动。它主要控制茎突咽肌和腮腺体等肌肉，参与吞咽动作和呼吸调节。

③ **腺体分泌** 舌咽神经还负责控制一部分唾液腺的分泌。通过调节唾液腺的分泌，舌咽神经有助于保持口腔的湿润和清洁。

4 味觉传导　舌咽神经负责传导舌后三分之一的味觉。它负责将味觉信息传递给大脑进行识别和感知。

（二）迷走神经

迷走神经（vagus nerve）经颈静脉孔出颅后垂直下降，行于颈内动脉静脉之间，后与颈总动脉、颈内静脉包绕在颈动脉鞘内，在颈胸部交界处右侧者越过锁骨下动脉的第 1 段入胸腔；左侧者先越过胸导管之前，经颈总动脉与锁骨下动脉之间下降入胸腔。尤其值得注意的是，迷走神经在传出颈静脉孔后约 1.2 cm 处即膨大为下扁平卵圆形神经节，位于 C1、C2 横突的前侧。迷走神经在颈部的分支主要包括交通支、咽支、颈动脉支、喉上神经、心上支和喉返神经。

功能：

1 支配横纹肌　支配食管和呼吸道上端所有的横纹肌，即咽缩肌和所有的喉肌。

2 心血管调节　迷走神经能够调节心率和血压。当心率过快或血压过高时，迷走神经会释放乙酰胆碱，从而使心率减慢和血管扩张，降低心率和血压。

3 消化系统控制　迷走神经能够影响食物的消化和吸收。它可以促进胃肠道的收缩和分泌，增加胃液、胆汁和胰液的分泌，从而帮助消化。

4 呼吸控制　迷走神经可以调节呼吸，与呼吸中枢相互作用，控制呼吸频率和深度。特别是在深度呼吸时，可以通过放松肺部平滑肌来促进氧气流入肺部。

5 其他器官控制　除了上述功能外，迷走神经还可以影响其他器官和系统，如唾液腺、眼球、耳朵、喉咙和肝脏等。

（三）副神经

副神经是一种运动性脑神经，含有特殊内脏运动纤维，由颅根和脊髓根组成。颅根较小，发自延髓的疑核，出颈静脉孔后形成副神经内支，并加入迷走神经，参与形成迷走神经的咽支和喉返神经，支配软腭肌和喉肌。脊髓根较大，起自延髓和脊髓内的副神经核，在颈静脉孔处与颅根共同形成副神经。

功能

1 调节呼吸 副神经主要位于脑干的脑神经节，可以支配人体的呼吸功能，所以在日常生活中可以通过对副神经的刺激，来调节呼吸频率，使呼吸保持正常。

2 控制血压 副神经可以调节人体的心脏神经，使心脏收缩，从而达到控制血压的目的。

3 面部肌肉运动 副神经可以支配面部的肌肉，使面部的肌肉得到放松，从而缓解面部肌肉紧张、痉挛等症状。

此外，副神经还具有维持平衡、促进胃肠道蠕动等作用。当一侧副神经损伤时，可能导致该侧胸锁乳突肌瘫痪，头无力转向对侧，斜方肌瘫痪，肩部下垂，抬肩无力。

（四）舌下神经

舌下神经由枕骨舌下神经管出颅，在颈部时，逐渐绕过迷走神经的后侧和外侧，继续经颈内动脉、静脉之间下降。在下颌角处，呈弓状弯曲向前，经枕动脉下侧，继而横过颈外动脉及舌动脉的外侧，行于二腹肌腱、茎突舌骨肌及下颌舌骨肌三者与舌骨舌肌之间。当它继行于下颌舌骨肌及颏舌肌之间时，则分为末梢支，支配全部舌肌（腭舌肌除外）。

在舌下神经绕过枕动脉处发出舌下神经降支，向下内侧，于颈总动脉前面下降，有时在颈动脉鞘内下降，与第2、第3颈神经的降支合成为舌下神经袢，此袢下垂的最低点一般在颈中部。自舌下神经降支的上部发出一支，至肩胛舌骨肌的上腹；而支配胸骨甲状肌、胸骨舌骨肌及肩胛舌骨肌下腹的神经，则由舌下神经袢发出。

功能：

舌下神经的神经根从延髓椎体外侧的前外侧沟穿出，经过舌下神经管到达颅外，并支配舌肌。具体来说，它主要支配茎突舌肌、舌骨舌肌、颏舌肌和全部舌内肌。这些肌肉协同工作，使舌头能够灵活运动，完成各种口腔功能，如咀嚼、吞咽和发音等。向前拉动颏舌肌，使舌头向外伸展和向内收缩，这是舌肌的主要功能。

当舌下神经受到损伤时，可能会导致同侧舌头伸展困难，或者在伸展舌头时偏向病变的另一侧。此外，舌下神经核的进行性变性疾病还可能伴有肌肉震颤。

颈神经后支是脊神经后支的一部分，主要负责颈部和枕部的感觉和运动功能。这些神经从脊髓发出，分为多个分支，分布在颈部和枕部的肌肉、皮肤和骨骼等组织中。

（五）颈神经后支

颈神经干很短，出椎间孔后立即分为前、后两支，每支都是混合性。除第1、第2颈神经的后支较粗大外，其余颈神经的后支均较前支细小。颈神经的后支又可分为内侧支与外侧支（第1颈神经除外）。所有颈神经的后支均支配肌肉，只有第2、第3、第4或第5颈神经后支的内侧支支配皮肤。

1 第1颈神经的后支 又称为枕下神经（suboccipital nerve），较前支大，于寰椎后弓的椎动脉沟内，椎动脉的下侧，自干分出。向后行，进入枕下三角，于此分支分布于枕下三角周围诸肌（即头上斜肌、头后大直肌、头下斜肌），并发一支横越头后大直肌的后侧，至头后小直肌；与第2颈神经后支的内侧支（枕大神经）相连结。枕下神经一般属于运动神经，但有时亦发皮支支配项上部的皮肤，或与枕动脉伴行，分布于颅后下部的皮肤。临床枕后肌群紧张及枕后疼痛往往由于需评估该神经功能。

2 第2颈神经后支 此支为所有颈神经后支中最大。在寰椎后弓与枢椎椎弓板之间，头下斜肌的下侧穿出，外侧支支配头长肌、夹肌、头半棘肌，并与第1、第3颈神经相应的分支连结。内侧支为枕大神经，在上项线下侧，分为几支感觉性终末支，与枕动脉伴行，分布于上项线以上，可达颅顶的皮肤。枕大神经分出1～2个运动小支，此支与第1及第3颈神经后支的内侧支连结形成颈后神经丛。

3 第3颈神经的后支 比该神经的前支小，绕C3的关节突向后行，经横突间肌的内侧，然后分为内侧支及外侧支。外侧支为肌支，并与第2颈神经的外侧支相连结。内侧支经过头半棘肌与颈半棘肌之间，再穿夹肌及斜方肌，终末支分布于皮肤。

4 其余5对（第4至第8）颈神经的后支 绕过各相应的椎间关节后，分为内侧支及外侧支。外侧支均为肌支，支配颈髂肋肌、颈最长肌、头最长肌及头夹肌。第4、第5颈神经内侧支，经颈半棘肌与头半棘肌之间，达椎骨的棘突，穿夹肌及斜方肌，终于皮肤（有是第5颈神经的内侧支的末梢支未达皮肤）。第6、第7、第8颈神经的内侧支细小，分布于颈半棘肌、头半棘肌、多裂肌及棘间肌。

颈神经后支在维持颈部和枕部的正常功能方面起着重要作用。当颈神经后支受到损伤或压迫时，可能会导致颈部疼痛、头痛、手臂麻木等症状。

（六）颈神经前支

上位4个颈神经的前支，组成颈丛；下位4个颈神经前支与第1胸神经前支的大部分组成臂丛。

① **颈丛**　颈丛是由第1至第4颈神经的前支构成，位于胸锁乳突肌上方的深部，中斜角肌和肩胛提肌起端的前方。颈丛主要分支包括浅支、深支和交通支。颈丛的浅支是皮支，从胸锁乳突肌后缘中点附近浅出，向上、前、下方呈放射状走行，主要分布于枕部、耳后部、颈前部、肩部和上胸部等区域的皮肤。其中，枕小神经沿胸锁乳突肌后缘走向后上方，分布于耳郭上部和枕外侧部皮肤；耳大神经自胸锁乳突肌后缘中点垂直向上行于胸锁乳突肌表面，分布于耳郭下部前、后面、腮腺表面和下颌角部的皮肤。颈丛的深支除了膈神经外，都比较短小，主要分布于邻近颈深肌。膈神经由第3、第4、第5颈神经前支组成，但以第四颈神经前支为主，是混合性神经。颈丛还发出一些交通支，与臂丛、腰丛和骶丛相连，形成了神经丛之间的交通联系。

功能：颈丛是由多个颈神经前支组成的神经丛，主要负责颈部和枕部的感觉和运动功能。当颈丛受到损伤或压迫时，可能会导致颈部疼痛、头痛、手臂麻木等症状。

② **臂丛**　由第5至第8颈神经前支和第1胸神经前支的大部分纤维组成的神经丛。从斜角肌间隙走出，行于锁骨下动脉后上方，经锁骨后方进入腋窝。臂丛的分支主要分布于胸上肢肌、上肢带肌、背浅部肌（斜方肌除外）以及臂、前臂、手的肌肉、关节、骨和皮肤。臂

丛的神经根先合成上、中、下三个干，每个干在锁骨上方或后方又分为前、后两股。其中，由上干和中干的前股合成外侧束，下干前股自成内侧束，三干后股汇合成后束。这三束神经分别从内、外、后三面包围腋动脉。臂丛神经在锁骨中点后方比较集中，位置浅表，容易摸到，因此常作为臂丛阻滞麻醉的部位。臂丛神经的主要分支包括肌皮神经、正中神经、尺神经和桡神经等。肌皮神经支配着前臂外侧的皮肤和肌肉，正中神经支配着手掌桡侧的大部分肌肉和手掌面的皮肤，尺神经支配着小指和无名指尺侧的皮肤和肌肉，桡神经则支配着前臂背侧的皮肤和肌肉。

功能：臂丛神经是上肢最重要的神经丛之一，负责控制上肢的运动和感觉功能。当臂丛神经受到损伤或压迫时，可能会导致上肢疼痛、麻木、无力等症状，严重时还可能影响上肢的功能。

（七）颈部交感神经系统

颈部交感神经系统是人体内一个重要的神经系统，主要负责调节头部、颈部和上肢的多种生理功能。这个系统由交感神经节和交感神经纤维组成，与副交感神经一起构成了自主神经系统，共同调节内脏器官和血管的活动。

一般认为，颈髓不直接发出交感神经纤维，颈部交感神经纤维的节前纤维来自第1～2胸髓节灰质的外侧中间柱。节前纤维经脊神经前支发出的白交通支上行至颈部交感神经节。灰交通支或节后纤维再从交感神经节至颈神经前支，沿其分支分布。并有交通支直接或间接与大部脑神经相连结。至上肢、下胸部、头颈部皮肤的汗腺、瞳孔括约肌、眼睑平滑肌；咽、心脏及头、颈、上肢的血管等。这些节后纤维终止于动脉、静脉的外膜，形成血管周围丛，由丛再发出分支，分布于血管的外膜，或者在外膜与中间层之间，小纤维进入肌层并控制肌层。节后纤维还在脊神经脊膜支返回椎间孔前参加其内。脊膜支或称返神经，为窦椎神经的一个组成部分，窦椎神经支配硬脊膜、椎体后骨膜、椎间盘纤维环浅层、后纵韧带及硬膜外间隙内的血管和疏松结缔组织。

颈部的交感干神经节有3个，即颈上神经节、颈中神经节及颈下神经节。这3个神经节以节间支相互连结；节间支一般为1支，但有时颈上与颈中神经节之间的节间支为2支，颈中与颈下之间节间支为多支。颈交感干神经位于颈长肌的浅面、椎体的两旁和椎前筋膜的深侧。

功能：颈部交感神经系统的功能多样，包括调节心率、血压、呼吸、消化、瞳孔大小、汗腺分泌等。它还参与调节睡眠、觉醒、情绪、记忆等高级神经活动。颈部交感神经系统的功能受损或异常可能导致一系列症状，如头痛、头晕、眼干、口干、心悸、胸闷、失眠等。颈部交感神经系统的调节主要通过神经末梢释放的神经递质来实现，如去甲肾上腺素和乙酰胆碱等。这些神经递质与相应的受体结合，从而调节目标器官的功能。

二、颈部神经损伤常用评估方法

1 病史采集　在评估舌咽神经损伤时，首先需要对患者的病史进行详细的采集。这包括了解患者的年龄、性别、既往病史、家族史、生活习惯等信息。特别是要注意询问患者是否有头颈部外伤、肿瘤、感染等可能导致神经损伤的病史。此外，还需详细记录患者症状的出现时间、发展过程、伴随症状等信息，以便为后续的诊断和治疗提供依据。

2 症状分析 不同神经损伤的主要症状包括功能损伤如吞咽困难、声音嘶哑、饮水呛咳或疼痛及感觉异常等。在评估过程中，需要对这些症状进行仔细分析。了解症状的严重程度、持续时间、发作频率等信息，以及症状是否与进食、饮水等活动相关。同时，还需要注意患者是否存在其他伴随症状，如头痛、恶心、呕吐等，以便对病情做出全面评估。

3 体格检查 体格检查是评估舌咽神经损伤的重要手段之一。通过对患者的头颈部进行检查，观察是否有局部肿胀、压痛等体征。同时，还需检查患者神经分布相关区域，观察是否存在炎症、溃疡等病变。在体格检查过程中，应注意患者的配合程度，确保检查结果的准确性。

4 神经系统检查 神经系统检查是评估舌咽神经损伤的关键环节。通过对患者的神经系统进行详细的检查，了解是否存在感觉障碍、运动障碍等神经系统症状。特别要注意检查患者神经支配情况，以便对神经损伤的程度和范围做出准确判断。

5 影像学检查 影像学检查在评估舌咽神经损伤中发挥着重要作用。常用的影像学检查方法包括 CT、MRI 等。通过这些检查手段，可以清晰地观察到患者的头颈部结构，了解是否存在肿瘤、炎症等病变。同时，还可以观察神经走行区域是否存在压迫、损伤等情况，为后续的诊断和治疗提供依据。

6 电生理检查 通过记录神经传导速度和电位变化等信息，可以了解神经传导功能是否正常。常用的电生理检查方法包括神经传导速度测定、肌电图、心电图等。这些检查方法对于判断神经损伤的程度和类型具有重要意义。

7 功能评估　功能评估是评估神经损伤的最终目的。通过对患者的神经等进行详细评估，了解患者的生活质量受到的影响程度。同时，还可以根据评估结果制定个性化的治疗方案和康复计划，帮助患者恢复功能、提高生活质量。

（1）**舌咽神经**：舌咽神经功能评估是对舌咽神经及其相关结构的功能状态进行的系统性检查。舌咽神经负责口腔、咽部和舌部的感觉和运动功能，其功能障碍可能导致味觉丧失、语言障碍、吞咽困难等问题。以下是舌咽神经功能评估的主要方面：

1）味觉检测：使用不同味道（甜、酸、咸、苦）的溶液，测试患者的味觉功能。味觉丧失或异常可能表明舌咽神经受损。

2）语言功能：观察患者的发音、语调、词汇使用等语言表现。语言障碍可能提示舌咽神经受损或口腔结构异常。

3）吞咽功能：评估患者在吞咽不同质地食物时的能力。吞咽困难或异常可能是舌咽神经受损的迹象。

4）口腔运动：观察患者口腔的开合、咀嚼、舌头运动等动作。口腔运动不协调可能表明舌咽神经功能障碍。

5）舌部感知：检查患者对舌部刺激（如温度、触觉）的感知能力。感知异常可能提示舌咽神经受损。

6）舌部运动：评估患者舌头的伸出、上抬、下压、左右移动等运动功能。舌部运动受限可能表示舌咽神经受损或舌肌无力。

7）咽部反射：通过刺激咽部，观察患者的咽反射（如咳嗽、呕吐反射）是否正常。咽部反射减弱或消失可能提示舌咽神经受损。

8）自主神经评估：检查患者的唾液分泌、心率、血压等自主神经功能。自主神经功能障碍可能与舌咽神经受损有关。

（2）**迷走神经**：迷走神经负责调节多种生理功能，如心脏活动、消化系统功能和呼吸节奏等。迷走神经功能评估是对该神经的功能状态进行的系统性检查，旨在诊断迷走神经受损或异常的情况。以下是迷走神经功能评估的主要方面：

1）心率评估：通过测量静息状态下或刺激后的心率来评估心脏的功能和自律性。心率异常（如过速或过缓）可能提示迷走神经调节心脏活动的功能受损。

2）血压检查：评估血管系统对迷走神经活动的反应，通常采用上臂袖带法测量血压。血压的异常变化可能表明迷走神经对血管系统的调节功能受损。

3）瞳孔反射检查：通过手电照射患者的眼睛，观察瞳孔的收缩情况。瞳孔反射的异常可能反映迷走神经与交感神经之间的平衡失调。

4）咽反射测试：使用棉签轻轻触碰患者的咽喉部，观察是否有呕吐反射。咽反射的减弱或消失可能表示迷走神经受损或功能障碍。

5）呛咳反射检查：通过短暂窒息患者以诱发咳嗽反应，检验咳嗽中枢和呼吸调节机制是否正常。呛咳反射的异常可能提示迷走神经在呼吸调节方面的功能受损。

6）发音及咽部功能评估：观察患者的发音是否嘶哑、带鼻音，以及是否存在吞咽困难或饮水咳呛等症状。发音及咽部功能的异常可能表明迷走神经受损，影响到了咽喉部的肌肉和感觉功能。

7）自主神经评估：综合考虑患者的唾液分泌、胃肠蠕动、呼吸节奏等自主神经功能，评估迷走神经对自主神经系统的调节能力。

（3）**副神经**：副神经功能评估是一个全面检查副神经及其支配的

肌肉、腺体和其他结构功能的过程。以下是对副神经功能的评估要点：

1）眼裂大小与对称性：观察患者眼裂的大小，比较两侧是否对称。眼裂大小的变化可能提示副神经受损，如Horner综合征可能导致眼裂缩小。

2）瞳孔反应与调节：使用光源和药物（如乙酰胆碱）检查瞳孔的光反射和调节反射。瞳孔的异常反应可能表明副神经受损或存在其他神经系统问题。

3）面部出汗与潮红：注意观察患者的面部出汗情况，特别是在受热或焦虑时的出汗反应。潮红或异常的出汗模式可能是副神经功能障碍的迹象。

4）腺体分泌情况：检查唾液腺、泪腺和其他副神经支配的腺体的分泌情况。腺体分泌减少或异常可能表明副神经受损。

5）咀嚼肌力量：评估患者的咀嚼肌力量，观察其是否有张口困难或咀嚼无力。咀嚼肌的弱化可能与副神经损伤有关。

6）咽喉感觉与运动：通过让患者咽下食物或水，评估其咽喉的感觉和运动功能。咽喉感觉或运动障碍可能提示副神经受损。

7）心血管反射：观察患者在各种刺激（如深呼吸、Valsalva动作等）下的心率和血压变化。心血管反射的异常可能表明副神经对心血管系统的调节功能受损。

8）呼吸与发声：评估患者的呼吸模式和声音质量。副神经损伤可能导致呼吸障碍或声音变化。

（4）**舌下神经**：舌下神经功能评估是对舌下神经及其支配的舌肌的功能状态进行的系统检查。舌下神经负责舌肌的运动和感觉，其功能障碍可能导致言语、进食和口腔协调等方面的问题。以下是舌下神经功能评估的主要方面：

1）言语清晰度：观察患者发音和说话时的清晰度。言语不清可能是舌下神经损伤或异常的迹象。

2）伸舌方向：要求患者伸出舌头，观察舌头的伸出方向。舌头偏向一侧可能表明舌下神经受损。

3）伸舌长度：测量患者伸出舌头的长度。伸舌长度减少可能提示舌下神经功能障碍。

4）舌头运动范围：观察舌头在口腔内的上抬、下压、左右移动等动作。舌头运动受限可能表示舌下神经受损或舌肌无力。

5）味觉检测：使用不同味道的溶液（如甜、酸、苦、咸）检测患者的味觉。味觉丧失或异常可能是舌下神经功能障碍的表现。

6）口腔协调性：观察患者在进食、喝水、漱口等口腔动作中的协调性。口腔动作不协调可能表明舌下神经受损或口腔肌肉功能障碍。

7）舌肌力量：通过让患者伸出舌头并施加轻微阻力，评估舌肌的抗力。舌肌力量减弱可能表示舌下神经受损或舌肌萎缩。

8）病理反射检查：检查是否存在异常的病理反射，如吸吮反射等。异常的病理反射可能是舌下神经受损或其他神经系统疾病的迹象。

（5）**颈神经后支**：颈神经后支是颈神经丛的重要分支，主要负责颈部和上肢的感觉、运动和部分自主神经功能。对颈神经后支的功能进行全面评估，有助于诊断与之相关的疾病和损伤，为临床治疗提供重要依据。以下是颈神经后支功能评估的主要内容。

1）感觉功能：①皮肤感觉测试。评估颈部和上肢的皮肤感觉，包括触觉、温度觉和痛觉。注意比较皮肤感觉异常的神经分布区域。

②深部感觉检查。通过关节位置觉和震动觉测试来评估深部感觉。

2）运动功能评估：①颈部肌肉力量测试。评估颈部屈、伸、旋转等动作的肌肉力量。②上肢肌力评估。通过让患者执行握力、举臂、手指活动等动作来评估上肢肌肉力量。

3）反射功能检查：主要包括肱二头肌反射。肱三头肌反射、桡骨膜反射的检查。

4）自主神经功能：皮肤温度测试。通过触诊检查颈部和上肢的皮肤温度，评估自主神经调节体温的能力。汗腺分泌功能：观察颈部和上肢的出汗情况，评估自主神经对汗腺的调节功能。

5）神经电生理检查：①肌电图（EMG）。记录肌肉在静止和收缩状态下的电活动，评估神经-肌肉传递功能。②神经传导速度（NCV）。测量神经冲动的传导速度，评估神经纤维的功能状态。

6）影像学检查：①X 线检查。评估颈椎的骨性结构，如颈椎骨质增生、颈椎间隙狭窄等。②MRI 或 CT。观察颈神经后支及其周围组织的解剖结构，评估神经受压或损伤情况。

（6）**颈神经前支**：颈神经前支主要负责颈部和上肢的感觉、运动和部分自主神经功能。对这些神经支的功能进行全面评估有助于确定其是否正常工作，为临床诊断和治疗提供重要参考。以下是颈神经前支功能评估的主要内容：

1）感觉功能检查：①触觉评估。通过棉签、尼龙丝等工具轻触患者皮肤，检查触觉是否正常。②温度觉测试。使用冷热水或冰、热刺激物测试皮肤对温度的感觉。③痛觉评估。通过针刺痛或压力刺激测试皮肤的疼痛感觉。

2）运动功能检查：①颈部肌肉力量测试。观察颈部前屈、后伸、侧屈等动作的肌肉力量。②上肢肌肉活动检查。让患者执行如屈腕、伸腕、屈指等动作，观察肌肉活动情况。

3）反射功能检查：①主要包括肱桡肌反射。轻敲肱桡肌肌腱，观察前臂的屈曲反应。②旋前圆肌反射。轻敲旋前圆肌肌腱，观察前臂的旋前反应。

4）自主神经功能检查：①皮肤血管反应。观察皮肤在寒冷刺激下的血管收缩反应。②汗腺分泌功能。通过皮肤湿润度或出汗量评估汗腺分泌功能。

5）肌电图检查：肌电图（EMG）。记录肌肉在静止和收缩状态下的电活动，评估神经-肌肉传递功能是否正常。

6）影像学检查：①X 线检查。观察颈椎的骨性结构，评估颈椎是否有退行性变或骨折等情况。②MRI 或 CT。观察颈神经前支及其周围组织的解剖结构，评估神经是否受压或损伤。

（7）**颈部交感神经**：颈交感神经根据其支配器官的不同而呈现不同的症状特点，应根据具体病症不同进行评估。如颈椎病时，可累及颈交感神经，出现胸闷、心慌、心律不齐甚至心绞痛等心血管症状，应与心脏病相鉴别。颈交感神经损伤，可出现霍纳（Horner）综合征（颈交感神经麻痹）。

任何机械性紊乱对颈神经根的刺激也可累及颈交感神经，或为直接刺激，或为反射性刺激。神经根的刺激可沿神经节段分布引起疼痛，发生肌痉挛及缺血表现。韧带及关节囊的炎症可引起疼痛，发生颈交感神经节后纤维反射性兴奋，如疼痛未解除，可以变为自身不断的疼痛刺激。

节后纤维反射性刺激或下 4 个颈神经根内的节前纤维直接刺激可

引起一系列症状，如视物模糊、瞳孔散大、耳鸣、头痛、手指肿胀及强直性脊柱炎，而这些在颈神经根受刺激时是不会出现的。Barre 称这些为后颈部交感神经综合征，是由于椎动脉周围的交感丛及椎动脉受刺激所致。

三、颈部神经损伤定位评估

颈部损伤主要累及上肢神经系统。颈部脊髓或其发出的神经根损伤往往表现为所支配肌肉的肌力减弱、感觉减退及反射的异常。异常的皮觉分布区域取决于损伤的节段，因此体格检查的定位诊断不仅能定位神经损伤节段，并有助于判断损伤是否由颈髓损伤或神经根损伤所引起。C1～C4 的定位诊断非常困难。在临床实际中，颈部损伤中主要涉及 C5～T1 的颈髓及其支配神经根的评估。因此着重检查其每个脊髓节段对应上肢肌力、感觉和反射情况，以确定具体损伤节段。

（一）C5 神经平面

1 C5 支配肌肉及肌力评估 C5 神经根从同侧发出后，支配同侧三角肌和肱二头肌。三角肌几乎全部由 C5 神经根支配，肱二头肌则为 C5 和 C6 神经根共同支配，因此肱二头肌肌力检查可能会因为 C5 和 C6 神经根的叠加效应而影响其准确定位。

（1）**三角肌**：C5（腋神经）。三角肌起自锁骨外 1/3，肩峰上表面，肩胛冈。止于肱骨三角肌粗隆。由前、中、后三束肌肉组成：前束负责肩关节的前屈运动；中束负责肩关节的外展运动；后束负责肩关节的伸展运动。因此三角肌功能最主要表现在肩关节的外展上。由于三角肌的所有运动均不是单一肌肉的运动，因此较少单独评估其肌力，更应关注的是三角肌最强的运动功能-肩关节外展的肌力评估。肩关节外展的主要结构包括：①三角肌（中束）C5、C6（腋神经）。②冈上肌 C5、C6（肩胛上神经）。肩关节外展的次要结构包括：①三角肌（前束和后束）。②前锯肌（肩关节的外展运动需要稳定肩胛骨，前锯肌直接固定肩胛骨）。

检查三角肌肌力时，检查者站于被检查者后面，固定其肩峰，向外侧轻微地滑动固定手，以便在固定肩胛带的同时，触诊三角肌的中束。嘱患者屈肘90°，外展肩关节，在肩关节外展过程中，检查者逐渐增加阻力直到患者极限。依照肌力分级表记录检查结果。

（2）**肱二头肌**：C5～C6（肌皮神经）。肱二头起点：短头起于肩胛骨喙突顶点，长头起于肩胛盂上结节。止点：止于桡骨粗隆，通过肱二头肌腱膜连于前臂屈肌起点。肱二头肌是肩、肘的屈肌及前臂的旋后肌，通过单独检查肱二头肌的屈肘运动，可明确 C5 神经根的完整性。由于肱肌（另一个主要的屈肘肌）同样由 C5 神经根支配，因此肘关节屈曲检查可以明确 C5 神经根的完整性。检查肱二头肌屈肘运动，检查者站立于患者面前，轻柔地握住肘关节近端背侧以固定上肢，同时保持患者前臂旋后位以防屈肌辅助肌群的影响。嘱患者缓慢屈肘，接近屈肘 45°时逐渐施加阻力对抗肘关节屈曲，评估患者所能对抗的最大阻力以确定肌力等级。

2 C5 支配反射检查

（1）**肱二头肌反射**：肱二头肌反射主要用于肱二头肌肌力检查以明确 C5 神经根功能的完整性，肱二头肌同时由一小部分 C6 神经根支配，因此只要肱二头肌反射较对侧轻微减弱，即提示相应神经根病变。

（2）**肱二头肌反射检查**：嘱患者上臂放松，轻置于检查者前臂上，检查者手掌置于患者肘部下方托住肘部，拇指置于肘窝的肱二头肌腱上。为找到肱二头肌肌腱的准确位置，可嘱患者轻微屈肘。嘱患者屈肘约 90°，放松上臂，检查者用叩诊锤的窄头轻击拇指指甲。正常情况下肱二头肌将轻度收缩，检查者可以看到或感受到肱二头肌收缩。

（二）C6 神经平面

1 肌力检查　C6 神经平面主要涉及腕伸肌群与肱二头肌，但两者均非单独由 C6 神经根支配。其中，腕伸肌群由 C6 神经根和 C7 神经根的部分混合支配；肱二头肌由 C5～C6 神经根共同支配。

2 腕伸肌群　C6（桡神经）主要由①桡侧伸肌群、桡侧腕长伸肌和桡侧腕短伸肌，桡神经、C6 神经根。②尺侧伸肌群、尺侧伸腕肌，C7 神经根组成。

检查腕伸肌群时，检查者一手掌置于患者腕部，手指包绕腕关节，将前臂固定。嘱患者伸腕，当其腕部完全背伸时，检查者施加阻力并试图使其腕部改变背伸状态。正常情况下检查者不能掰动患者的手腕。应同时检查对侧手腕做正常对照，伸腕运动的最主要肌肉桡侧腕伸肌是由 C6 神经根支配，而尺侧腕伸肌主要由 C7 神经根支配。倘若 C6 神经根支配丧失而 C7 神经根支配存在，腕关节背伸时手腕将偏向尺侧。相反，如脊髓损伤时 C6 节段脊髓完整，而 C7 节段支配缺失，腕关节将发生桡偏。

肱二头肌肌力检查则同上。

（三）C6 水平反射检查

肱桡肌反射：肱桡肌由 C6 水平的桡神经支配。肱桡肌反射检查与肱二头肌反射检查体位一样，检查者托住患者前臂，采用叩诊锤的平头轻叩桡侧远端的肱桡肌肌腱。正常情况下叩击将引起肱桡肌轻微收缩。同时检查对侧，双侧对比。肱桡肌反射正常表明 C6 水平神经功能完整。

肱二头肌反射（同上）。

（四）C6 水平感觉检查

前臂外侧（肌皮神经）：前臂外侧、拇指、示指及中指的桡侧半为 C6 神经根感觉区域。

（五）C7 神经平面

1 肌力检查 肱三头肌、腕屈肌群和指伸肌群主要由 C7 神经根支配，一部分由 C7、C8 神经混合支配。

2 肱三头肌 C7 桡神经肱三头肌是伸肘的主要肌肉。检查时，检查者托住患者肘关节并使之屈曲，嘱患者伸肘，在前臂伸展至 90°之前施加阻力对抗其伸展动作，直至患者所能对抗最大限度的阻力为止。急促、短暂的对抗阻力不能准确评估肌力，检查者所施加的对抗阻力应持续而稳定。此外，需注意，与评估其余上肢肌力一样，伸肘肌力很弱时需要考虑重力因素。如伸肘肌力小于 3 级，则应在水平面去除重力因素后进行检查。

3 腕屈肌群 包括①桡侧腕屈肌：正中神经、C7 神经根；②尺侧腕屈肌：尺神经、C8 神经根。桡侧腕屈肌（C7）提供绝大部分屈腕力量，比尺侧腕屈肌更加重要。尺侧腕屈肌主要由 C8 神经根支配，仅提供次要的屈腕力量，但可发挥腕关节的轴向屈曲作用。

四、颈部疼痛评估

疼痛是一种主观感觉，包含复杂的生理和心理因素，国际疼痛研究协会将疼痛定义为“由真正存在或潜在的身体组织损伤所引起的不舒服知觉和心理感觉”。疼痛是一种多维的体验，在颈部出现慢性筋骨病时，疼痛和功能障碍是患者前来就诊的主要症状。客观评估疼痛的性质与特征，能够便于临床医生进行明确的诊断与鉴别诊断；明确疼痛与解剖结构或生理功能之间的联系，能够指导临床医生进行针对性的疼痛干预与治疗；进一步评估疼痛对运动功能和日常生活活动能力影响，能够客观评价治疗效果并进一步给予针对性的治疗与康复方案。对疼痛的综合评估是颈部筋骨评估所必需的内容。

颈部疼痛的评估主要包括了疼痛的主观评估、客观信息采集、常用疼痛评估量表及颈部疼痛评估中的常见问题（图6－1）。

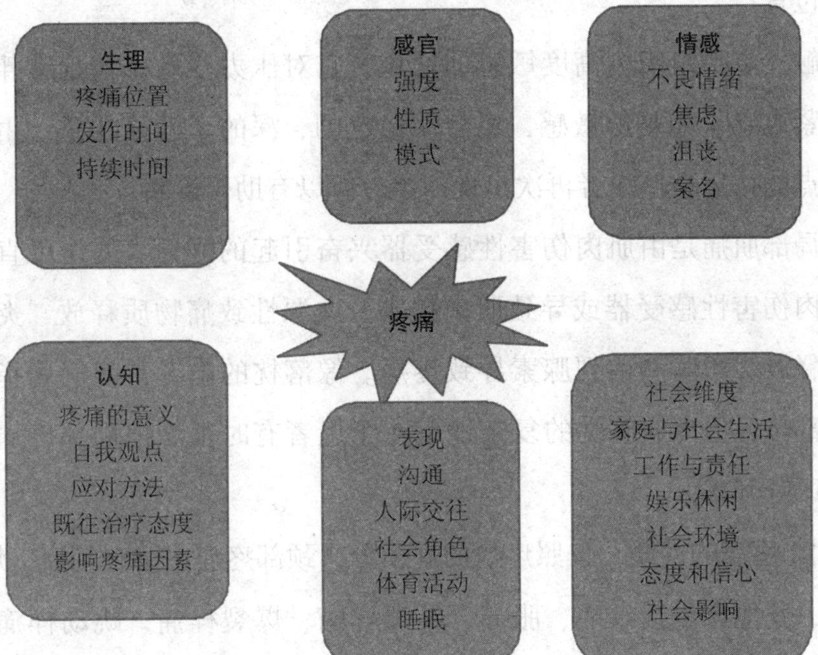

图6－1　颈部疼痛评估

1 疼痛的部位　首先，患者应告诉医生的就是疼痛的部位，但不同人群、不同的肌肉骨骼系统疾患所累及的部位在表述上有很大差别，首先可采用疼痛示意图等方法记录这些部位。其次，应该让患者指示出疼痛部位。要明确患者指示的是明确的位置还是描绘一片区域的疼痛。一般前者疼痛部位比较明确，有利于进一步进行疼痛评估（如有无叩击痛？疼痛部位的深浅、性质等及相关检查），而后者可能提示病情比较严重或是某种疾病牵涉痛。患者描述症状的方式有助于医生了解疾病。

患者初次发病时，疼痛或症状出现在什么部位？如果疼痛和症状因运动或长时间保持一种姿势而加重，就被称为难以忍受的症状。疼痛部位移动或扩散了吗？检查者应要求患者指出疼痛过去的位置和现在的位置。

触发点是组织内高度敏感的区域，它对压力很敏感，且常伴有组织的紧束感，如足够敏感，还会使稳定的、深的牵涉痛加重。由于对触发点的按压会使患者再次出现症状，所以有助于诊断。

局部肌痛是由肌肉伤害性感受器兴奋引起的疼痛，创伤可直接激活肌肉伤害性感受器或导致肌肉损害、内源性致痛物质释放，炎症组织可释放缓激肽和前列腺素导致疼痛。像落枕的患者常能明确指出疼痛的部位，但疼痛感觉的复杂性就在于患者有时很难把局部疼痛和牵涉痛区分开来。

2 疼痛的性质 按照疼痛的性质分，颈部疼痛主要有刺痛、灼痛、酸痛，其他还包括绞痛、胀痛、钻顶样痛、爆裂样痛、跳动样痛、撕裂样痛、牵拉样痛和压轧样痛等。

（1）**刺痛**：疼痛信号经外周 Aδ 纤维传入中枢，疼痛特点为产生迅速、消失快，定位明确，常引发机体保护性反射。如落枕、颈椎病、颈项肌筋膜急性炎症等。

（2）**灼痛**：疼痛信号经外周神经中的C类纤维传入。痛觉产生慢，消失也慢，疼痛定位不准确，往往难以忍受。疼痛可反射性引起同一脊髓节段支配的横纹肌紧张，多伴有心血管和呼吸系统的变化。常见于神经根性颈椎病等。

（3）**酸痛**：疼痛信号经外周神经中的Aδ纤维和C类纤维传入。疼痛定位不准确，描述困难。常伴有内脏和躯体反应，以及较强的情绪反应。常见于颈椎病、颈椎骨性关节炎等。

3 疼痛的原因

（1）**伤害性痛**：伤害性痛主要是皮肤、肌肉、筋膜、韧带、骨和关节的损伤等引起的疼痛，如急性或慢性腰扭伤、肱骨外上髁炎、骨关节炎等。

（2）**炎症痛**：由生物源性或化学源性炎症所致的疼痛。如纤维肌痛综合征、风湿性关节炎、类风湿性关节炎和强直性脊柱炎等。

（3）**神经病理性疼痛**：神经病理性疼痛是末梢神经至中枢神经任何部位的神经损伤或病变引起的疼痛，疼痛常为呈放电样、针刺样、烧灼样、刀割样，可出现痛觉过敏、痛觉异常。如三叉神经痛、舌咽神经痛、带状疱疹后神经痛和残肢痛等。

（4）**癌痛**：癌痛是由癌症引起的疼痛，原因多为肿瘤侵犯周围器官、损害神经、破坏骨质和侵犯内脏管道发生梗阻。常见于肝癌、胃癌、胰腺癌、胆管癌和恶性肿瘤骨转移的疼痛。

（5）**精神（心理）性疼痛**：精神（心理）性疼痛主要是由于心理因素或心理障碍引起的疼痛，多无确切的躯体病变和阳性检查结果，患者常主诉周身痛或多处顽固性痛。可伴其他心理障碍表现，如失眠、多梦、困倦等。

（6）**其他原因引起的疼痛**：除上述原因外，还有一些其他原因引起的疼痛，如动静脉栓塞、脉管炎、雷诺综合征、顽固性心绞痛、糖尿病性末梢神经炎和痛风等。

4 疼痛的持续时间 目前疼痛还没有确切的时间分类标准，通常根据疼痛持续时间可分为急性痛和慢性痛。有人以 6 个月为分界点，认为疼痛持续时间小于6 个月为急性痛，大于6 个月为慢性痛。还有人认为以 3 个月为分界点为好。但另一种观点认为无论疼痛持续多长时间，只要时间超过正常持续时间即可定义为慢性痛。

5 疼痛的客观证据

（1）**疼痛与姿势和负荷活动的关系**：对于机械性疼痛来说，疼痛与躯体的姿势有关。活动时加重，休息时减轻，提示疼痛是与运动有关的机械性损伤，如神经性间歇性跛行在长时间行走后会出现疼痛和跛行，坐位和身体前倾会加重椎间盘疼痛，枕头过高有可能导致颈项部疼痛等。而内脏疼痛很少受运动的影响，除非运动时挤压或牵拉了某些结构。

而活动或运动与疼痛的关系，有助于鉴别肌肉骨骼系统疼痛（机械性疼痛）和其他系统病变引起的疼痛。David Magee 推荐的不同程度的重复性应力与疼痛的关系可分为七个等级：某些活动后疼痛为一级；疼痛在活动开始热身阶段就出现为二级；活动期间或活动后出现疼痛，但不影响活动为三级；如疼痛出现在活动期间或活动后疼痛，影响活动则为四级；日常生活活动就出现疼痛为五级；休息时持续的钝痛，但不影响睡眠为六级；钝痛并且影响睡眠为七级。

（2）**压痛**：压痛检查是通过施加外力以激发疼痛，观察和听取患者反应以判断疼痛的性质和程度。作为疼痛评估的重要证据之一，压痛点的检查在脊柱推拿的临床体格检查被普遍使用。

有关肌肉骨骼系统压痛检查的具体情况参见触诊评估部分。

6 颈部疼痛评估中的常见问题

（1）**牵涉痛**：不是病变原发部位的疼痛，牵涉部位与原发病损并不连续，可以和原发部位同时发病，也可以分别发病，一般肌肉痛引起的牵涉痛部位是恒定的，Ruch 聚合–投射学说是解释牵涉痛的核心概念，肌牵涉痛实质上就是一处肌肉的伤害性刺激引起另一处肌肉疼痛。就像斜方肌上部的扳机点诱发的疼痛特征性地牵涉到颈后和头部，是一种恒定的牵涉性痛模式，不能误诊为紧张性头痛。与牵涉痛不同，放射痛是受累神经支配区域的疼痛，椎间盘突出引起的神经根损害或功能障碍而出现的肌肉痛就是一种反射痛，它严格按照神经分布区域出现。

（2）**纤维肌痛综合征**：是一种以弥漫性疼痛、疲劳和睡眠障碍为主要症状的临床综合征。1990 年美国风湿病学会制定了 FMS 的诊断标准：①在过去 3 个月内有弥漫性肌肉骨骼疼痛病史；②触压 18 个压痛点至少 11 个能诱导出疼痛。18 个（9 对）压痛点分别是：枕部（枕骨下肌肉附着点）、颈椎下部（C5～C7 横突间隙的前面）、斜方肌（上缘正中点）、冈上肌（近冈上肌起点，肩胛冈上方）、第二肋（第二胸肋结合处，近外侧的上缘）、肱骨外上髁（位于肱骨外上髁远端 2 cm 处的伸肌）、臀部（臀部外上限，臀肌前皱褶处）、大转子（大粗隆后方）、膝（位于膝关节中间脂肪垫，关节折皱线和髁的近侧）。压痛点的触诊检查是 FMS 唯一的临床体征，触压的力量为 4 kg，健康个体接受 4 kg 的指压刺激通常感觉不到疼痛，但 FMS 的疼痛阈值可能低于正常，患者在压痛点触压时常伴有不由自主的痛苦而退缩，甚至痛哭。

压痛点触诊的可靠性受触压力量、触压速率以及单次触压还是多次短暂脉冲式触压三个变量影响，用压力测痛计进行评定可减少误差。FMS压痛点的分布有着不同的模式，近1/3的患者压痛点分布在躯体的一侧，对称性上半身躯体受累比下半身躯体受累多。

第七章　运动功能评估

一、颈部运动模式评估

功能动作从来就不是单独的某一块肌肉的活动，而是由主动肌、拮抗肌、协同肌及稳定肌等诸多肌肉协作的结果。在一个功能动作中肌肉激活的时机比他本身最大的肌肉力量更为重要，因此评估一个动作中各组肌群的激活顺序尤为重要。这种功能动作的方式是由中枢协调完成的，而中枢对特定刺激而产生的标准动作反应称之为运动模式。这里介绍两个颈部常用的动作模式检查即颈屈模式评估和颈伸模式评估。

（一）颈屈模式评估

颈屈运动模式就是评估头颈深屈肌与浅表屈肌之间的协同关系以及颈部运动与核心稳定的协同关系。临床上若核心无力那么屈颈时颈屈肌下端附着点不稳定，会导致颈浅部屈肌群收缩异常。另外颈深屈肌出现问题后就会出现其肌力与肌耐力的下降，同时浅表屈肌会出现代偿，这在反复出现头痛的人身上已经得到证实。

具体操作：

1 患者仰卧，头颈躯干中立位，双手自然置于身旁；

2 嘱患者缓缓屈颈，用下巴去触碰胸骨（图7－1）；

3 **阳性体征**　在动作开始时下颌先向上移动（图7－2）；或在屈

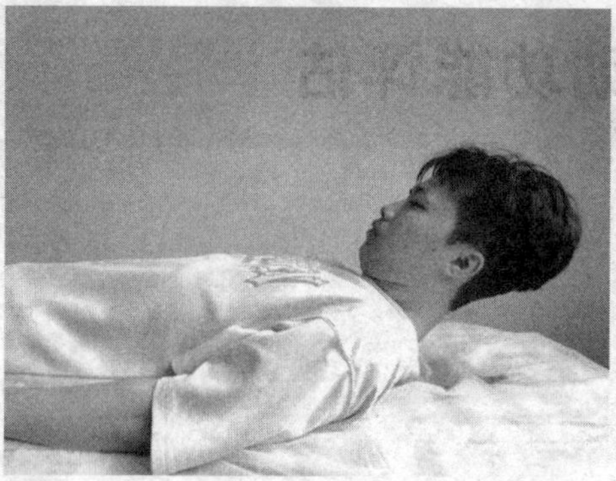

图7－1　正常

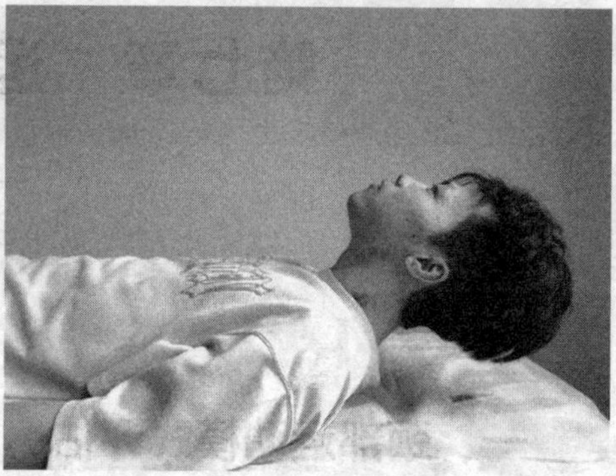

图7－2　下颌过度前凸

颈过程中出现头颈部的抖动；或动作开始时胸廓向上移动；

4 若结果可疑，可用一指放在受试者前额施加少许力量，若出现下颌向上凸起或头颈部颤抖则也为阳性。

若出现阳性体征说明深部颈屈肌无力，同时在体态评估时可观察到头前引姿势及肥大的胸锁乳突肌。颈深屈肌无力时颈椎稳定性不足，同时由浅表肌肉代偿稳定，会增加头颈部的应力，是头部及颈肩部疼痛久治不愈的重要因素。

（二）颈伸模式评估

颈伸运动模式就是评估头颈深部伸肌与浅表伸肌之间的协同关系以及颈部运动与胸椎及核心的协同关系。临床上一旦这种协同关系被打破就会出现颈部浅层伸肌的过度激活导致头颈部的筋膜过度牵拉而引起肌源性的疼痛。

具体操作：

1 患者俯卧，头颈躯干中立位，双手自然置于身旁；

2 嘱患者缓缓将头抬起，然后是上背部，直到胸骨离开床面为止（图7－3）；

3 **阳性体征**　浅层肌过度激活至颈椎过度伸展（图7－4）；或胸

椎僵硬没有次第伸展；或胸腰段棘旁肌过度激活；或肩胛上提并内收；或骨盆前倾；

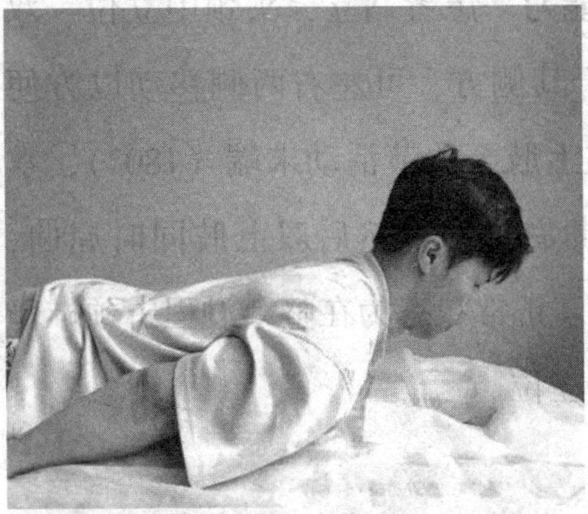

图 7－3　正常

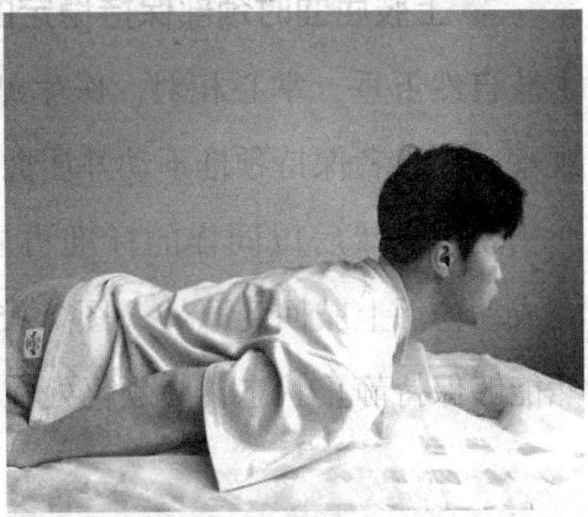

图 7－4　颈椎过伸

若出现阳性体征说明深部颈伸肌无力，颈胸椎及核心的协同能力较差，同时在体态评估时可观察到头前引、驼背及骨盆前倾的体态。这样的运动模式导致颈椎浅层伸肌过度活动而变得肥大及僵硬，是颈肩部疼痛久治不愈及反复发作的重要原因。

二、颈椎静态控制评估

运动控制异常是目前运动系统治疗及康复领域非常重视的评估项目。运动控制包括动态运动控制及静态运动控制，动态运动控制是指关节在运动过程中仍然能够保持良好的控制能力，如上文提到的主动运动中的质的问题以及良好的运动模式等。静态运动控制是指关节静止时抵抗各种干扰的能力，如上肢运动时颈部要有保持静止的能力。二者皆需要神经系统及运动系统的良好配合，且静态控制是动态控制的基础，二者皆异常时优先纠正静态控制。本部分内容评估的是颈椎在其他动作的干扰下保持静态控制的能力。如果颈椎出现控制异常后，排除其他问题如关节活动受限或肌肉柔韧性不足外，在治疗上需要稳定性训练的介入。

1 上肢屈曲时颈部保持稳定的能力 患者站立，头颈中立位，双上肢自然下垂，掌心相对。医生站于其侧方，可左右两侧移动以方便观察。嘱患者保持颈椎不动并屈曲左上肢至关节活动末端（180°），掌心仍朝内；然后以同样的标准再屈曲右上肢，然后双上肢同时屈曲，完成动作后上肢回到原处（图7－5）。正常状态为在整个过程中颈椎仍然能够保持静止状态，头颈仍处在中立位。

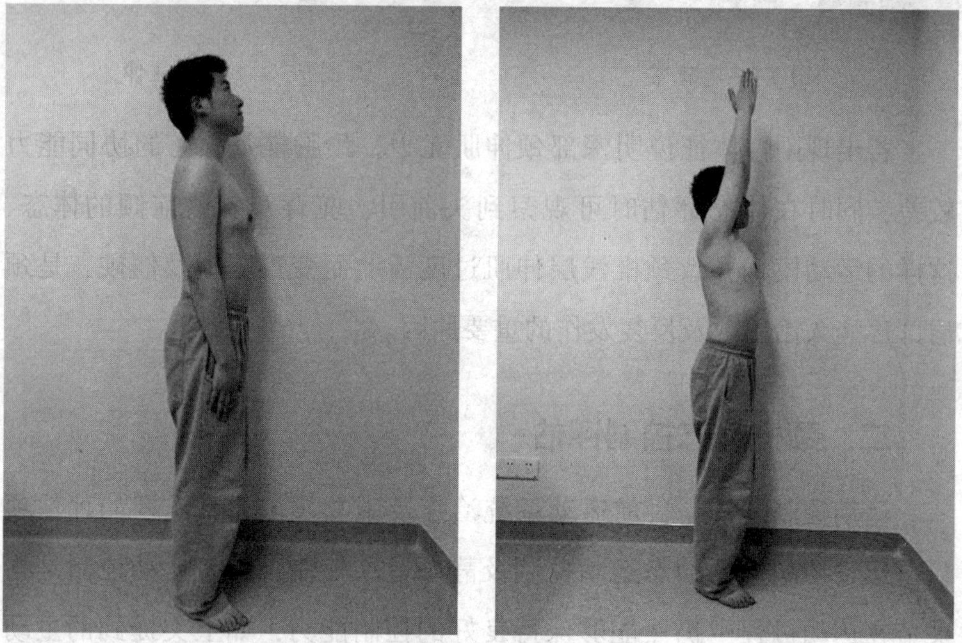

图7－5 上肢屈曲

常见异常状态：颈部向前移动/出现屈曲；即使能够保持颈椎稳定也很费力；动作时屏息。

2 上肢后伸时上颈段保持稳定的能力 患者站立头颈中立位，双上肢自然下垂，掌心相对。医生站于其侧方，可左右两侧移动以方便观察。嘱患者保持头颈不动并后伸双侧上肢（后伸20°），掌心仍朝内，完成动作后双上肢回到原处（图7－6）；正常状态为在整个过程中头颈部仍然能够保持静止状态，且处在中立位。

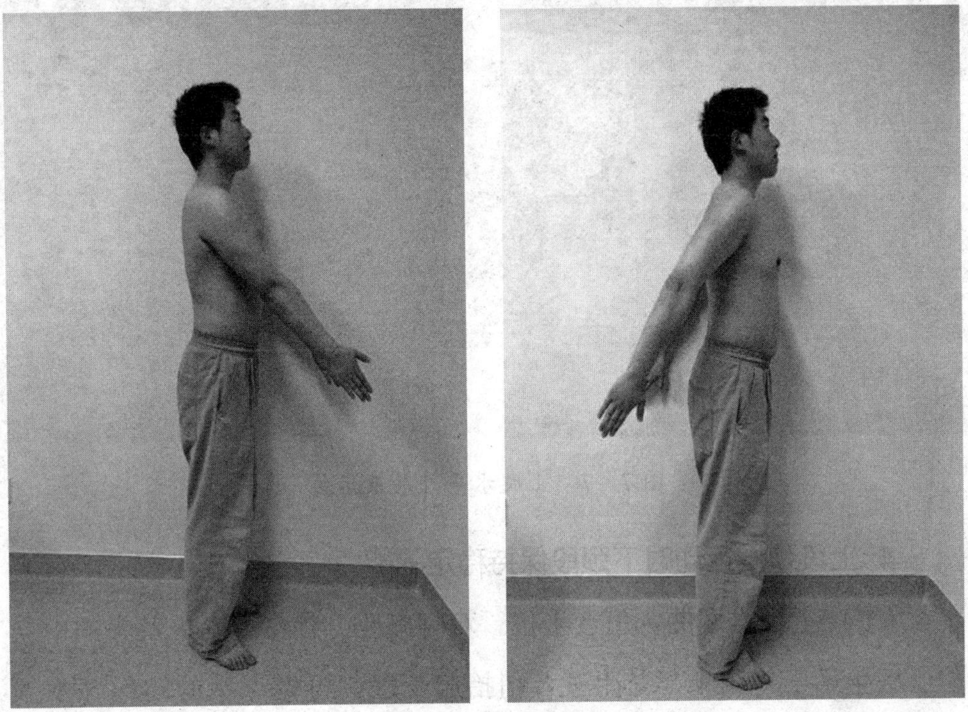

图7－6　上肢后伸

常见异常状态：上颈段出现屈曲/头部后移；即使能够保持稳定也很费力。

3 上肢水平外展及后伸时上颈段保持稳定的能力　患者站立头颈及肩胛中立位，双上肢屈曲90°，掌心朝下微握拳，嘱患者在保持头颈不动的情况下将双上肢向后拉，肘部屈曲肩部水平，上臂约向后伸展20°，然后双上肢回到原处（图7－7），正常状态为在整个过程中头颈部仍然能够保持静止状态，且处在中立位。

常见异常状态：上颈段出现后伸；即使能够保持稳定也很费力。

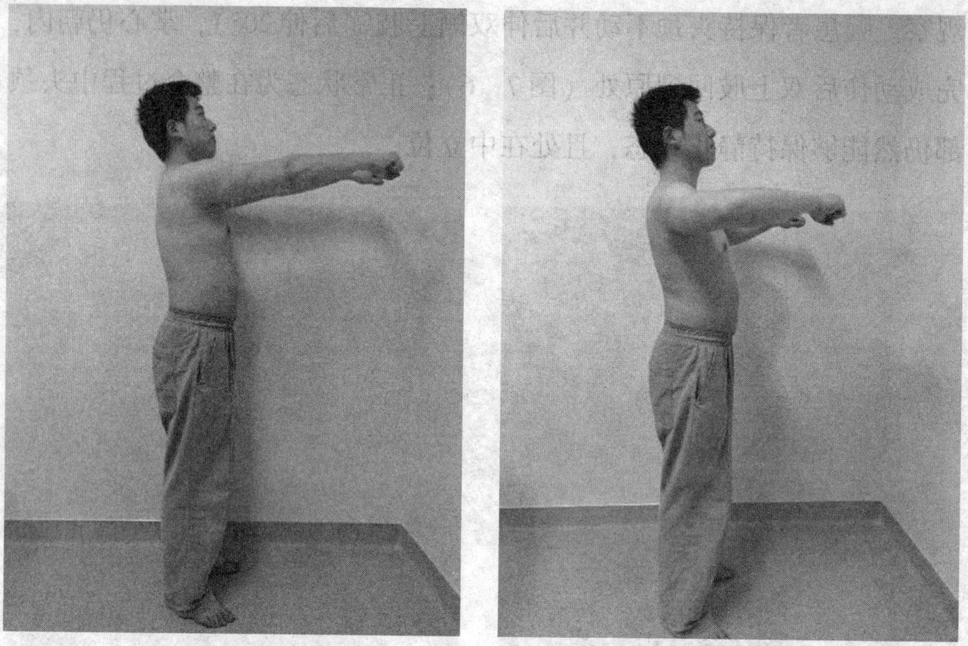

图 7－7　上肢水平外展及后伸

4 上段颈椎运动时下颈段保持稳定的能力

（1）**上颈椎屈曲**：患者坐位，双脚离地，骨盆、躯干及头颈中立位，医生站于其身侧，先让患者稍抬起下巴，再做点头的动作（下颌应超过冠状面），同时保持下颈段不动（图 7－8），正常状态为下颈段能够保持稳定不动。常见异常：下颈段出现屈曲；肩胛失去中立位；过程完成较费力。

（2）**上颈椎后伸**：起始姿势同上，医生站其身后食指置于其 C3/C4 区域以感觉该部位的活动情况。嘱患者在保持医生手指以下部位不动的情况下向上抬起下巴（垂直向上），不要向前探出，然后回到原位（图 7－9）。正常状态为下颈段能够保持稳定不动，及医生手指未感觉到触诊部位棘突向前移动。

常见异常：下颈段出现屈曲（头部向前移动）/后伸（C3、C4 棘

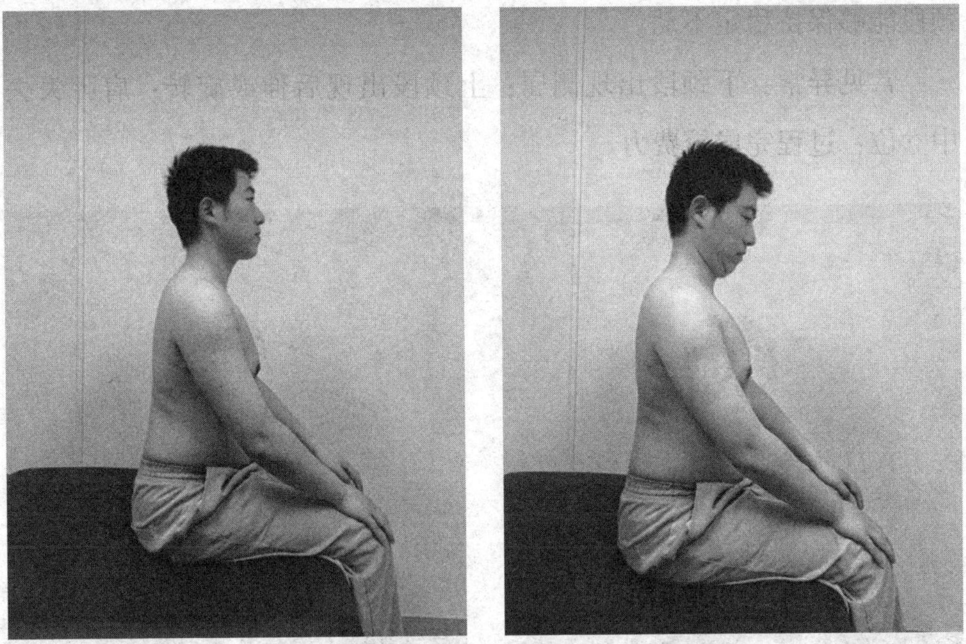

图 7－8　上颈椎屈曲

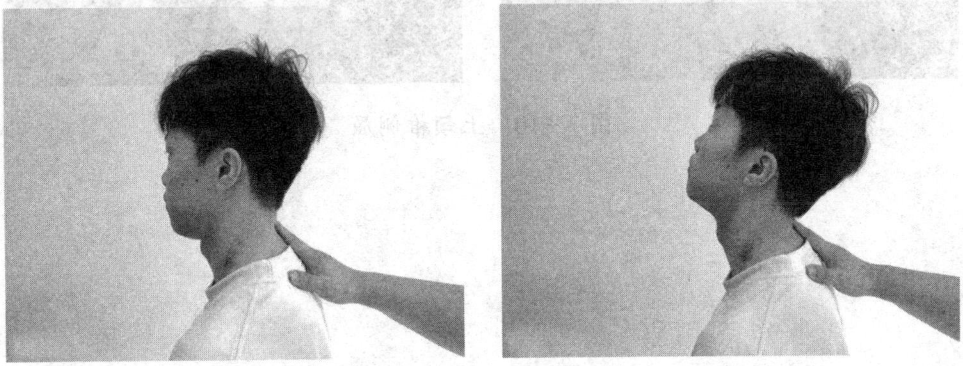

图 7－9　上颈椎后伸

突向前移动)；肩胛失去中立位；过程完成较费力。

（3）**上颈椎侧屈**：起始姿势同上，医生站其身后食指置于其 C3/C4 区域以感觉该部位的活动情况。嘱患者在保持医生手指以下部位不动的情况下头部侧向一侧，然后回到原位（图 7－10）。正常状态为下颈段能够保持稳定不动。

常见异常：下颈段出现侧屈；上颈段出现后伸或旋转；肩胛失去中立位；过程完成较费力。

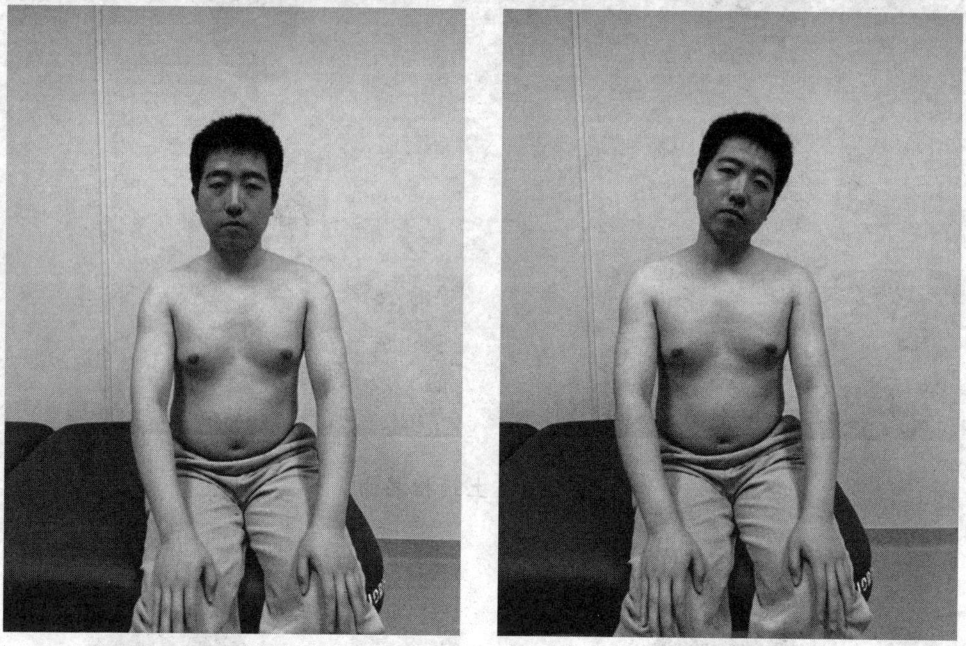

图 7-10　上颈椎侧屈

第八章 颈部循环系统变化评估

颈部相关的循环系统评估内容包括血管和淋巴组织。血管收缩会使颈椎相关区域皮肤温度降低，神经血管束的机械收缩也可能会引起肢体某一区域的温度不对称，利用红外热显影可显示这种温度的不对称，可能与某些临床问题相关。颈椎周围淋巴结丰富，包括枕部淋巴结、耳郭后淋巴结、耳前淋巴结、下颌下淋巴结和颏下淋巴结，它们最后都进入沿颈内静脉的深层颈部淋巴结，某些恶性病变会有淋巴转移，触诊评估评估时必须加以考虑。炎症通常是调整手法的禁忌证，与关节炎或创伤后损伤有关，炎症可通过 MRI 影像学测量评估。

一、颈部血管与淋巴解剖

（一）颈部血供

颈椎的血供主要来自椎动脉的脊支，一般是一条，有时成对，这些支由神经根的前面进入椎管，在椎间孔每条脊支分为 3 个主支：①一支沿着神经根向内侧延续，在蛛网膜同脊髓前、后动脉吻合，并发一返支沿着神经根走向外侧；②一小支或数小支分布于椎弓板和邻近的软组织（黄韧带及肌肉）；③一支到背侧动脉丛。分布于椎体的动脉支又分为两支，一支走在椎弓根和侧块的下方，靠近或在 luschka 外侧关节囊上，到达椎体前方；另一支在后纵韧带的深面，跨过椎体，同对侧的支相吻合。由这些水平的吻合发出升、降支沿中线两侧上下相连接，在后纵韧带的深面形成互相交通的动脉丛。在中线由这个丛发出一条大的营养动脉，由后侧穿入椎体，到达一半的深度时，向上下放射出朝向椎间盘的细小的分支。除此以外，尚有较小的动脉支也由椎体后侧穿入，椎体内部至少有一半由这种血管供应。从椎体后侧进入的滋养动脉，当抵达体中心时口径突然变窄，可能使血栓突然停留于此，而小的细菌栓子可以经过小的分支。脊椎结核病变常由紧邻椎间盘处开始，可能与此有关。椎体前部及侧部由越过前外侧面之分支供给，这些血管分出一个侧支，在侧块下进入椎体内，向前终为一个小的中线滋养血管。除以上两个主支以外，还有小的骨膜支和肌支，在椎体表面形成广泛的肌肉和骨膜动脉吻合网。颈椎椎体的椎基底静脉汇入椎内静脉丛。在椎管内有椎前、后丛，围绕椎体及附件尚有椎管外前、后丛，彼此吻合，最后汇入椎静脉或颈内静脉。

（二）颈部主要血管结构

颈部的主要血管包括动脉和静脉，它们在维持头部的血液供应和回流中起着至关重要的作用。

1 动脉系统

（1）**颈总动脉**：这是头颈部的主要动脉，位于颈部两侧。它分为颈内动脉和颈外动脉两支，供应头部和颈部的血液。颈总动脉下段前方有胸锁乳突肌、舌骨下肌群等遮盖，上段在颈动脉三角处仅有颈深筋膜浅层、颈浅筋膜及颈阔肌覆盖，位置较浅表，可在此处触及搏动。

（2）**颈内动脉**：颈总动脉的终支之一，主要供应大脑、小脑和头部重要器官的血液。

（3）**颈外动脉**：颈总动脉的另一支终支，主要分布于颈前部、面部、颅顶和硬脑膜。椎动脉是颈部的主要动脉之一，起始于锁骨下动脉，向上穿行于颈椎的横突孔，最终合并为基底动脉，供应脊髓、脑干、小脑和脑后部的血液。

（4）**椎动脉**：椎动脉是颈部的主要动脉之一，起始于锁骨下动脉，向上穿行于颈椎的横突孔，最终合并为基底动脉，供应脊髓、脑干、小脑和脑后部的血液。椎动脉在颈部行走过程中，会经过多个颈椎的横突孔，这些孔位于颈椎两侧。随着椎动脉向上行走，它会逐渐穿过更多的横突孔，并发出分支供应脊髓和脑部的血液。最终，两条椎动脉在脑桥下缘合并形成基底动脉，为脑部提供更加丰富的血液供应。椎动脉在颈部还发出多个分支，供应颈椎、颈部肌肉和脑膜的血液。这些分支在颈部形成复杂的血管网络，与其他动脉和静脉相互交通，共同维持颈部的血液循环。由于椎动脉在颈部行走过程中需要穿过多个颈椎的横突孔，因此容易受到颈椎病变的影响，如颈椎骨质增生、颈椎间盘突出等，可能导致椎动脉受压或扭曲，进而影响脑部的血液供应，引起眩晕等症状。因此，在日常生活中，要注意保护颈椎，避免长时间低头、颈部受凉等不良习惯，以预防颈椎病变对椎动脉的影响。

2 静脉系统　颈部静脉主要包括颈内静脉和颈外静脉。

（1）**颈内静脉**：是颈部的主要深静脉，起始于颅底的颈静脉孔，为颅内乙状窦直接向下的延续。它在颈动脉鞘内位于颈内动脉和颈总动脉的前外侧，下降至胸锁关节后方与锁骨下静脉汇合形成头臂静脉，此汇合点称为颈静脉角。颈内静脉的末端膨大，称为颈静脉下球，位于胸锁乳突肌胸骨头和锁骨头所形成的锁骨上小窝的后方。

（2）**颈外静脉**：颈部的浅静脉，由下颌后静脉的后支、耳后静脉和枕静脉在下颌角附近汇合而成，沿胸锁乳突肌表面下降，在锁骨上方穿深筋膜，注入锁骨下静脉或静脉角。

（三）颈部淋巴结

颈部淋巴系统较为复杂，淋巴结数目较多，除收纳头、颈部淋巴之外，还收集胸部及上肢的部分淋巴。与癌症转移及炎症蔓延有密切关系。

颈部淋巴结分布具有一定的规律性，通常可以分为七个区域，具体如下：

Ⅰ区：即颏下淋巴结，位于两侧下颏的位置。

Ⅱ区：称为颌下淋巴结，位于上侧颈部，大致在舌骨水平以上。

Ⅲ区：主要指的是侧颈部、胸锁乳突肌的外侧后缘，即中颈部的淋巴结区域。

Ⅳ区：涉及侧颈、下颈的区域，前后缘也是胸锁乳突肌的前后缘，上界为肩胛舌骨肌与颈动静脉交界的位置，下界大致在锁骨水平。

Ⅴ区：指的是颈后三角区域，主要是胸锁乳突肌的后缘与斜方肌之间的区域。

Ⅵ区：也被称为中央区，位于舌骨下界和胸骨上窝之间，主要涉及气管周围的淋巴结。

Ⅶ区：位于上纵隔区，具体在胸骨后、胸骨柄的位置，也被称为中央区，实际上指的是纵隔淋巴结。这种分区有助于更准确地判断淋巴结的位置和可能的病变范围，为临床诊断和治疗提供重要依据。

二、颈部血管及淋巴评估

（一）颈部血管评估

颈部血管评估是对颈部血管结构和功能进行全面检测与分析的过程，旨在评估颈部血管的健康状况，预防或及早发现血管疾病，为临床诊断和治疗提供重要依据。

颈部血管体格检查是对颈部血管及相关结构进行直接观察和触诊的一系列检查方法，旨在评估颈部血管的健康状况、血流情况以及相关的神经系统和颈椎状况。这种体格检查通常包括以下几个部分：

❶ **颈部动脉触诊**　颈部动脉触诊是通过触摸颈部动脉搏动来评估动脉的通畅性和血流状态。医生通常会触摸两侧的颈动脉，感受搏动的强度、频率和对称性，以判断是否存在动脉狭窄或阻塞。

❷ **颈部静脉观察**　颈部静脉观察是观察颈部静脉的形态、充盈程度和血流方向。正常情况下，颈部静脉不应过度充盈或扩张。若发现颈静脉怒张、充盈过度或血流异常，可能提示心脏功能异常或静脉回流受阻。

❸ **血管杂音听诊**　血管杂音听诊是通过听诊器听取颈部血管区域的声音，以评估血流状态。正常情况下，颈部血管应无杂音。若听到异常杂音，如连续性杂音、收缩期杂音或舒张期杂音，可能提示血管狭窄、动脉瘤、动静脉瘘等血管病变。

❹ **血管搏动检查**　血管搏动检查是通过触摸颈部血管感受其搏动，评估血管的弹性和顺应性。正常情况下，颈部动脉搏动应明显且规律。若搏动减弱或消失，可能提示动脉狭窄或阻塞。

❺ **颈部皮肤检查**　颈部皮肤检查是观察颈部皮肤的颜色、温度、湿度和纹理，以评估血管舒缩功能和局部血液循环。若颈部皮肤出现苍白、潮红、发绀或水肿等异常表现，可能提示血管病变或血液循环障碍。

❻ **神经反射检查**　神经反射检查是通过刺激颈部血管相关的神经反射，评估神经系统的功能状态。常见的颈部血管神经反射检查包括

颈动脉窦按压试验和颈静脉压迫试验，以评估心血管系统对特定刺激的反应。

7 血管功能检查 通过影像学检查（如超声、CT、MRI 等）观察颈部血管的形态、走向、分支等情况，了解血管是否有狭窄、扩张、瘤样变等结构异常。内皮功能检测、血管反应性测试等可以反映血管对刺激的反应能力、内皮细胞的健康状况，有助于发现早期血管病变和预测未来心血管疾病的风险。通过超声检查等手段，测量颈部血管内血流的速度和流量，评估血管的通畅程度和血流动力学状态。血流速度异常可能与血管狭窄、血栓形成等因素有关，通过测量颈部血管壁的厚度和弹性，可以评估血管壁的健康状况。血管壁增厚可能与高血压、动脉硬化等疾病有关，及时发现并干预有助于减缓疾病进程。评估颈部血管壁的弹性和顺应性，了解血管的功能状态。血管弹性下降可能与动脉硬化、高血压等疾病有关，及时检测并干预有助于维护血管健康。是通过测量颈部血管内的血流速度、压力等参数，分析血流的动力学特征，评估血管的功能状态。血流动力学异常可能与血管狭窄、血栓形成等因素有关，对诊断血管疾病具有重要意义。

8 椎基底动脉供血不足 椎动脉检查是脊柱评估的重要内容，尤其在颈椎调整手法实施之前。脊柱推拿调整手法治疗后，患者出现眩晕、恶心、呕吐、短暂性晕厥等椎基底动脉系统短暂缺血发作类似症状，极端病例甚至发生严重的卒中，造成永久性神经缺损甚或死亡。尽管大量的研究已经证实，颈椎调整手法是一种医学意义上极低风险的临床干预手段，其风险-效益比毋庸置疑，严重不良反应的发生率以百万分计。但这并不意味着可降低对患者全面评估的重要性，包括可能存在风险的知情同意书。

椎动脉从横突孔间受保护的区域移行至环绕寰椎后缘进入枕骨大孔之前特别容易受伤。尽管有些研究者对颈部后伸-旋转试验筛选潜在颈部手法后卒中风险患者的价值仍有疑问，Grant 和 Rivett 认为椎动脉检查在提示椎动脉纡曲和闭塞方面尚未被证明其有效性。但谨慎的医生应在治疗前测量血压以排除原发性高血压（可能的风险因子），颈动脉听诊有无血管杂音及其性质、程度范围，并进行颈部后伸-旋转测试以排除体位性 VBI 和其他可能引起一过性晕厥或神经反应的因素。

病史和体格检查必须完整，如果患者主诉或病史表明其症状和体征与椎动脉有关联，活动患者的上颈椎应特别小心。应包括对吸烟、心房颤动、TIA、缺乏运动、糖尿病和肥胖以及任何使用口服避孕药的女性患者等风险因素的评估，目的是充分了解患者的基础情况，同时在签署知情同意书前解释可能存在的风险。

1 椎动脉压迫试验　患者仰卧位，治疗床头降低，头部后伸、颈部侧屈，然后颈部向侧屈相同的方向被动旋转并保持该体位约 30 秒钟，如果对侧的椎动脉受影响就会出现眩晕和眼球震颤，部分患者还可伴有视力模糊、恶心、呕吐等不适，少数患者甚可晕厥发作，为椎动脉压迫试验阳性。如果呈阴性，则同样检查另一侧。

为排除因头部转动对前庭迷路的刺激，还可采用下面的方法进行鉴别：患者仰卧，四肢伸直头部固定不动，先向一侧缓慢最大限度地转动躯干，促使另一侧颈椎寰枢关节向前下方运动，挤压该侧椎动脉，导致供血障碍。如果阴性，同样的动作检查另一侧。必须注意椎动脉压迫试验一旦出现阳性结果应立即终止检查。同时该试验必须小心进行，加强检查中心、脑电图和血压、意识等监护，两侧检查之间应有足够的休息时间（一般至少 10 分钟以上）以确保安全。头部转动和躯体转动检查同为阳性具有较肯定的临床诊断意义。临床上尚有与该检查相同机理的多种改进方法，可参考相关著作。

2 头部位置与血流关系 由于椎动脉穿行于颈椎横突孔内，其形态和血液供应与颈椎的空间位置和运动密切相关，评估椎基底动脉供血不足时应充分了解相关内容（表8-1）。

表8-1 头部位置与血流和神经功能关系

头部位置	血流	神经空间
中立位	正常	正常
屈曲位	正常	正常
后伸位	一般正常	减小
侧屈位	同侧椎动脉血流减少 对侧椎动脉血流正常	同侧减少 对侧增加
旋转	同侧椎动脉血流减少 对侧椎动脉血流显著增加	同侧减少 对侧增加
后伸及旋转	双侧血流减少 对侧血流下降显著	双侧减少 同侧减少显著
屈曲及旋转	双侧血流减少	同侧减少 对侧增加

（二）颈部的淋巴评估

1 触诊 颈部淋巴结触诊是一种常用的临床检查方法，用于评估颈部淋巴结的大小、形态、质地和活动度等情况，从而判断是否存在淋巴结异常或疾病。

颈部淋巴结触诊步骤：

（1）**准备**：患者取坐位或仰卧位，头部稍微转向检查侧的对侧，以便更好地暴露颈部淋巴结。

（2）**触诊顺序**：颈部淋巴结的触诊顺序通常从耳前开始，然后逐渐过渡到耳后、枕后、颌下、颏下、颈前、颈侧方、颈后方，最后触诊锁骨上淋巴结。

（3）**触诊方法**：医生用指尖或指腹在淋巴结区域进行轻柔的滑动触诊，注意感受淋巴结的大小、形态、质地（如软硬度、光滑度等）以及是否有压痛或粘连等情况。

（4）**记录与描述**：对于发现的淋巴结异常，医生需要记录其位置、大小、形态、质地、活动度以及是否有压痛等信息，以便后续分析和诊断。

2 注意事项

（1）**患者配合**：在进行颈部淋巴结触诊时，患者需要保持放松，配合医生的检查，避免过度紧张或抵抗。

（2）**动作轻柔**：医生在进行触诊时应保持手法轻柔，避免过度用力或粗暴操作，以免引起患者不适或损伤淋巴结。

（3）**综合分析**：颈部淋巴结触诊的结果需要结合患者的病史、症状和其他检查结果进行综合分析，以得出准确的诊断。

（4）**异常处理**：如发现淋巴结异常或疑似疾病，医生应及时建议患者进行进一步检查，如超声检查、CT 扫描等，以明确诊断并制定合适的治疗方案。

第九章　颈椎体格检查

一、颈椎神经的检查

1 低头试验（Lhermitte 试验）

患者：坐位。

检查者：屈曲患者的头部，使下颌抵胸。

阳性结果：项背和下肢出现放射性麻木或触电样疼痛，在屈颈时也可同时屈髋。

结果解释：提示寰枢椎失稳致脊髓受压或脑膜刺激。

2 前屈旋颈试验（Fenz 征）

患者颈椎前屈，并做左右旋转动作，若出现颈部疼痛为阳性，多见于颈椎小关节退行性变。

3 Spurling 检查

患者：坐位，头部伸展30°，向一侧注视。

检查者：用轻微至中等的力量，从患者头顶向下压，以形成轴向的压力（图9－1）。

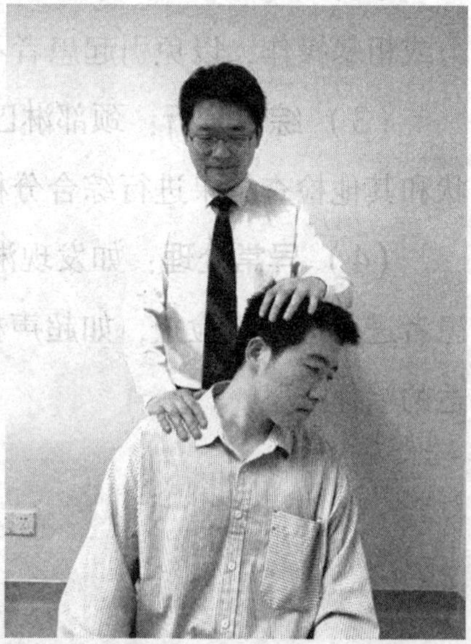

图9－1　Spurling 检查

阳性结果：会再度引起疼痛或麻木，并且向一侧上肢或两侧上肢放射，呈神经根分布。

结果解释：疼痛或感觉异常向肩

部或上肢放射时可能表示颈椎的某神经根受到刺激。颈部出现固定部位疼痛时，可能表示脊椎小关节的疾病或者后侧脊椎结构的疾病。

注意：对于颈椎椎管狭窄、关节炎和压缩性骨折的患者，应小心实施此项检查。

4 椎间孔挤压试验

患者：坐位。

检查者：位于其后方，双手手指互相嵌夹相扣，以手掌面下置于患者头顶，两前臂掌侧夹于患者头两侧保护，向各个不同的方向挤压（图9－2）。

阳性结果：颈部或上肢出现疼痛或麻木加重即为阳性。

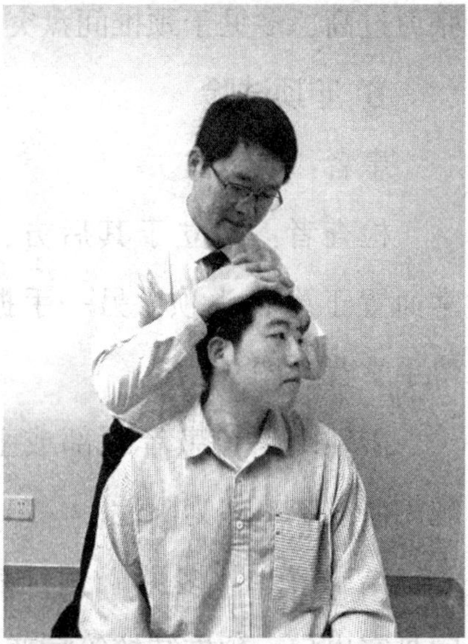

图9－2　椎间孔挤压试验

结果解释：多见于颈椎病、颈椎间盘突出等病变，此征阳性提示枕颈交界错位或颈神经根受压，多见于颈椎间盘脱出症或神经根型颈椎病。

5 椎间孔分离试验（又称拔伸试验）

患者：坐位。

检查者：双手分别托住患者双侧下颌及枕部，逐渐向上牵引颈椎，以扩大椎间孔（图9－3）。

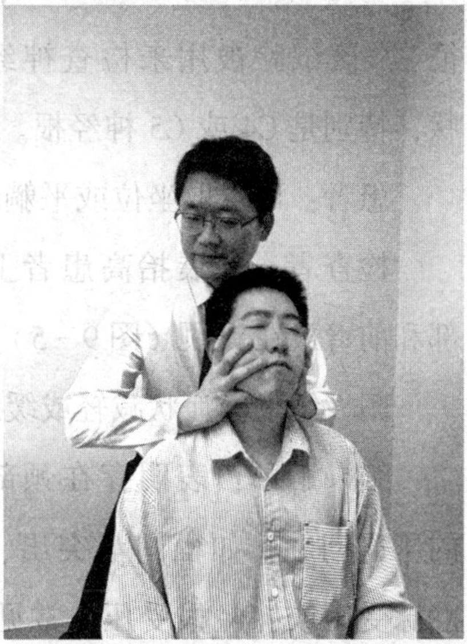

图9－3　椎间孔分离试验

阳性结果：若原有上肢麻木疼痛

减轻或消失为阳性。

结果解释：表明颈脊神经根在椎间孔内受到卡压，多见于神经根型颈椎病。若原有上肢麻木疼痛反而加重为反阳性，表明颈脊神经根张力过高，多见于颈椎间盘突出症。

6 叩顶试验

患者：取坐位。

检查者：站立于其后方，以一手掌面置于患者头顶，另一手握拳轻叩垫手掌背（图9-4）。

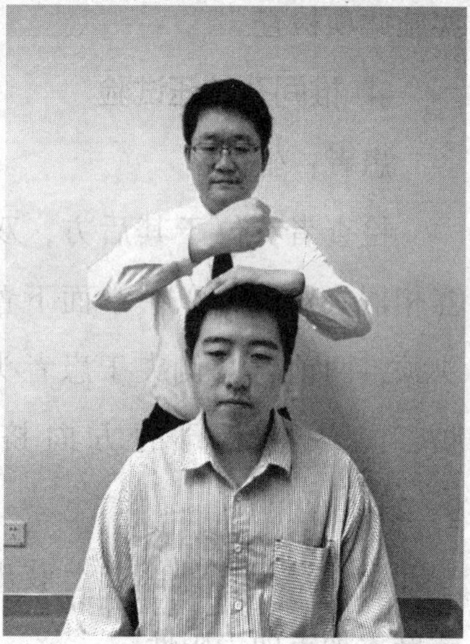

图9-4 叩顶试验

阳性结果：患者颈部或上肢部出现疼痛或麻木即为阳性。

结果解释：多见于颈椎病、颈椎间盘突出症、颈椎结核等病变。

7 肩关节外展试验（Bakody征）

该试验被用来检查神经根性症状，特别是C4或C5神经根。

患者：可以取坐位或平躺。

检查者：外展抬高患者上肢至手部和前臂放在头顶（图9-5）。

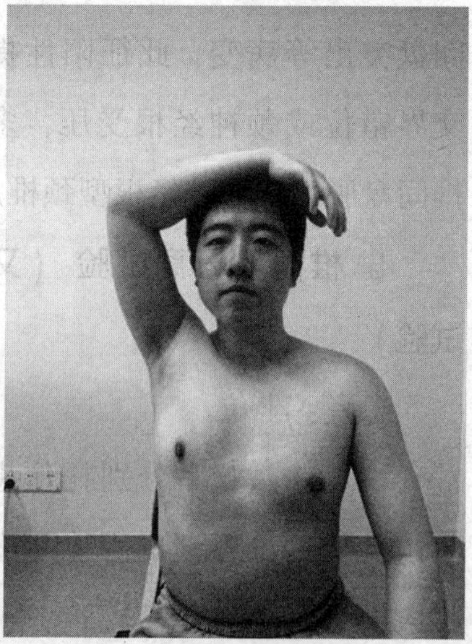

图9-5 肩关节外展试验

阳性结果：症状减轻或缓解。

结果解释：表明存在颈部硬膜外的压迫问题，如椎间盘突出、硬膜外静脉受压或神经根受压，常见于C4～C5或C5～C6节段，可以通过表皮感觉分布区分鉴别。上肢外展缩短了神经根走行的路径，从而减少了对下位神经根的压力。如果这种姿势会使症状加重，那么提示斜三角肌内压力增加。

8 Valsalva 试验

患者：坐位，深吸一口气并尽量憋住（图9－6）。

阳性结果：疼痛加重。

结果解释：脊髓内压力增加经常是由于占位性病变造成的，例如突出的椎间盘、肿瘤或骨赘。该试验的结果比较主观。

注意：检查时应小心谨慎地实施，因为患者有可能在试验时或稍后由于脑供血不足出现眩晕或不省人事。该试验用于检查脊髓的压力增加时患者的反应。

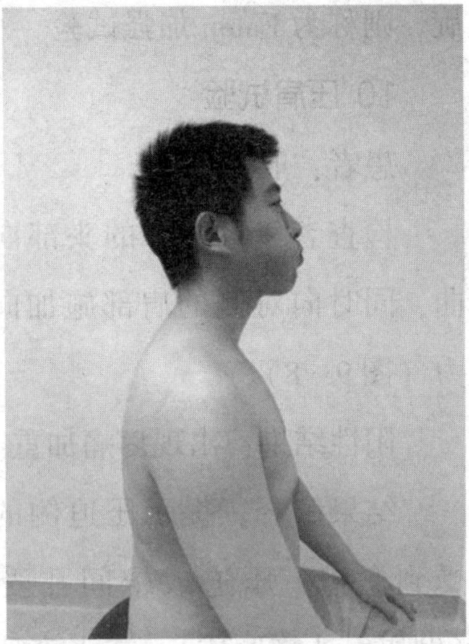

图 9－6　Valsalva 试验

9 臂丛神经牵拉试验又称颈神经根牵张试验（Eaten 试验）

患者：取坐位或站位，颈椎略屈曲并向健侧旋转。

检查者：立于患者被检查侧头部，一手抵于颞顶部推向健侧，另一手握住患侧手腕向相反方向牵拉，使臂丛神经受牵拉（图9－7）。

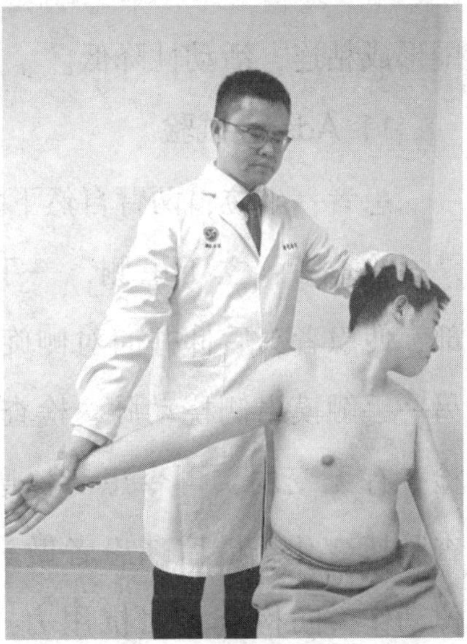

图 9－7　臂丛神经牵拉试验

阳性结果：患肢出现放射痛、麻木即为阳性。

结果解释：多见于颈椎病、颈椎间盘突出症等。神经根型颈椎病、臂丛神经损伤和前斜角肌综合征均可表现为阳性。若检查时使上肢内旋，则称为 Eaten 加强试验。

10 压肩试验

患者：取坐位。

检查者：将患者的头部向一侧弯曲，同时向对侧的肩部施加向下的压力（图9-8）。

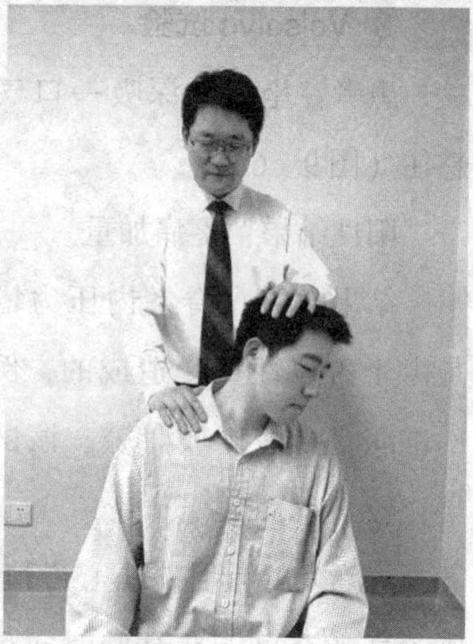

图9-8　压肩试验

阳性结果：出现疼痛加重。

结果解释：提示压迫侧的神经根受到激惹、压迫或椎间孔受到侵犯（例如，骨赘形成），或者牵张侧神经根根袖处的硬脊膜和邻近的关节囊周围形成粘连，活动性降低。

11 Adson 试验

患者：坐位，两臂自然下垂。

检查者：立于患侧，一手扶住颔部，使患者头后仰并向对侧旋转倾斜，另一手触摸患侧桡动脉，检查者脉搏，检查有无变弱，再令患者深吸气，检查脉搏变化，最后嘱患者做头回中立位动作，同检查者对抗用力，使前斜角肌强力收缩（图9-9）。

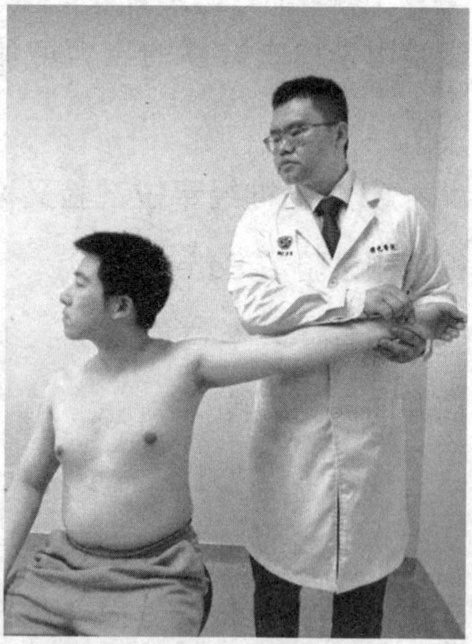

图9-9　Adson 试验

阳性结果：若桡动脉搏动减弱或消失，或出现手臂麻木、疼痛，即为阳性；相反，抬高肩部、面转向前方，则脉搏恢复，疼痛缓解。

结果解释：提示臂丛神经在前斜角肌及中斜角肌间受到卡压，多见于前斜角肌综合征、颈肋及胸廓出口综合征。

12 Wright 试验

患者：坐位。

检查者：站在患者身后，触诊桡动脉脉搏，并缓慢将患者上臂外展和屈曲到130°以上（图9－10）。

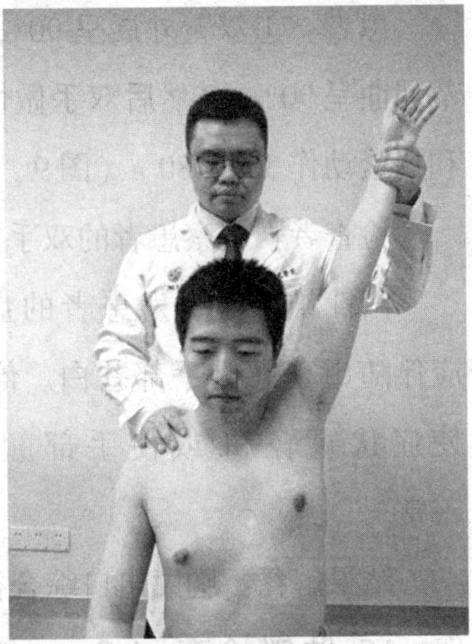

图9－10　Wright 试验

阳性结果：桡动脉搏动显著减弱或消失，或疼痛或感觉异常加重。

结果解释：提示臂丛神经在胸小肌下受到卡压，或者在肋骨和锁骨之间压迫到大血管（脉搏改变或出现血管杂音），或压迫臂丛神经（麻木）。

13 Allen 检查（Allen's Test）

患者：肩关节外展约90°，肘关节屈曲约60°。

检查者：握住患者的前臂远端，并施行肩关节的被动内旋和伸展动作，同时触诊桡动脉搏动（图9－11）。

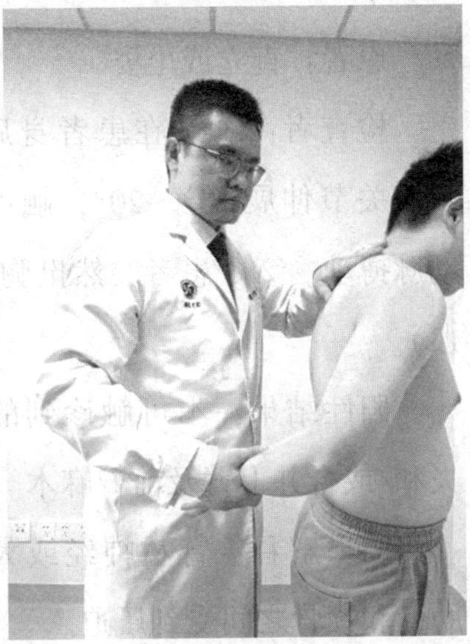

图9－11　Allen 检查

阳性结果：当患者转头面向另一侧时，脉搏减弱或消失。

结果解释：血管源性胸廓出口综合征会合并脉搏消失，神经源性胸廓出口综合征会合并麻木或刺痛感。

14 Roos 检查（Roos's Test）

患者：①双臂外展呈 90°，双肘关节屈曲呈 90°；②然后双手做快速张开和握紧动作 30～180 s（图 9－12）。

检查者：观察患者的双手。

阳性结果：引发患者的症状，并应伴随出现患侧手部苍白。停止检查使症状减轻和/或使手部颜色恢复正常。

结果解释：胸廓出口综合征。

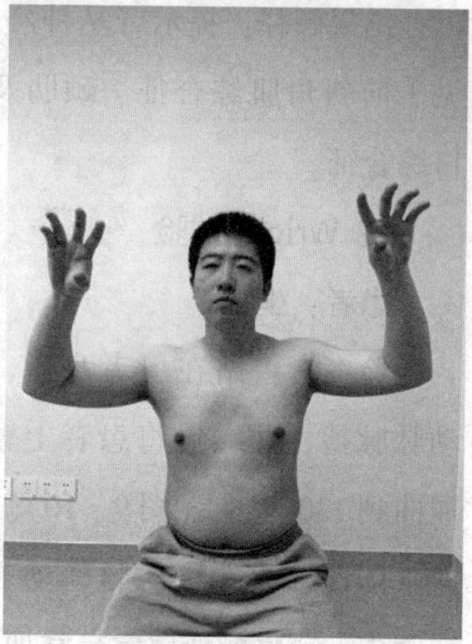

图 9－12　Roos 检查

15 肋锁检查（Costoclavicular Test）

患者：直立或坐姿。

检查者：①站在患者身后，令患者肩关节伸展 10°～20°，触诊双侧桡动脉搏动。②令患者突然挺胸（图 9－13）。

阳性结果：本可触诊到的脉搏消失和/或合并上臂及前臂麻木。

结果解释：臂丛神经或大血管在肋骨和锁骨之间受到压迫。

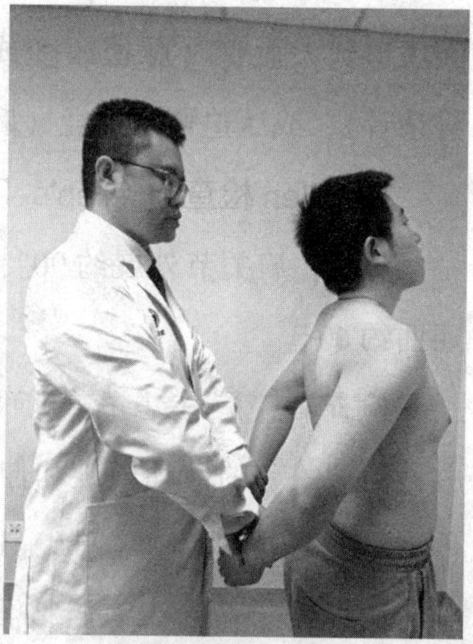

图 9－13　肋锁检查

16 军姿试验

患者：坐位。

检查者：站在患者身后，用一只手触诊桡动脉搏动，并使肩关节后伸，同时另一只手下压患侧肩关节（图 9－14）。

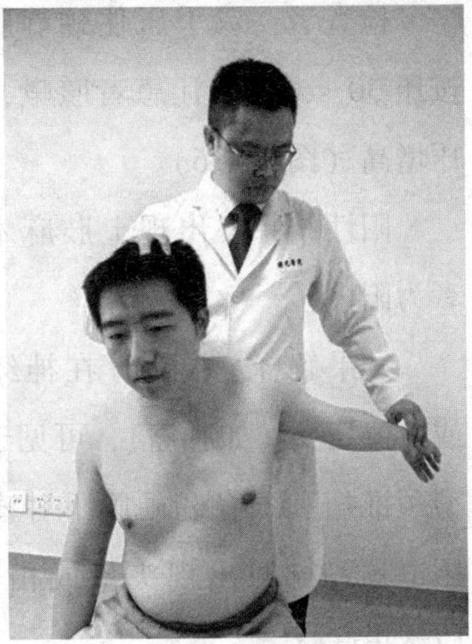

图 9－14　军姿试验

阳性结果：桡动脉搏动显著减弱或消失，或患者疼痛或感觉异常加重。

结果解释：提示臂丛神经在锁骨与第 1 肋骨之间受到卡压，多见于肋锁综合征试验。

二、颈部血管的检查

1 旋颈试验（椎动脉扭曲试验）

患者：仰卧位。

检查者：将患者的头后仰、颈部侧屈，然后检查者向侧屈相同的方向旋转患者的颈部并且保持 30 s（图 9－15）。

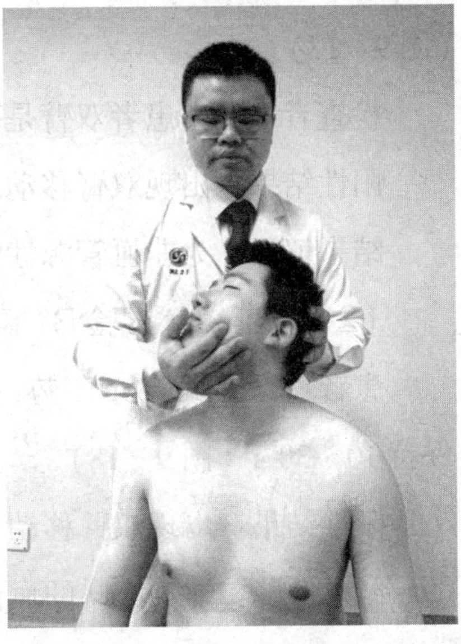

图 9－15　旋颈试验

阳性结果：出现头晕和眼球震颤的症状。

结果解释：提示椎动脉正受到压迫。

2 颈静脉加压试验

患者：取卧位或坐位。

检查者：双手压住颈静脉，持续按压 30 s，然后让患者咳嗽，使颅内压增高（图 9－16）。

阳性结果：出现上肢麻木、疼痛者为阳性。

结果解释：提示存在神经根病变或占位病变（如肿瘤），可见于神经根型颈椎病和颈脊髓硬膜下肿瘤。如果压迫颈静脉时出现头晕或相似症状，应终止试验。

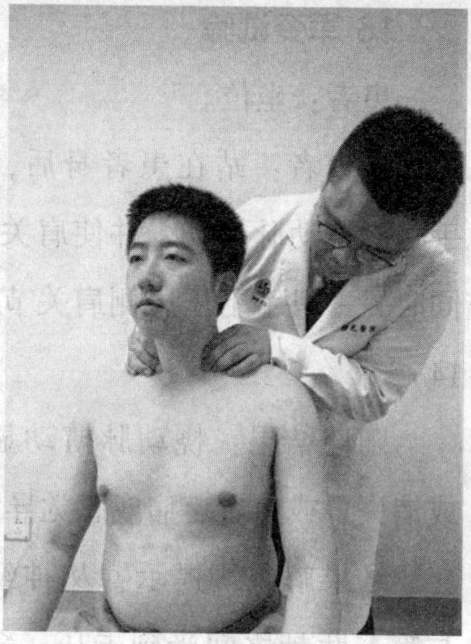

图 9－16　颈静脉加压试验

3 Hautant 试验

该试验包括两部分，用以鉴别由血供障碍导致的头晕与眩晕。

（1）Hautant 试验 A

患者：取坐位，双臂前屈上举至 90°，闭上双眼，保持 10～30 s（图 9－17）。

检查者：检查患者双臂是否有上举角度的减小。

阳性结果：出现双臂移动。

结果解释：为非血管源性病因。

（2）Hautant 试验 B

患者：保持试验 A 姿势，闭上双眼旋转或后伸双臂及旋转颈部，保持 10～30 s（图 9－18）。

阳性结果：出现双臂移动。

结果解释：即为大脑的血供障碍导致的功能障碍。

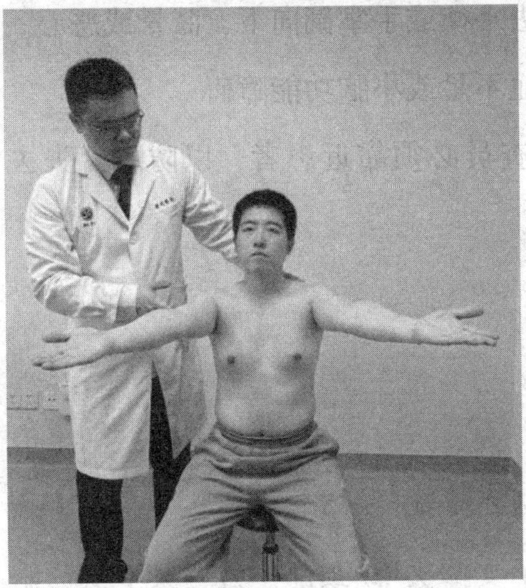

图 9 - 17 Hautant 试验 A

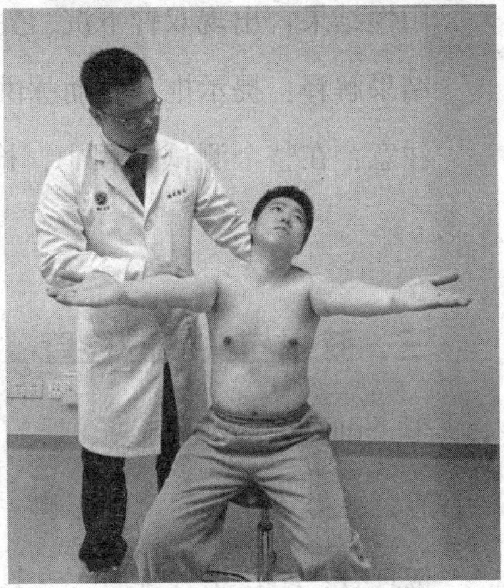

图 9 - 18 Hautant 试验 B

4 Barre 试验

患者：站立位保持双臂伸直上举至 90°，前臂旋后、掌心向上，并且闭上眼，维持这个姿势 10～30 s。

阳性结果：患者手臂慢慢落下并且前臂自发地旋前。

结果解释：其原因是脑部血供减少。

5 Underburg 试验

患者：站立位保持双臂伸直上举至 90°，前臂旋后、掌心向上。然后患者闭上双眼并维持头部向一侧后伸、旋转，头部向对侧重复该项检查（图 9 - 19）。

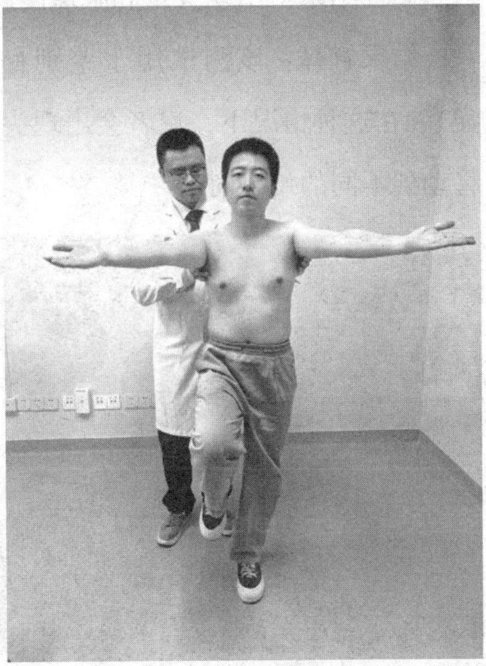

图 9 - 19 Underburg 试验

阳性结果：出现双臂下沉、失去平衡或手掌翻向下，眩晕或恶心。

结果解释：提示椎基底动脉供血不足或小脑功能障碍。

注意：在整个测试过程中，检查员必须靠近患者，以防患者失去平衡。

三、眩晕与头晕的检查

1 Hallpike-Dix 试验

患者：坐位，头向未受影响一侧旋转 30°～45°。

检查者：站在患者身后，一只手支撑头部/颈部，另一只手支撑躯干。然后辅助患者仰卧位，头部略低于水平面，从未受影响的一侧开始将头部旋转到两侧，保持 30～60 s（图 9－20）。

阳性结果：出现头晕和眼球震颤（眼球不自主运动）的症状。

结果解释：该测试用于鉴别良性阵发性位置性眩晕（又称耳石症），在这种情况下，患者会出现头晕或眩晕，尤其是当头部和颈部被移动到不同的位置时。

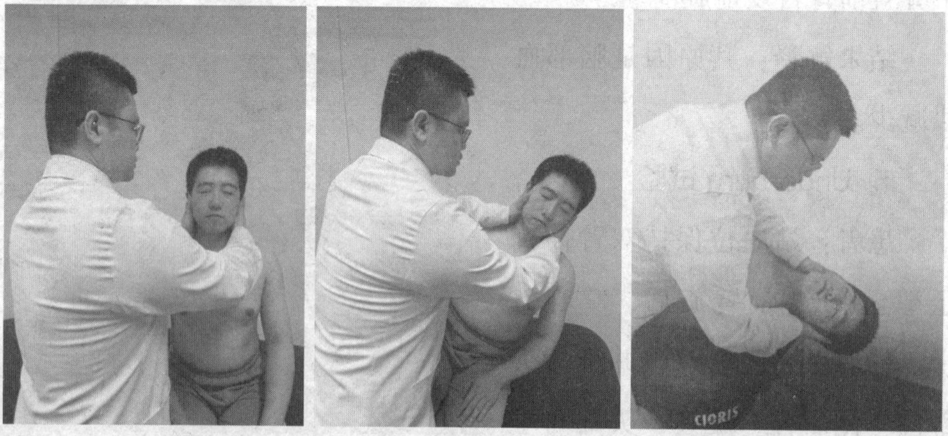

图 9－20 Hallpike-Dix 试验

2 冷热（Caloric）试验

患者：坐位。

检查者：把热和冷的试验用管子交替地放到患者的耳后，两耳轮换着进行。

阳性结果：出现眩晕。

结果解释：提示存在内耳的问题。

四、上肢鉴别诊断

1 Allen 试验（尺动脉、桡动脉在手部供血不足）

患者：坐位。

检查者：嘱患者先做几次手掌握拳、张开的动作，然后用力握拳。之后在腕部压迫患者的尺、桡动脉（图 9－21）。嘱患者张开手掌（手掌应该是苍白的），放松一个被压迫的动脉（患者的手应该恢复红润）。重复上述步骤，放松另一个动脉。

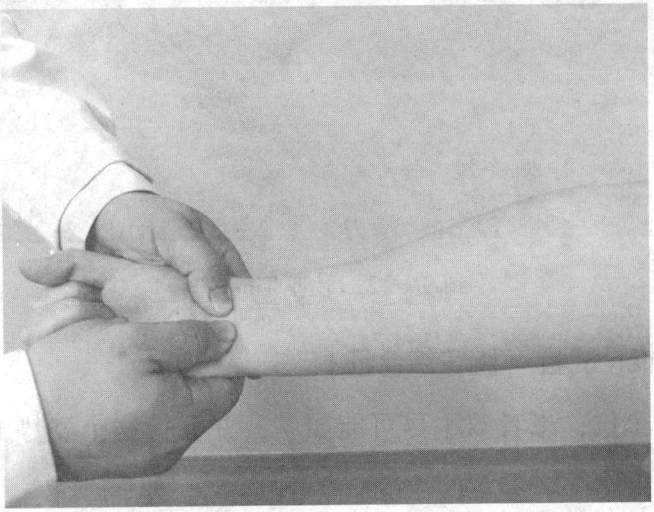

图 9－21　Allen 试验

阳性结果：手部恢复红润缓慢或根本没有恢复。

结果解释：动脉血供不足可能的原因如腕骨功能障碍、腕屈肌紧张、尺骨和桡骨的功能障碍。

② 肘部 Tinel 征 （尺神经卡压）

患者：坐位。

检查者：叩击肘关节内侧肱骨内上髁后部（图 9-22）。

阳性结果：在尺神经支配区域（第四手指和第五手指）产生疼痛症状。

结果解释：尺神经可能受压，如腕屈肌紧张或尺骨功能障碍。

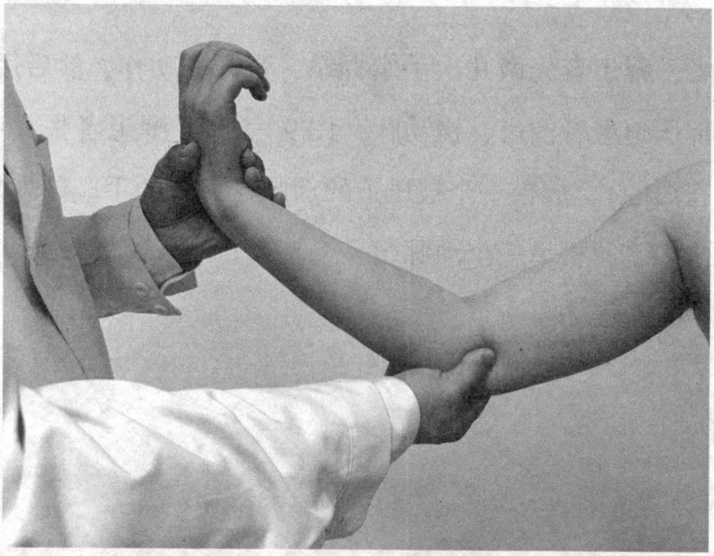

图 9-22　肘部 Tinel 征

③ Phalen 试验 （腕管综合征）

患者：坐位，患者双手尽可能屈腕，并保持这个姿势 1 分钟（图 9-23）。

阳性结果：在正中神经支配区域出现感觉异常（拇指、示指、中指和环指桡侧）。

结果解释：正中神经可能受压，如腕骨功能障碍、腕屈肌紧张、尺骨和桡骨的功能障碍、屈肌支持带紧张。

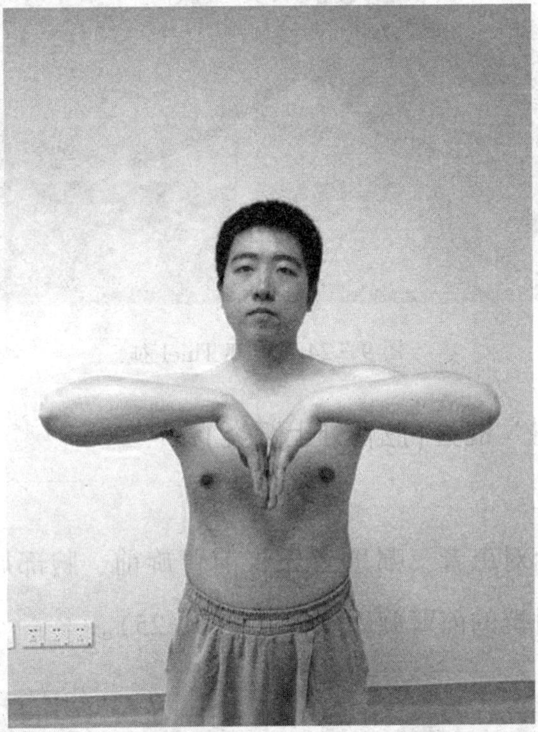

图 9－23　Phalen 试验

4 腕部 Tinel 征（腕管综合征）

患者：坐位。

检查者：背伸患者腕关节，轻敲腕管部（图 9－24）。

阳性结果：是在正中神经支配区域出现感觉异常（拇指、食指、中指和环指桡侧）。

结果解释：正中神经可能受压，如腕骨功能障碍、腕屈肌紧张、尺骨和桡骨的功能障碍、屈肌支持带紧张。

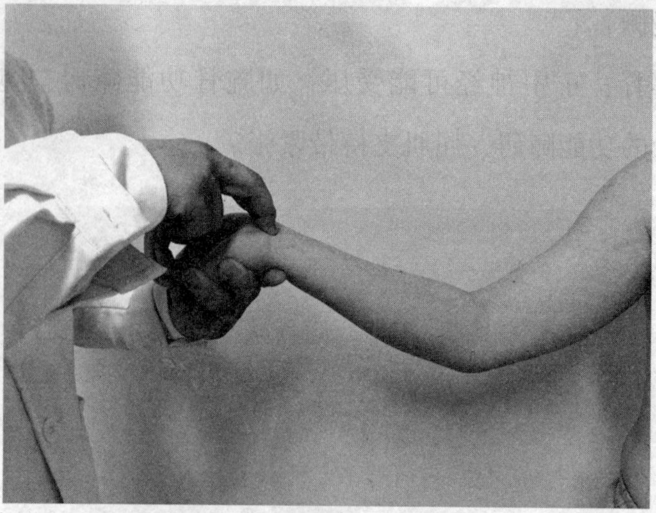

图 9-24　腕部 Tinel 征

5 “网球肘”试验（肱骨外上髁炎）

患者：坐位。

检查者：面对患者，嘱患者先将前臂旋前、腕部屈曲，然后嘱患者做与检查者对抗的前臂旋后动作（图 9-25）。

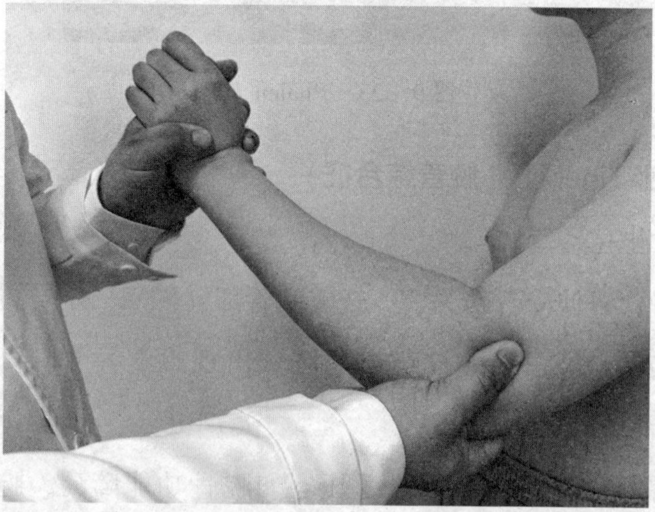

图 9-25　“网球肘”试验

阳性结果：肱骨外上髁疼痛提示肱骨外上髁炎；肱骨内上髁疼痛提示肱骨内上髁炎，也被称为“高尔夫肘”。

结果解释：前臂伸肌附着于肱骨外上髁，前臂伸肌紧张和疼痛可能与肱骨外上髁炎有关。前臂屈肌附着于肱骨内上髁，前臂屈肌紧张和疼痛可能与肱骨内上髁炎有关。

6 Finkelstein 试验（狭窄性肌腱滑膜炎/腱鞘炎）

患者：坐位。

检查者：嘱患者握拳，并将拇指握于掌心，固定患者前臂，同时将手腕向尺侧偏（图 9－26）。

阳性结果：手腕部或桡骨远端疼痛。

结果解释：拇长展肌和拇短伸肌的紧张和过度使用可刺激相关肌腱。

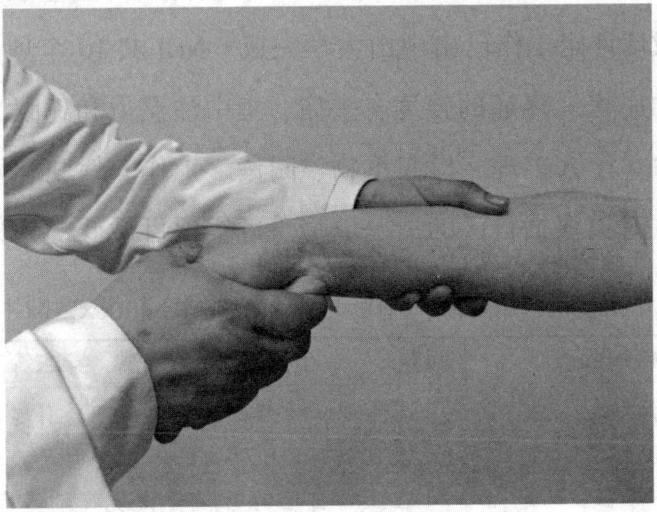

图 9－26 Finkelstein 试验

第十章　颈椎评估量表

评估量表是综合评价患者主观感受、功能状态和生存质量等情况的重要手段。常用的颈椎评估量表中，既有国内学者制定的新量表，也有的采用翻译修订后的国外著名量表，这些量表经过翻译、回译和文化调试等过程，并对修订后量表的测量学特性如信度、效度和量表结构进行考评后方可使用。

一、颈椎病的疗效评估

（一）颈椎功能障碍指数（The Neck Disability Index，NDI）

NDI（表10-1）为国际通用的颈椎功能障碍评定量表，其汉化后的信度及效度评定工作已由中山大学完成。NDI共10个项目，包括颈痛及相关的症状（疼痛的强度、头痛、集中注意力和睡眠）和日常生活活动能力（个人护理、提起重物、阅读、工作、驾驶和娱乐）两部分，由受试对象根据自己的情况填写。每个项目最低得分为0分，

表10-1　颈椎功能障碍指数（The Neck Disability Index，NDI）调查问卷

问题1——疼痛强度	问题2——个人护理（洗漱，穿衣等）
□ 此刻没有疼痛	□ 我可以正常照顾自己，而不会引起额外的疼痛
□ 此刻疼痛非常轻微	□ 我可以正常照顾自己，但会引起额外的疼痛
□ 此刻有中等程度的疼痛	□ 在照顾自己的时候会出现疼痛，我得慢慢地、小心地进行
□ 此刻疼痛相当严重	□ 我的日常生活需要一些帮助
□ 此刻疼痛非常严重	□ 我的大多数日常生活活动每天都需要照顾
□ 此刻疼痛难以想象	□ 我不能穿衣，洗漱也很困难，不得不卧床

表10-1（续）

问题3——提起重物	问题4——阅读
□ 我可以提起重物，且不引起任何额外的疼痛 □ 我可以提起重物，但会引起额外的疼痛 □ 疼痛会妨碍我从地板上提起重物，但如果重物放在桌子上合适的位置，我可以设法提起它 □ 疼痛会妨碍我提起重物，但可以提起中等重量的物体 □ 我可以提起轻的物体 □ 我不能提起或搬动任何物体	□ 我可以随意阅读，而不会引起颈痛 □ 我可以随意阅读，但会引起轻度颈痛 □ 我可以随意阅读，但会引起中度颈痛 □ 因中度的颈痛，使得我不能随意阅读 □ 因严重的颈痛，使我阅读困难 □ 我完全不能阅读
问题5——头痛	**问题6——集中注意力**
□ 我完全没有头痛 □ 我有轻微的头痛，但不经常发生 □ 我有中度头痛，但不经常发生 □ 我有中度头痛，且经常发生 □ 我有严重的头痛，且经常发生 □ 我几乎一直都有头痛	□ 我可以完全集中注意力，并且没有任何困难 □ 我可以完全集中注意力，但有轻微的困难 □ 当我想完全集中注意力时，有一定程度的困难 □ 当我想完全集中注意力时，有较多的困难 □ 当我想完全集中注意力时，有很大的困难 □ 我完全不能集中注意力
问题7——工作	**问题8——睡觉**
□ 我可以做很多我想做的工作 □ 我可以做多数日常的工作，但不能太多 □ 我只能做一部分日常的工作 □ 我不能做我的日常工作	□ 我睡眠没有问题 □ 我的睡眠稍受影响（失眠，少于1小时） □ 我的睡眠轻度受影响（失眠，1～2小时）

表10－1（续）

问题7——工作	问题8——睡觉
□ 我几乎不能工作 □ 我任何工作都无法做	□ 我的睡眠中度受影响（失眠，2～3小时） □ 我的睡眠重度受影响（失眠，3～5小时） □ 我的睡眠完全受影响（失眠，5～7小时）
问题9——驾驶	**问题10——娱乐**
□ 我能驾驶而没有任何颈痛 □ 我想驾驶就可以驾驶，且仅有轻微颈痛 □ 我想驾驶就可以驾驶，且有中度颈痛 □ 我想驾驶，但不能驾驶，因有中度颈痛 □ 因严重的颈痛，我几乎不能驾驶 □ 因颈痛，我一点都不能驾驶	□ 我能从事我所有的娱乐活动，没有颈痛 □ 我能从事我所有的娱乐活动，但有一些颈痛 □ 因颈痛，我只能从事大部分的娱乐活动 □ 因颈痛，我只能从事少量的娱乐活动 □ 因颈痛，我几乎不能参与任何娱乐活动 □ 我不能参与任何娱乐活动
这项问卷将有助于医生了解颈痛对你日常生活的影响。请阅读每个部分的项目，然后在最符合你现在情况的项目方框上打钩。	

最高得分为5分，分数越高表示功能障碍程度越重；按以下公式计算受试对象颈椎功能受损的程度：

$$颈椎功能受损指数（\%）=\frac{每个项目得分的总和}{受试对象完成的项目数\times5}\times100\%。$$

评定说明（针对医生）：

① **NDI共10个项目** 颈痛及相关的症状（疼痛的强度、头痛、集中注意力和睡眠）和日常生活活动能力（个人护理、提起重物、阅

读、工作、驾驶和娱乐）两部分，由受试对象根据自己的情况填写。

2 评分标准　每个项目最低得分为 0 分，最高得分为 5 分，分数越高表示功能障碍程度越重。

按以下公式计算受试对象颈椎功能受损的程度：

$$颈椎功能受损指数（\%）=\frac{每个项目得分的总和}{受试对象完成的项目数\times 5}\times 100\%。$$

3 结果判断

0～20％：表示轻度功能障碍；

20％～40％：表示中度功能障碍；

40％～60％：表示重度功能障碍；

60％～80％：表示极重度功能障碍；

80％～100％：表示完全功能障碍或应详细检查受试对象有无夸大症状。

（二）颈椎病治疗成绩评分表

“颈椎病治疗成绩评分表”（表 10－2）为四川大学华西医院康复中心制定，由临床症状、临床检查、日常生活动作、自我满意程度四大项目组成，各项目根据患者实际情况如实填写，然后根据治疗前后评分，计算出改善指数和/或改善率。

表 10－2　颈椎病治疗成绩评分表

1　自觉症状（最高分 10 分）	
（1）颈、肩、背部疼痛	
无	□4 分
偶有轻度疼痛	□3 分
常有轻度疼痛	□2 分
常有严重疼痛	□1 分
常有难以忍受疼痛	□0 分

表10－2（续）

1 自觉症状（最高分10分）	
（2）上肢痛和/或麻木	
无	□4分
偶有轻度疼痛和/或麻木	□3分
常有轻度疼痛和/或麻木	□2分
常有严重疼痛和/或麻木	□1分
常有难以忍受疼痛和/或麻木	□0分
（3）头痛、头晕	
无	□2分
轻度	□1分
明显	□0分
2 临床检查（最高分13分）	
（1）压痛	
无	□2分
轻度	□1分
明显	□0分
（2）压顶和/或椎间孔挤压试验	
阴性	□1分
阳性	□0分
（3）臂丛牵拉试验	
阴性	□1分
阳性	□0分
（4）颈过伸试验	
阴性	□1分
阳性	□0分
（5）感觉障碍异常	
正常	□2分
轻度	□1分
明显	□0分
（6）肌力分级	
Ⅴ级	□5分

表10-2（续）

2 临床检查（最高分13分）	
（6）肌力分级	
Ⅳ级	□4分
Ⅲ级	□3分
Ⅱ级	□2分
Ⅰ级	□1分
0级	□0分
（7）霍夫曼征	
阴性	□1分
阳性	□0分
3 日常生活动作（最高分6分）	
（1）颈活动（屈、伸、旋转）	
容易	□2分
困难	□1分
非常困难	□0分
（2）上肢负重（患肢）	
容易	□2分
困难	□1分
非常困难	□0分
（3）睡觉翻身	
容易	□2分
困难	□1分
非常困难	□0分
4 自我满意程度（第四项作为参考）	
治疗前　很满意　满意　不满意	
治疗前　很满意　满意　不满意	

二、颈椎患者生活质量评估

采用国际通用的健康调查简表（the MOS item short from health survey, SF－36）进行评估。SF－36是在1988年Stewartse研制的医疗结局研究量表（medical outcomes study - short from, MOS SF）的基础上，由美国波士顿健康研究发展而来。1991年浙江大学医学院社会医学教研室翻译了中文版的SF－36（表10－3）。

表10－3　SF－36健康调查问卷

下面的问题是询问您对自己健康状况的看法，您自己觉得日常活动的能力怎么样。如果您不知如何回答是好，就请您尽量选择一个最贴近的答案，在所选答案处打“√”，并在本问卷最后的空白处写上您的建议和评论。

1　总体来讲，您的健康状况是：	
非常好	○
很好	○
好	○
一般	○
差	○
2　跟一年前相比，您觉得您现在的健康状况是：	
比一年前好多了	○
比一年前好一些	○
跟一年前差不多	○
比一年以前差一些	○
比一年以前差多了	○

3　健康和日常活动：以下这些问题都和日常活动有关。请您想一想，您的健康状况是否限制了这些活动？如果有限制，情况如何？请在每一个问题后选择一个答案。

	有很多限制	有点限制	根本没限制
（1）重体力劳动（如跑步、举重物、参加剧烈运动等）	○	○	○
（2）适度运动（如移动桌子、扫地、做操等）	○	○	○
（3）手提日用品（如买菜、购物等）	○	○	○
（4）上几层楼梯	○	○	○
（5）上一层楼梯	○	○	○

表10－3（续）

3 健康和日常活动：以下这些问题都和日常活动有关。请您想一想，您的健康状况是否限制了这些活动？如果有限制，情况如何？请在每一个问题后选择一个答案。			
	有很多限制	有点限制	根本没限制
(6) 弯腰、屈膝、下蹲	○	○	○
(7) 步行1500米左右的路程	○	○	○
(8) 步行约800米左右的路程	○	○	○
(9) 步行约100米左右的路程	○	○	○
(10) 自己洗澡、穿衣	○	○	○
4 在过去的四周里，您的工作和日常活动有没有因为身体健康的原因而出现以下状况？（每个问题均需回答是或不是）			
		是	不是
(1) 减少了工作或其他活动的时间		○	○
(2) 本来想要做的事情只能完成一部分		○	○
(3) 想要做的工作或活动的种类受到限制		○	○
(4) 完成工作或其他活动困难增多（比如：需要额外的努力）		○	○
5 在过去的四周里，您的工作和日常活动有没有因为情绪的原因（如压抑或忧郁）而造成影响？（每个问题均需回答是或不是）			
		是	不是
(1) 减少了工作或其他活动时间		○	○
(2) 本来想要做的事情只能完成一部分		○	○
(3) 做工作或其他活动不如平时仔细		○	○
6 在过去的一个月里，您的健康或情绪不好在多大程度上影响了您与家人、朋友、邻居或集体的正常社会交往？请在所选答案处打“√”。			
完全没有影响			○
有一点影响			○
中等影响			○
影响很大			○
影响非常大			○

表10－3（续）

7 在过去的一个月里，您有身体疼痛吗？请在所选答案处打"√"。

完全没有疼痛	○
稍微有一点疼痛	○
有一点疼痛	○
中等疼痛	○
严重疼痛	○
很严重疼痛	○

8 在过去的一个月里，身体疼痛影响您的工作和家务事了吗？请在所选答案处打"√"。

完全没有影响	○
有一点影响	○
中等影响	○
影响较大	○
影响非常大	○

9 以下这些问题是有关过去的一个月里您自己的感觉，对每一条问题所说的事情，您的情况是怎么样的？（对每一个问题请选出最接近您情况的那个答案）

持续的时间	所有的时间	大部分时间	比较多时间	一部分时间	小部分时间	没有此感觉
（1）您觉得生活充实	○	○	○	○	○	○
（2）您是一个敏感的人	○	○	○	○	○	○
（3）您情绪非常不好，什么事都不能使您高兴	○	○	○	○	○	○
（4）您内心很平静	○	○	○	○	○	○
（5）您做事精力充沛	○	○	○	○	○	○
（6）您的情绪低落	○	○	○	○	○	○
（7）您觉得筋疲力尽	○	○	○	○	○	○
（8）您是个快乐的人	○	○	○	○	○	○
（9）您觉得疲劳	○	○	○	○	○	○
（10）不健康的身体状况影响了您的社会活动（如走亲访友等）	○	○	○	○	○	○

表10－3（续）

10 请阅读下表中的每一句话，选出最符合您情况的答案。

	绝对正确	大部分正确	不能肯定	大部分错误	绝对错误
(1) 我好像比别人更容易生病	○	○	○	○	○
(2) 我跟周围的人一样健康	○	○	○	○	○
(3) 我认为我的健康状况在变坏	○	○	○	○	○
(4) 我的健康状况非常好	○	○	○	○	○

图书在版编目（C I P）数据
颈椎“筋骨评估” / 王广东，何天翔，孔令军主编. 长沙 ：湖南科学技术出版社，2024. 9. -- ISBN 978-7-5710-3047-6
Ⅰ. R274.915
中国国家版本馆 CIP 数据核字第 2024NZ0869 号

颈椎“筋骨评估”

主　　编：王广东　何天翔　孔令军
出 版 人：潘晓山
责任编辑：杨　颖
出版发行：湖南科学技术出版社
社　　址：长沙市芙蓉中路一段 416 号泊富国际金融中心
网　　址：http://www.hnstp.com
湖南科学技术出版社天猫旗舰店网址：
　　　　http://hnkjcbs.tmall.com
邮购联系：0731-84375808
印　　刷：长沙艺铖印刷包装有限公司
　　　　（印装质量问题请直接与本厂联系）
厂　　址：长沙市宁乡高新区金洲南路 350 号亮之星工业园
邮　　编：410604
版　　次：2024 年 9 月第 1 版
印　　次：2024 年 9 月第 1 次印刷
开　　本：710mm×1000mm　1/16
印　　张：15
字　　数：164 千字
书　　号：ISBN 978-7-5710-3047-6
定　　价：88.00 元